OBSERVATIONS MÉDICALES

EN ALGÉRIE

Par Charles-Émile ALIX,

Médecin-major de première classe des hôpitaux militaires,

Chevalier de la Légion d'honneur.

PARIS

LIBRAIRIE DE LA MÉDECINE, DE LA CHIRURGIE ET DE LA PHARMACIE MILITAIRES

VICTOR ROZIER, ÉDITEUR

75, rue de Vaugirard, 75

Près la rue de Rennes.

1869

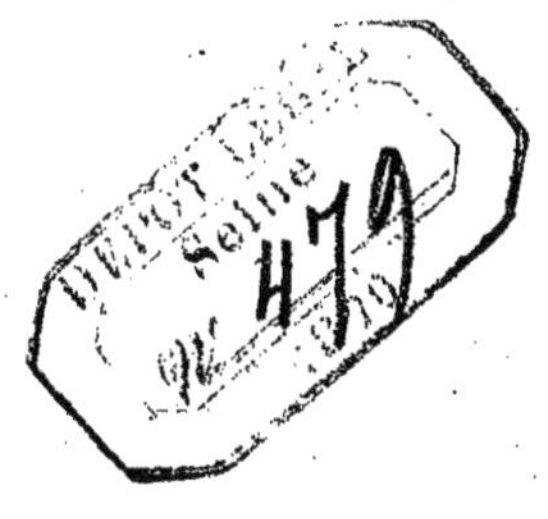

OBSERVATIONS MÉDICALES

EN ALGÉRIE.

Imprimerie de Cosse et J. Dumaine, rue Christine, 2.

OBSERVATIONS MÉDICALES

EN ALGÉRIE

PAR CHARLES-ÉMILE ALIX,

Médecin-major de première classe des hôpitaux militaires,
Chevalier de la Légion d'honneur.

PARIS

LIBRAIRIE DE LA MÉDECINE, DE LA CHIRURGIE ET DE LA PHARMACIE MILITAIRES

VICTOR ROZIER, ÉDITEUR,

75, RUE DE VAUGIRARD, 75,

Près la rue de Rennes.

1869

OBSERVATIONS MÉDICALES

EN AFRIQUE.

Rentré d'Afrique après un séjour de près de huit années, pendant lesquelles j'avais eu des services dans différentes localités, Batna, Biskra, Bousaada et Sétif, j'ai voulu revenir vers ces années passées et me rendre compte de ma vie médicale en Algérie.

J'ai repris mes notes, colligé les mouvements mensuels, compté mes malades et les décès survenus. J'ai pensé que ce travail, bien que personnel, pouvait éveiller la curiosité de quelques collègues amateurs de statistique ou que les hasards de la carrière appelleraient dans les postes que je viens de citer.

Lors de mes débuts dans la médecine militaire, j'avais habité les stations avancées de la province d'Oran; j'ai voulu comparer mes souvenirs à mes observations récentes; j'ai pu m'assurer par moi-même que le tableau nécrologique était bien éclairci, que la mortalité se rapprochait des conditions ordinaires des hôpitaux de France; combien enfin les affirmations de nos confrères d'alors devaient être non démenties, car ils avaient bien vu, mais atténuées.

Quand les médecins militaires observaient pendant la période de conquête, de travaux colonisateurs, le cadre des affections morbides était bientôt rempli ; deux ou trois affections dominaient la pathologie, par leur fréquence et leur gravité. Alors la marche de la maladie était plus nette, plus accentuée, les affections moins compliquées; ai-je tort de dire ce mot? mais à coup sûr un des symptômes primait toujours la scène et le diagnostic se prononçait dans ce sens dominateur.

Je réunis donc ici les mouvements des malades soignés dans mes services successifs. Un seul coup d'œil suffit pour donner une idée de la marche des maladies, de leur fréquence relative, de leur succession suivant les mois et les saisons. On peut en même temps s'assurer des rapports existant entre les entrées et les décès.

J'avais d'abord songé à mettre en regard de mes tableaux l'effectif des diverses populations qui nous fournissaient des malades, militaire, indigène, civile européenne. Mais après réflexion, j'ai vu que cette donnée n'avait rien que d'erroné, d'illusoire. En effet, dans les postes successifs où le service m'appelait, la population militaire est très-mobile : aujourd'hui quelques hommes, demain de nombreuses compagnies. De plus, les entrées dans les hôpitaux sont fournies en grande partie par les troupes de passage, les militaires isolés et les colonnes expéditionnaires. Dans ces conditions, où trouver un effectif moyen qui puisse offrir une base à peu près sérieuse? Il vaut mieux s'abstenir que de donner des nombres indéterminés.

Quant à la population civile, elle est très-changeante aussi.

Les villes dont je parlerai sont nouvelles, la population suit les mouvements des travaux de la colonie, les oscillations de la fortune publique. Ainsi Sétif, après les années 1867 et 68, a perdu une partie de sa population, moins par les décès déterminés par le choléra et le typhus que par l'émigration des ouvriers terrassiers et maçons, qui se rendaient aux chantiers ouverts sur divers points de la province. Ce n'est pas la population assise, inscrite au contrôle de la mairie, qui fournit le plus d'entrées aux hôpitaux, ce sont ce que l'on appelle *les voyageurs*, les ouvriers qui vont où le travail abonde, et surtout les déclassés sans état précis, propres à tout ou plutôt à rien, dont la seule industrie consiste à aller de ville en ville, non pour travailler, ils ne peuvent le faire longtemps, mais pour entrer à l'hôpital, leur seule ressource, leur seul abri, où ils vivent et meurent. Les mêmes réflexions sont applicables aux indigènes. Dans certaines localités, les Arabes viennent volontiers à l'hôpital, pour se faire guérir d'affections syphilitiques; à Sétif, à Batna, la majorité des malades indigènes provient des prisons civiles et militaires. Ce sont des individus arrêtés par la justice, qui, malades, viennent se rétablir ou mourir dans nos salles, ou, en temps d'épidémie, des infortunés recueillis par la charité.

Dans ces circonstances, il me paraît difficile, sinon impossible d'avoir des bases officielles de statistique. Je ne chercherai donc pas à trouver dans mes chiffres plus qu'ils ne peuvent donner. A propos de l'épidémie de choléra de 1867, à Sétif, j'ai voulu me servir de tous les renseignements nécessaires à une statistique irréprochable, j'ai fait un travail que l'on trouvera plus loin; mais, après examen, j'ai eu moins de confiance en mes calculs, et je n'ai pas cru devoir répéter les mêmes tentatives à propos du typhus de 68. Bien que réduits à leur plus simple expression, mes chiffres peuvent encore avoir quelque signification. Ils serviront à constater les progrès acquis par l'hygiène générale, les transformations et les conquêtes faites sur le sol par l'industrie et l'agriculture.

Les premiers colons arrivaient avec une confiance très-ferme, mais irréfléchie, dans les promesses à eux faites d'une fortune rapide. J'ai vu, de 1845 à 1848, débarquer beaucoup de colons allemands, et presque tous, pour rester bien en deçà de la triste vérité, moururent à la peine dès la première année. Ils arrivaient pour défricher un sol vierge, sans argent, sans outils, quelques minces ressources administratives; le bœuf donné ou prêté était insuffisant pour les labours, les récoltes ne pouvaient arriver qu'à heure fixe, non selon les désirs et les besoins urgents du cultivateur. Que faire? ne pouvant vivre, on mourait.

Aujourd'hui, sur beaucoup de points tout est changé. Où existaient des terrains mal famés, s'élèvent des villes prospères et saines, exemple Bouffarick. Partout où le travail humain a pu agir et profiter des voies de communication, le progrès s'est fait, et l'hygiène publique a suivi la fortune publique. Quelques villes bien situées s'arrêtent dans la période de progression faute de moyens de communiquer avec la mer. Mais partout, dans les villages comme dans les villes, les conditions de santé sont toutes améliorées. Ce n'est pas parfait, il s'en faut de beaucoup, les bras manquent, les espaces à conquérir sont immenses; mais le mieux s'accentue, la santé générale est de plus en plus satisfaisante. Quand on arrive à Philippeville ou que l'on entre à Sétif, on est frappé de la grande quantité d'enfants qui courent dans les rues, je parle d'enfants européens, nés sur le sol africain ; tous ont les apparences de la meilleure santé, tous sont vifs et gais, chantant et dansant ; leur vue réjouit l'œil et le cœur. Ce sont les vivantes et charmantes preuves d'une acclimatation consolidée. Boudin, qui a tant fait d'antithèses médicales, ne pourrait plus soutenir que l'acclimatement des Européens est impossible en Algérie.

BATNA.

Je dirai quelques mots des diverses localités au milieu desquelles j'ai fonctionné, simple aperçu des conditions climatologiques qui réagissent sur les maladies que l'on rencontre dans les hôpitaux. Mon défunt collègue Dukerley a dû donner une topographie complète de Batna et de ses environs.

Batna, créée en 1844, à 30 lieues sud-ouest de Constantine, une soixantaine de lieues de la mer, est bâtie sur l'emplacement d'un camp français. Le lieu est stratégiquement bien choisi, paraît-il ; mais si l'idée de créer une ville avait pris naissance à l'époque de la conquête, elle eût eu sa place naturelle à Lambesse, l'ancienne Lambessa des Romains, localité très-heureusement située, comme du reste toutes les cités romaines.

Quoi qu'il en soit, Batna existe aujourd'hui, ville de quelques mille âmes, chef-lieu de subdivision. Une simple muraille enserre la cité, qui se divise un peu fictivement en ville civile et fort militaire; car, dans celui-ci, plusieurs rues sont habitées par l'élément civil.

Située sur un terrain en pente, le côté élevé, la ville haute, et le fort sont sains; la ville basse, se rapprochant des jardins, laisse à désirer. C'est de ce côté que se déversent les égouts de la cité, difficilement dégorgés.

Les rues faites et à faire seront larges, se dirigeant du nord au sud, de l'est à l'ouest; des tentatives de plantations se font dans certaines et sur les places.

Les jardins, très-productifs et agréables, reposent sur un sol malsain.

Dans toute la vallée où est située Batna, règne une nappe d'eau souterraine assez considérable; la sonde la rencontre à peu de profondeur. En remontant vers Lambesse, quelques travaux avaient suffi pour capter la quantité d'eau nécessaire à l'entretien des fontaines qui jaillissaient dans les rues en 1861. A la suite de quelques années de sécheresse, ces fontaines se tarirent; peut-être aussi, avait-on mis un peu de précipitation à leur érection. Depuis, les sources furent rétablies; elles fonctionnent à la grande satisfaction des habitants; l'eau est bonne. Bien que située à une altitude considérable, Batna est entourée presque de tous côtés par des montagnes. C'est un centre géologique important. Au nord, une chaîne se dirige vers le Boutaleb; c'est de ce côté que se rencontre la forêt de cèdres, curiosité toujours citée après Lambesse. Au sud-est, les montagnes de l'Aurès. Le vent d'est, le meilleur de l'Algérie, pénètre assez bien sur la ville, mais au sud-ouest, une trouée, près des pitons dits de

Tuggurt, laisse s'engouffrer le siroco, avec sa poussière et son souffle brûlant.

Des bois, où le chêne domine, couronnent les montagnes, et, par leur présence, régularisent la température. Les hivers ne sont pas très-froids, bien que le thermomètre descende de quelques degrés au-dessous de zéro. Les étés sont supportables, et les nuits toujours bonnes. La neige dure peu.

En 1862, l'hôpital monumental qui existe maintenant était en construction. Les salles de malades étaient dans une caserne, les dépendances, formées d'anciennes baraques datant de la ville primitive. L'installation n'était pas brillante, mais rien d'essentiel ne faisait défaut. Les salles, bien aérées, mais mal pavées, n'étaient ni trop chaudes en été, ni trop froides en hiver, les fenêtres ouvertes de l'est à l'ouest. Comme le nombre des malades variait avec les mois de l'année, à mesure des besoins on occupait une salle nouvelle de la caserne; l'oscillation pour les fiévreux allait de 30 à 120, presque jamais plus ou moins.

Les diverses populations, civile européenne, indigène, militaire, envoyaient des malades à l'hôpital. M. le médecin chef avait le service chirurgical, les officiers, les femmes; je faisais le service des fiévreux, militaires, civils, indigènes et consignés mâles.

Parmi les stations les plus malsaines qui fournissaient des malades à Batna, il faut citer la smala d'Aïn-Touta et le poste de Krinchela; c'est de ces points que nous sont venues des maladies les plus graves, soit comme affections typhoïdes ou accès pernicieux. Chacun sait maintenant ce qu'est une smala; c'est la tentative de réalisation, ou mieux l'application pratique de l'idée du soldat laboureur. Autour d'un centre où réside un chef français, on réunit un certain nombre de tentes de spahis arabes, qui vivent là avec leurs familles et cultivent le sol environnant, tout en remplissant leurs obligations militaires. Cette smala d'Aïn-Touta est placée près d'une plaine assez vaste, très-marécageuse malgré son altitude. Je ne sais si les travaux de desséchement entrepris ont réussi à assainir cette contrée.

En somme, Batna n'est pas une cité malsaine, excepté le côté que j'ai signalé, où l'on rencontre des fièvres d'accès; le séjour n'en est pas désagréable, les environs sont curieux à divers titres, les géologues y trouvent de beaux champs d'exploitation ; je ne parle pas des curiosités archéologiques qui s'y trouvent à chaque pas. On peut avoir l'histoire complète des ruines de Lambesse, des souvenirs numides et romains, dans les mémoires de la Société archéologique de Constantine.

Cette ville n'a pas un grand avenir commercial. Les bois peut-être, et le vin dans un temps incertain, car la vigne y vient on ne peut mieux. Les mûriers y prospèrent et la sériciculture pourrait y réussir, en raison de son climat modéré. Les fruits, les légumes sont parfaits, quand la maturité n'est pas hâtive.

Quelques améliorations sont nécessaires, par exemple : drainer les environs du rempart et le côté des jardins; faire de l'ombrage. Les voyageurs qui vont à Biskra sont obligés de rester quelques jours à Batna, car on ne peut passer sans visiter Lambesse, mais quelques touristes ne font pas la fortune d'une ville.

BISKRA.

Un ordre me fit partir pour Biskra.

Une voiture publique conduit, deux fois par semaine, les voyageurs de Batna à Biskra, mais alors le véhicule employé était de ces machines qu'Alphonse Karr compare à des souricières violemment secouées au préjudice des infortunés qu'elles renferment. Je préférai m'en aller à petites journées ; à cheval, le voyage n'est pas désagréable : on n'a pas la crainte de verser continuellement en parcourant la route alors fictive qui sert de chemin, et en traversant 17 fois une rivière remplie de cailloux plus que d'eau.

On traverse le fameux pont d'el Kantara dont tout le monde a parlé. Ce défilé, qui n'est pas unique au monde, a le défaut, quand on arrive par le côté nord, d'être d'une sécheresse pénible à voir ; c'est laid, ce n'est pas grandiose ; le mérite consiste dans le contraste complet que l'on trouve après avoir passé le pont romain ; d'un côté, l'aridité avec toutes ses tristesses, de l'autre, la végétation brillante du désert, un ciel pur. On dirait d'un décor d'opéra ; ce n'est pas autre chose. Aussi faut-il traverser ce passage par un beau jour, autrement le charme est rompu.

Un paysage, qui a plus de grandeur, est celui que l'on a du haut du col de Sfah, à deux lieues de Biskra. Du sommet de ce mamelon, on voit se dérouler devant soi le désert, le vrai désert ; des oasis d'un vert sombre se dessinent comme des taches sur un fond jaune sale, qui se perd dans un bleu infini (1).

Biskra est la plus grande et la plus rapprochée des oasis; pour y arriver on traverse une région d'une aridité extrême; c'est d'un triste navrant; on dirait qu'un bras de mer vient de retirer ses eaux, en laissant les cailloux : la route suit de longs espaces à travers des galets, des cailloux roulés; pas un brin d'herbe n'apparaît. Enfin, l'on arrive, et le contraste suffit pour trouver Biskra ravissant.

Cette station est bien connue maintenant. Les touristes y viennent l'hiver de tous les coins de l'Europe : des Anglais, des Prussiens, Suédois, Belges. Des littérateurs en ont parlé. Un médecin militaire, M. Seriziat, a fait paraître dans la gazette d'Alger une monographie assez complète de cette oasis.

Je n'en dirai que ce que je crois utile à mon sujet.

Biskra se compose du fort et de la ville. Le fort renferme les casernes, l'hôpital, la manutention, en un mot tout le personnel militaire. Nous avons suivi l'exemple des Turcs, le fort est placé de manière à commander les eaux. Cet élément est d'une importance absolue pour la culture des dattiers. Ici une source se vend comme une maison, un champ; le terrain ne vaut que par elle. Si les indigènes se révoltaient, ce qui n'arrivera jamais, il suffit d'arrêter l'eau, l'insurrection serait bientôt comprimée. J'ai dit que les habitants des oasis ne se soulèveraient jamais contre nous, ils ont trop

(1) Entre Ouletaia et Biskra se trouvent des plantations de coton longue soie, dont les produits sont très-estimés.

d'intérêt à conserver notre domination qui les enrichit en les protégeant. Autrefois, les Arabes pasteurs venaient périodiquement enlever les provisions de dattes et ruiner le pays. C'est ce qui explique les murs d'enceinte qui existent autour de tous les villages et ces nombreuses tours d'observations. Aujourd'hui, le Biskri a sa maison, son jardin, ou tout au moins un ou deux burnous : c'est l'indice d'une position aisée.

A quelque distance du fort, dont elle est séparée par une grande place qui sera belle un jour, se trouve la ville ; construite après le massacre des militaires français à la vieille casbach, on a régulièrement bâti la cité dont les rues portent le nom des victimes. Arcelin, aide-major, l'un des assassinés, a sa rue comme les autres, mais elle n'est pas bien habitée. Ce n'est pas une exception, car Biskra est le Paris, je devrais dire le paradis du désert ; c'est la ville de la musique et de la danse, la reine des Zibans. Vénus règne en souveraine. La prostitution est arrivée ici à la hauteur d'une institution respectée. Les femmes, presque toujours des Ouled Nail, y viennent pour se constituer la dot qui leur fera trouver un époux (les Espagnoles, à Oran, font à peu près comme cela). Du matin, huit heures jusqu'à onze heures du soir, on n'entend que le tambourin et le hautbois ; toujours on joue, toujours on danse. Ces dames viennent dans les cafés déployer leurs grâces et séduire les spectateurs. Quelquefois, soixante femmes, depuis douze jusqu'à soixante ans, gagnent leur existence à ce métier. Quelques-unes, les belles, les étoiles, ramassent des écus dont elles se parent, en guise de colliers : quelquefois un soupirant étrangle une de ces femmes, non par jalousie, mais pour s'emparer des bijoux d'or et d'argent, sa parure. En ma qualité de médecin, je connaissais les revers de ces splendeurs et les dangers des conquêtes amoureuses. Le tableau des entrées à l'hôpital, que je joins à ceci, le démontre péremptoirement.

L'hôpital, construit comme tous les établissements militaires en terrasses, n'est pas mal organisé ; les modifications qui doivent y avoir été faites après mon départ compléteront ce qui manquait pour qu'il soit en rapport avec les exigences d'un service bien entendu. Dans les constructions de Biskra, on a cru devoir imiter les indigènes, qui devaient, pensait-on, avoir l'expérience pour eux, et l'on fit des bâtisses avec des terrasses.

Puisque ce sujet est arrivé sous ma plume, j'en veux dire quelques mots. Dans les reproches adressés au séjour de Biskra, on met en première ligne la chaleur extrême qui y règne nuit et jour, car, la nuit, il est pénible d'habiter ces intérieurs échauffés. Ainsi, dans ma chambre, pendant les mois de juin, juillet, août, j'avais 36 degrés centigrades nuit et jour ; le jour, c'était une température relativement agréable, puisque celle de l'air extérieur était plus élevée, de 38 à 42, rarement 44, mais, la nuit, la chaleur devient insupportable ; elle est alors au-dessus de la température extérieure qui descend à 22 degrés et moins.

C'est une situation déplorable ; mais appartient-elle au pays, ou est-elle le fait des habitations ? Si, pour construire un appartement bien défendu contre les exagérations de la température, on avait fait choix de matériaux protecteurs, de corps isolants, quel que soit le système, je comprendrais la construction, mais non ! Sous prétexte que les autocthones construisent des maisons informes, nous les imitons. Nous copions des gens apathiques et incapables. Quand on visite avec soin une de ces huttes construites à Biskra ou ailleurs, à la méthode dite arabe, on peut se convaincre que la construction est la reproduction médiocre de la maison romaine. On peut parcourir la maison arabe avec le livre descriptif des ruines de Pompéi. Les Romains, dira-t-on, comprenaient l'hygiène; je réponds : non, ils n'entendaient rien au bien-être, au confortable, à la vie intérieure, et leurs maisons étaient construites pour obéir à d'autres idées que les lois hygiéniques. La maison arabe a son atrium, dans lequel peut coucher le gardien ; puis vient une cour, et autour, un assemblage incorrect de réduits ou d'écuries. Toutes les ouvertures, aussi réduite que possible, prennent jour sur la cour; aussi, l'obscurité règne et l'air fait défaut. Le grand luxe est d'avoir une séguia dans cette cour ou même dans une pièce (la séguia est un conduit d'eau courante). De cette manière, on a de l'humidité, de la vapeur d'eau, et, comme il n'y a pas de courants d'air, on crée un véritable foyer de pestilence, une étuve dans laquelle une longue habitude permet seule de vivre, mais où la scrofule prospère. Nos imitations sont mieux bâties; les murs sont en pierre au lieu de terre séchée, mais elles ont des terrasses avec galeries élevées, pour protéger des chutes, ou comme ornement, je ne sais. Le principal résultat obtenu par cette élévation, en forme de cuvette, est la condensation sur les murs d'une grande quantité de calorique. On fait en vain des murailles épaisses, elles s'échauffent au bout d'un certain temps, exposées qu'elles sont aux rayons du soleil; un temps vient où le refroidissement nocturne est insignifiant; alors les appartements se mettent à la température des murs, et l'on se trouve nuit et jour dans un atmosphère chaude que l'on ne peut que difficilement supporter. Faut-il accuser le soleil ou l'architecte? Pour moi, je condamne l'architecte. Une maison à la française est préférable. Il y a à Biskra une maison construite d'après cette méthode: un rez-de-chaussée, un premier; c'est là maison la plus agréable de la ville.

Ne vaudrait-il pas mieux, au lieu de construire des bâtisses massives, des terrasses nuisibles, édifier solidement sans doute, mais élever sur les bâtiments des toits en substances médiocrement conductrices, en laissant entre ces toits et les murs de larges espaces aux courants d'air? Une maison au milieu d'un hangar réalise les conditions absolues de l'édification d'une demeure dans les pays chauds, c'est-à-dire un bâtiment sous des toits élevés, qui la débordent de tous côtés sans la toucher. Pour ajouter à cette maison tout le confortable possible, on peut créer un jardin autour, fermé par des treillages, et faire passer sous quelques palmiers un cours d'eau. Avec cette installation, on bravera les inconvénients du séjour de Biskra, qui n'est pas malsain. Bien que la chaleur par sa persistance fatigue, il n'y a véritablement que deux mois difficiles à passer, du 15 juin au 15 août. Avant, la chaleur n'est pas encore fatigante; après, les orages viennent et la température décroît progressivement (voir mon tableau météorologique).

Pour moi, je parvenais à dormir dans mon appartement en prenant un bain froid avant de me coucher; au sortir du bain, je jetais sur moi un drap dans lequel je dormais; l'évaporation de ce drap mouillé entretenait mon corps dans une fraîcheur relative ; si, le matin, je me trouvais mal à l'aise, je me replongeais dans mon eau froide et me rendormais. Cette manière de faire est préférable aux bains froids que l'on peut prendre dans le canal d'irrigation ; ils m'impressionnaient sans me soulager. Tout le monde ne peut user de ce procédé. Beaucoup de personnes se couchent en plein air, sur les terrasses ou dans les cours. Ce mode a des inconvénients très-sérieux ; je n'ai jamais, pour mon compte, pu l'adopter. Revenons à l'hôpital.

On recevait des militaires, des Européens et indigènes des deux sexes. Je dois dire que, n'ayant eu que peu de femmes à traiter pour des maladies ordinaires, j'ai englobé ce chiffre dans le total des entrées indigènes.

Les femmes arabes venaient des tribus voisines, et même éloignées, pour se faire traiter de la syphilis, d'autres pour des accidents aigus occasionnés par le commerce de leurs charmes.

C'est à Biskra que l'on retrouve les spécimens hideux des affections vénériennes ; le musée Dupuytren trouverait là des échantillons de toutes les laideurs que peut produire la syphilis. Le hasard avait, à la même époque, réuni dans mon service cinq femmes d'âges différents, indéterminés, car on ne sait jamais l'âge des Arabes ; elles possédaient à elles cinq : deux yeux à peu près sains, deux autres yeux dont la vision était imparfaite, total, quatre yeux ; trois paires de lèvres, les autres ayant été dévorées par l'ulcération ; un nez intact, les autres plus ou moins incomplets. Une de ces malheureuses n'était qu'une plaie des pieds à la tête : ulcération suppurative sur le tronc, sur les membres, les jambes rétractées. Le tableau pourrait être chargé à loisir sans crainte d'exagération. Dans ces contrées, où tout le monde est syphilisé, les grands malades seuls viennent demander des secours médicaux. Des succès nombreux, qui les étonnent, encouragent leurs démarches. Les médicaments agissent très-bien et très-vite sur ces natures ; la reconstitution se fait avec une grande facilité ; le plus grand inconvénient provient de l'impatience des malades qui sortent trop tôt, sans guérison définitive.

Le nombre des affections vénériennes est grand dans mon tableau pour Biskra : cela tient à ce que je suis seul médecin traitant, que j'ai toutes les catégories de maladies. De plus, je l'ai dit, je suis au centre des plaisirs. Vénus domine, et j'ai pu m'assurer que ses faveurs étaient parfois cruelles; ici, on peut vraiment dire en faveur des prix minimes exigés par ces dames :

Que souvent elle vend ce qu'on croit qu'elle donne.

La scrofule et la teigne sont fréquentes à Biskra. La phthisie n'est pas exclue du tableau, pour les indigènes comme pour les Français. La misère physiologique existe partout. Les affections des voies respiratoires se rencontrent assez souvent. L'hiver, le froid y est relativement vif, quoique le thermomètre ne descende jamais à zéro : c'est un effet de comparaison.

Dans tous les pays du monde, une différence de deux ou trois degrés, rapidement franchie, est très-sensible ; en passant de l'exposition au soleil à l'ombre d'un bâtiment, cette transition est très-nettement perçue.

Les affections chirurgicales ont été assez nombreuses; je n'ai rien à en dire, sinon que j'ai pu constater la facilité extraordinaire avec laquelle l'indigène se sert du bâton, du couteau ou du fusil. Plein de respect pour lui-même, l'Arabe a une très-grande indifférence pour la vie d'autrui; pas de jours où ne se déroulent, au bureau arabe, des affaires criminelles, suite de vols, d'assassinat ou d'adultère. Les femmes sont peu chastes en Algérie, mais les maris ne sont pas complaisants; ils se rendent volontiers une justice sommaire avec le pistolet.

Dans la statistique que je présente, figurent peu d'affections des organes de la vision. Pour quiconque a habité l'Afrique et surtout Biskra, cette absence paraîtrait le résultat d'un oubli : il n'en est rien; voici l'explication du fait : grâce aux logements insalubres qu'ils se sont créés avec leur terre cuite au soleil, leurs courants d'eau dans l'intérieur des maison, le manque de ventilation, tous les habitants de ces terriers sont plus ou moins dévoués à la scrofule. Ils ont de fréquentes atteintes de conjonctivites scrofuleuses ou granuleuses. De là, la série des affections graves : kératite, épaississements ou ulcérations des cornées, staphylomes, trichiasis, etc.

Comme les maladies des yeux sont endémiques, les populations y sont habituées et résignées, et par suite les supportent passivement sans faire de grands efforts pour les guérir. En parcourant les villages ou les marchés, on est effrayé du petit nombre d'yeux sains que l'on rencontre, généralement un pour trois hommes. La conjonctivite domine; pour les affections chroniques, ce sont les staphylomes; la cataracte et l'amaurose sont assez rares. Les affections syphilitiques sont une des causes actives des pertes des yeux.

Les Arabes ont de très-beaux yeux quand ils sont sains, largement ouverts, d'un beau noir velouté, de belles paupières ornées de cils noirs d'une longueur étonnante. C'est malheureux de perdre par incurie de si beaux organes. Les femmes, par coquetterie, se servent du keul (poudre d'antimoine), pour se grandir les yeux; mais les inconvénients en sont plus grands que les avantages, lesquels avantages seraient, d'après les on dit, de garantir les yeux contre les rayons solaires.

Je dirai, comme bien d'autres, mon mot sur cette affection que l'on appelle clou de Biskra; on le trouvera plus loin.

Quand on se rend à Biskra on entend parler beaucoup des dangers de la piqûre du scorpion. Cette opinion me paraissait exagérée; je me rappelais quelques travaux à ce sujet, notamment celui de M. Marmy et, moi-même, je me souvenais d'un séjour dans un camp de la province d'Oran, au Thléla. Dans ce camp beaucoup de pierres, et sous chaque pierre des scorpions. Il y eut parmi la troupe beaucoup de piqûres, et pas d'accidents sérieux: un peu de douleurs, un peu de roideur dans le membre piqué, et c'était tout. Dans la province d'Oran, les scorpions étaient donc plus inoffensifs qu'à Biskra: il n'en était rien. J'ai vu venir à ma visite beaucoup d'Européens, des Arabes, piqués; un peu d'eau fraîche, quelquefois un peu d'ammoniaque sur la piqûre et les malades s'en allaient satisfaits et guéris. Cette simple ablution calmait les terreurs de l'imagination, et le mal diminuait doucement. A Biskra règne encore cette facétie qui court sur le compte du scorpion, qui se tue lui-même quand on l'enferme dans un cercle de feu, tandis que le pauvre arachnide s'épuise en contorsions pour se sauver. On ne peut réfuter cette légende malgré les preuves contraires.

Je ne veux pas nier d'une manière absolue la possibilité de la mort à la suite d'une piqûre de scorpion. J'ai vu un enfant israélite, malade depuis longtemps, très-anémié, très-impressionable, piqué un jour par un scorpion. Cet enfant a éprouvé des douleurs considérables dans le bras piqué, engourdissement, pas de gonflement, vomissements, mais surtout surexcitation étrange du système nerveux. Cet enfant mourut; évidemment, il y avait là complication. Je dis que, dans l'immense majorité des cas, quand il n'y a pas d'antécédents morbides, de raretés physiologiques, les accidents développés par la piqûre de scorpion se dissipent en quelques heures, même sans traitement; un peu d'acétate d'ammoniaque à l'intérieur dans les grandes circonstances.

Le meilleur moyen d'éviter de rencontrer des scorpions dans ses appartements est la propreté, un crépissage bien fait des murs; car ils se mettent dans les trous. Il faut avoir soin de ne pas en apporter de la campagne en cueillant des fleurs, et surtout il ne faut pas en avoir peur. Comme c'est un animal très-peu méchant, il n'attaque pas, ne pique que pour se défendre; en gardant son sang-froid, on surveille ses démarches, et l'on s'en débarrasse facilement.

Puisque j'ai parlé du scorpion, je dirai quelques mots de la vipère à cornes, très-redoutée; ce que j'en dirai calmera peut-être quelques appréhensions nerveuses.

Ce reptile, d'un pied de long, ressemble assez à une andouillette d'Épinal régulièrement serrée. Il possède une grande gueule pour sa taille, de bons crochets très-aigus; deux petites proéminences charnues, ornements de sa tête, constituent des cornes. En regardant la vipère de près on la dirait enveloppée d'une carapace formée par l'assemblage de très-jolis coquillages. Sa couleur est celle du sable; aussi habite-t-elle le sable. Où il n'y a pas de sable mouvant, facile à pénétrer, il n'y a pas de vipères cornues. Douée de peu de mobilité, ses mœurs paraissent simples; elle aime le repos; du moins, c'est ce qu'il m'a semblé; elle est carnassière, vit aux dépens des rongeurs du désert. En raison de sa marche pesante, elle est obligée d'user de ruse pour attraper sa nourriture fournie par des animaux très-alertes. Par un mouvement curieux de ses flancs, elle s'enfonce dans le sable, y disparaît en entier; un œil seul sort et reste aux aguets. Quand un petit rongeur vient gratter sur le sable qui couvre sa tête, elle ouvre vivement un large bec, saisit sa proie et la mange.

J'avais dans une caisse grillée quatre vipères cornues, et une vipère minute. Seulement préparée pour la route, cette caisse était trop étroite; au moment de la mue mes vipères périrent toutes. Avec elles j'avais enfermé, comme nourriture, de jolies petites souris rouges aux grands yeux éveillés, je donnais de l'orge à celles-ci. Les petits rongeurs couraient avec étourderie dans la caisse ramasser l'orge; une fois, l'une d'elles gratta trop fort la tête d'une vipère; celle-ci, en colère, engloutit presque tout entière la souris dans sa gueule; elle ne fut pas dévorée; elle sortit de la gueule, mais abîmée, saignante, avec des plaies sur la tête, et un œil presque arraché de l'orbite. Le lendemain, la souris vivait encore. D'où je conclus que mes vipères n'avaient pas de bon venin, ou que l'on avait exagéré les dangers de la vipère; n'ayant pas fait d'autres expériences, je ne conclus pas.

La vipère minute est, si je ne me trompe, un reptile de la couleur de la vipère cornue, moins grande, un demi-pied, petite. Celle que j'avais n'a pas voulu me donner de renseignements sur ses mœurs, elle ne se fit pas voir une seule fois et périt comme les autres. Jamais je n'ai entendu parler d'accidents survenus par la morsure de la vipère cornue, et cependant les Arabes sont toujours pieds nus. Au désert, souvent près des bivouacs, on trouve de ces reptiles cachés sous les burnous ou les selles des chevaux ; ils étaient venus se chauffer au foyer des voyageurs. Quelques industriels montrent la vipère comme animal savant. Les vipères sont supposées danser au son du tambourin; comme leur marche n'est pas rapide, on peut toujours les maintenir dans le cercle voulu. La quête finie, l'industriel, à l'aide de son burnous, prend la bête par la tête et la remet dans sa peau de bouc. Le burnous est l'instrument universel pour prendre toutes les bêtes, dangereuses ou non. La peau de bouc est le meuble universel aussi, dans lequel l'Arabe fourre tout ce qu'il possède, eau, aliments ou bêtes curieuses.

Pour nous rendre maîtres des vipères ou des ouranes, etc., nous avions l'habitude de leur donner une pincée de tabac ; l'animal prend avidemment ce tabac, le serre convulsivement et quelques instants après, tombe inerte, mort ou seulement engourdi, nous n'avons pas fait les contre-épreuves : c'est une expérience à recommencer.

En employant ce procédé, je faisais cette réflexion, qu'il ne faut pas juger toujours de l'effet d'un agent toxique, par son expérimentation sur un animal. Ainsi, le tabac est avidement dévoré par les gazelles, c'est un des plus puissants moyens de se les attacher, tandis que tous les reptiles, vipères, agames, ouranes, sont stupéfiés presque instantanément. Aussi, quand j'entends donner comme signe de la valeur toxique d'un agent, son action sur une grenouille, je ne suis pas convaincu du même effet sur l'homme.

Bien que par sa latitude Biskra soit en dehors de la ligne des pays chauds, par suite de sa position particulière, le thermomètre monte à des températures élevées; les mois de chaleur y sont nombreux : mai, juin, juillet, août, septembre. C'est la persistance de la température à un degré élevé, plutôt que l'exagération qui fatigue.

Le sol sur lequel est bâtie la ville est un mélange de sable et d'argile. La ville française et le fort sont placés au nord de l'oasis. Au nord-nord-ouest se trouvent une série de mamelons qui progressivement s'élèvent et vont se perdre dans le versant sud des Aurès. Ces montagnes, complétement dénudées du côté de la ville, ont un double inconvénient : elles arrêtent la venue directe des vents d'est, ralentissent les vents du sud et du sud-ouest, et par une réfraction calorifique accumulent une plus grande somme de chaleur sur la cité. A l'extrémité de l'oasis, les nuits sont plus fraîches, en raison du rayonnement plus rapide non contrarié par les reflets de la montagne.

Les maladies propres à Biskra, le clou excepté, n'existent pas ; le climat n'est pas malsain ; peu de fièvres à Biskra, même dans la population civile. L'anémie est au fond des constitutions. On peut citer à Biskra plusieurs personnes françaises, qui l'habitent depuis la fondation ou peu de temps après, et qui se portent très-bien. Les jeunes enfants seuls sont éprouvés, résistent assez mal, surtout quand la dentition se fait pendant les chaleurs.

Les fièvres d'accès qui venaient à l'hôpital provenaient d'ailleurs. Dans les environs, on exploitait, quand j'y étais, les cimetières abandonnés pour en extraire du salpêtre ; on peut juger de la gravité des maladies créées par ce travail, qui frappaient surtout les sapeurs du génie.

L'organisation des puits artésiens était la cause occasionnelle de quelques entrées pour des affections quelquefois mortelles. Ce travail se fait en hiver, et les hommes qui y sont employés acceptent volontairement d'y aller ; ils sont récompensés par une bonne solde et un congé de trois mois. Les puits artésiens se font dans les limites de nos possessions au désert, sur les points stratégiques et près des oasis; ces travaux, très-utiles, sont fort appréciés des indigènes.

Les eaux de Biskra sont réputées malsaines, purgatives ; c'était possible au début de la conquête, mais, depuis quelque temps, au moyen de barrages étendus, le génie a capté une plus grande quantité d'eau de sources diverses. La magnésie, qui existe en effet dans ces eaux, a dû diminuer de proportion. Le barrage est établi dans le lit de la rivière ; celle-ci est la continuation sous des noms divers du cours d'eau qui naît à la séparation des eaux près de Batna. De ce plateau élevé naissent des sources rapprochées ; les unes se dirigent vers la Méditerranée, les autres viennent se perdre au désert, dans les sables près de Sidi-Okba. Cet rivière, presque toujours à sec, devient après une pluie d'orage un torrent dangereux, moins par la quantité de ses eaux que parce que son fond est formé de cailloux roulés énormes. Un malheureux surpris par le torrent est presque certainement perdu. Les eaux sont amenées en ville par un canal considérable, duquel émergent des canaux d'irrigation, dits séguias, qui dirigent ces eaux vers l'oasis. Une conduite particulière en amène des réserves dans de vastes citernes situées sous la caserne et l'hôpital, pour les temps de luttes possibles et pour la saison chaude. L'eau à la pompe a 20 degrés, par conséquent, fraîche, elle est très-estimée par toute la population, elle est clarifiée.

Je crois que c'est de l'abus de cette eau, et non de son usage modéré, que peuvent résulter des inconvénients sur les organes digestifs.

L'aménagement des eaux, pour les besoins de l'oasis, se fait d'une manière admirable; les petits canaux s'entre-croisent et portent partout la fraîcheur et la fécondité; des agents spéciaux ouvrent et ferment les rigoles selon les heures et les jours, d'après un tableau dressé d'avance, pour que la plus grande impartialité existe dans la répartition. Ces petites séguias rappellent les belles conduites d'eau d'Italie, créées par un grand peintre. Du reste, depuis la plus haute antiquité, les Arabes, soit en Asie, soit en Espagne, ont toujours eu le plus grand soin de l'irrigation ; car l'eau, pour ces contrées chaudes, c'est la vie. Dans tout le versant sud des montagnes il serait facile et peu coûteux de faire des barrages qui, retenant les pluies, féconderaient ces plaines désertes et transformeraient le sol et le climat de ces régions.

L'oasis commence aux dernières maisons de la ville. Elle est assez grande, formée de palmiers, figuiers, oliviers, etc. Les dattiers, qu'on y cultive, enrichissent leurs propriétaires ; on calcule qu'un seul palmier rapporte en moyenne de 12 à 15 francs par an. Le choix des dattiers s'est amélioré, on plante actuellement les meilleures espèces, et si ces perfectionnements continuent, les dattes de Biskra rivaliseront avec celles du Souf. Cinq villages sont cachés dans l'intérieur de l'oasis.

Le piment et le henné de Biskra sont très-estimés.

A la condition expresse d'avoir une habitation bien construite, la vie ne serait pas pénible à Biskra : on y trouverait toutes les ressources nécessaires à l'existence.

Indépendamment des fruits du pays, les dattes, les olives, les pastèques, on a des fruits européens excellents, des légumes parfaits, asperges, artichauts, petits pois, etc.; seulement, la culture de ces produits exige de grands soins.

A la pépinière de Beni-Mora, près de la ville, on cultive avec le plus grand succès les arbres et les fruits des origines les plus diverses. A côté du figuier ordinaire, le curieux figuier d'Égypte. Près du dattier et de l'abricotier, le bananier, le papayer des Indes ; une magnifique allée de gommiers du Sénégal, près d'une allée de mûriers. Les espèces des pays du Nord et de l'extrême Orient peuvent se réunir et prospérer ; c'est une véritable pépinière d'acclimatation, à laquelle malheureusement le peu de ressources financières qui lui sont allouées ne lui permet pas de se développer autant qu'il conviendrait dans l'intérêt de l'horticulture. La pépinière d'Alger absorbe tout, et ne peut, aussi bien que celle de Biskra, servir de trait d'union aux cultures extrêmes.

Près de Biskra, dans le massif des mamelons affreux qui constitue le col de Sfah, on rencontre une source thermale qui rend des services à la population, et qui pourrait en rendre de plus grands par une exploitation convenable.

Voici une note sur ces eaux, qui m'avait été demandée et dont je crois pouvoir me servir :

Note sur les eaux thermales de Sala-Hin. — La source d'eau chaude est située à six kilomètres environ de Biskra, au pied du Djebel-Sfah, entre deux buttes de soulèvement dans un terrain très-accidenté de calcaire grossier. Les environs paraissent couverts de scories, mais, en y regardant de près, on peut s'assurer que cette apparence est trompeuse : ces scories ne sont que des dépôts d'alluvions récents que le soleil a contractés sous les formes les plus variées.

Une abondante source bouillonne dans un bassin de quelques mètres de diamètre, de la profondeur d'un mètre à peu près. Ce bassin a été arrangé pour les baigneurs; des gradins y conduisent; un toit, supporté par quatre piliers, intercepte les rayons du soleil.

Autour du bassin une petite cour, formée par un bâtiment carré très-mesquin, composé de chambres dans lesquelles les baigneurs se déshabillent et se reposent. Une de ces pièces est destinée aux malades militaires.

L'eau s'échappe du bassin par un large conduit; à sa sortie du bâtiment, le génie a bien voulu faire un second réservoir pour les malades qui désirent une chaleur moins vive, un bain plus prolongé; de là, l'eau descend vers la plaine, où elle se perd, après avoir fait tourner deux moulins arabes.

Cette fontaine en réputation se nomme Sala-Hin.

En approchant de la source, on sent une odeur sulfureuse assez prononcée, indice de la présence d'un gaz sulfureux; mais ce gaz n'est pas combiné à l'eau, il n'est qu'à l'état de mélange; il se dégage rapidement quand on laisse cette eau en repos à l'air libre.

Les bords du canal d'écoulement ont une teinte jaune-paille, qui trahit aussi la présence d'un composé de soufre. Cette présence d'un gaz sulfureux par ces bulles donne à cette eau l'apparence des eaux gazeuses en réputation, d'un goût assez désagréable.

La température à la source est de plus 45° 55 — l'air ambiant étant à 24°, densité 1,0027 à + 20°.

Composition chimique qualitative : je trouve ici une analyse faite par un pharmacien de l'hôpital en 1860; son nom m'échappe. Je la donne sans affirmer sa valeur. *Acides* : sulfurique, chlorhydrique, carbonique, sulfhydrique, silicique. *Bases :* chaux, magnésie, soude, traces d'iode.

Cette composition rapprocherait ces eaux de celles de Boudonneau près de Montélimar. L'analyse quantitative m'a paru suspecte, peut-être à tort.

M. Paris, alors médecin aide-major, à qui j'emprunte une partie de ces détails, a fait sur cette source un travail tellement empreint d'exagération que je n'en puis profiter autant que je le désirerais. Il lui attribue des propriétés merveilleuses, tellement miraculeuses, que la lecture de ce travail la fait mettre immédiatement en suspicion.

Pour mon compte, j'ai envoyé un assez grand nombre de malades à cette fontaine, surtout des Arabes, dans un double but : 1° de les faire se nettoyer, car ils sont toujours d'une saleté repoussante, et les bains à l'hôpital exigent une grande dépense de temps et de fatigue; 2° pour satisfaire leurs croyances.

Parmi les Français qui faisaient usage de ces eaux, j'ai pu obtenir des indications sérieuses par M. le capitaine Protet, mort depuis de congestion pulmonaire; M. Protet, désirant y aller, m'avait demandé mes conseils; je ne connaissais pas alors les antécédents pathologiques de cet officier. Je le laissai faire sans le conseiller : seulement, je le priai de me dire exactement ce qu'il ressentirait et d'être très-modéré.

Ces eaux chaudes agissent activement, sont très-stimulantes, ont un retentissement considérable sur les organes internes qu'elles congestionnent; prédisposent aux congestions pulmonaires, cérébrales, intestinales. D'où elles doivent être expressément défendues aux constitutions sanguines, aux sujets faibles, dont les organes pulmonaires ne sont pas parfaits. A la suite d'un bain de quelques secondes à quelques minutes, il s'établit une réaction profonde des fonctions cutanées.

Peut-être parce que les Arabes ne savent pas rendre compte de leurs impressions, je n'ai pu constater aucune amélioration des maladies syphilitiques anciennes, dont les symptômes sont, douleurs internes, tumeurs des os ou des tissus.

Mais où ces eaux paraissent avoir une efficacité indiscutable, c'est pour le traitement des plaies chroniques, ulcères de toutes sortes, vénériens ou scrofuleux. Elles agissent en détergeant les plaies, les excitent et les prédisposent à la cicatrisation.

J'ignore si dans les rhumatismes elles réussissent : n'ayant pas envoyé de rhumatismes purs, mes observations ne me permettent pas de rien affirmer. Le préjugé est en leur faveur..

Les Arabes vont à la fontaine, plongent dans la source, et restent le plus longtemps possible dans cette eau chaude, en sortent rouges et se retirent dans les chambres sous des couvertures où ils se reposent, et transpirent le plus possible en prenant du café.

Les délicats, les dames galantes se plaisent à parfumer leur bain, en jetant dans la source des essences de benjoin, etc.

Les malades militaires que nous envoyions à cette source y étaient conduits par une voiture Masson. On peut prendre des bains toute l'année, mais il faut varier ses heures avec les saisons. En hiver, on peut prendre son bain à midi; en été, de bon matin.

Pendant quelque temps j'ai eu un tonneau du génie à ma disposition; je faisais apporter de l'eau de la source à l'hôpital; elle était suffisamment chaude pour prendre des bains excitants. Je crois que l'on pourrait obtenir des résultats satisfaisants de cette manière d'utiliser les eaux; on suivrait avec plus de soins les observations.

En somme, cette source est très-renommée dans les pays circonvoisins et mérite sa réputation; c'est un véritable bienfait pour les indigènes, lors même qu'elle n'aurait aucune vertu curative, car tous ceux qui y viennent sont au moins lavés une fois par hasard dans leur vie.

J'ai essayé d'en faire boire; je n'ai pas suivi assez longtemps ces expériences, le peu que j'en ai vu ne m'a pas encouragé; je n'ai rien observé qui indique un effet quelconque, pas même une légère action purgative.

Si l'on voulait exploiter cette source d'une manière sérieuse, il y aurait un projet à réaliser, projet de spéculation surtout. On pourrait amener les eaux à Biskra, ou mieux à Beni-Mora; cette conduite coûterait peu. Là, construire un hôtel confortable où les touristes trouveraient bon accueil et bon gîte; faire un peu de réclame pour engager les valétudinaires de tous les pays à venir passer l'hiver à Biskra, la seule station thermale où cette saison soit très-agréable et très-douce.

Les peintres surtout devraient venir en foule étudier les ciels de Biskra, les plus beaux du monde. Pendant l'hiver aux heures du jour, le ciel n'a rien d'extraordinaire : il a cette nuance bleue si profonde de tous les ciels d'Afrique, cette sérénité qui fait dire aux Arabes qu'ils boivent les nuages. Le paysage est alors aride et triste; aux mois de novembre et décembre, le spectacle magique commence vers 5 heures 1/2 du soir. D'abord les derniers rayons du soleil, tombant obliquement sur les montagnes, les éclairent et les colorent en rose, en rouge-laque d'une nuance éclatante; les ombres accentuées sont bleu-laqué. Les crêtes des rochers les plus arides scintillent; en voyant ces rocs si brillants, on dirait qu'un enchanteur expose de ces immenses robes de soie aux couleurs changeantes si chères aux Orientaux. Les palmiers se révèlent dans leur légèreté et leur grâce; les tons que les palmes revêtent s'harmonisent avec le ciel : c'est bien l'arbre du désert.

Pour admirer le palmier il faut l'heure du soir, et le mettre entre le soleil et l'observateur; mais le vrai spectacle est à l'horizon.

Avant que les teintes deviennent uniformément rouges par l'obliquité de plus en plus grande des rayons solaires, le ciel passe par une série de tons d'une nuance exquise, d'une fraîcheur inexprimable et désespérante pour les peintres. Ce sont des verts transparents, des jaunes tendres, des laques ravissantes. Moins il y a de nuages, plus le ciel est beau, plus il est insondable, tant il est transparent et infini.

On ne peut décrire ces prodigieux effets, il faut les voir. Dans les ciels ordinaires, ce qui fait la beauté, c'est le contraste des fonds sur lesquels se détachent des nuages éclairés par le soleil à son coucher. Ici, non ; pas de nuages, pas de contraste ; tout s'harmonise, tout se fond en nuances indescriptibles dans un ensemble ravissant. Les ciels de l'Italie, de Constantinople, si beaux, ne peuvent se comparer aux ciels de décembre à Biskra.

En été, il y a trop de poussière dans l'atmosphère. Le beau, le véritable paysage en Afrique n'existe que le soir ; les rochers arides, les plaines sauvages s'harmonisent seulement alors avec le ciel et offrent des tableaux d'une poésie calme et pénétrante, que l'on ne s'attend pas à rencontrer lorsque l'on a parcouru ces mêmes sites pendant les heures de la journée.

Je joins ici le relevé des observations météorologiques faites à l'hôpital de Biskra ; le thermomètre était placé sous les arcades à l'ombre, lieu choisi comme le meilleur, mais on pourrait discuter ce choix, je ne pouvais du reste le mettre ailleurs sans les plus grands inconvénients. Comme il n'a pas été changé de place, pendant tout mon séjour, les observations restent toujours comparables. Les autres observations m'étaient données par M. Colombo, chargé des écoles françaises arabes, qui faisait ce travail avec beaucoup de régularité.

Relevé des observations météorologiques faites à Biskra. — Moyennes mensuelles.

ANNÉES	MOIS.	BARO-MÈTRE.	THERMOMÈTRE. 9 heures du matin.	3 heures du soir.	9 heures du soir.	Minimum.	Maximum.	EAU tombée en millimètres.	DIRECTION des vents dominants	OBSERVATIONS.
1862.	Novembre. . . .	750,5	13,	17,	13,1/2	13,	17,1/2	13	N.O.	Une pluie la nuit, deux autres inappréciables.
	Décembre. . . .	758,	9,	15,	9,1/2	9,	15,	»	N.O.	
1863.	Janvier.	764,17	8,3	13,7	8,7	7,4	13,7	10	N.O	Un jour de pluie.
	Février.	758,47	10,1/2	15,1/2	10,1/2	10,1/2	15,1/2	128	S.O. N.O.	Huit jours de pluie.
	Mars.	755,5	13,1/2	16,	14,	13,1/2	16,	14	N.O.	Trois jours de pluie.
	Avril.	752,7	17,45	18,53	19,90	10,1/2	22,1/2	66	S.E.	Six jours de pluie.
	Mai.	755,3	23,	29,	24,	23,	29,	51	S.E. N.O.	Trois jours de pluie.
	Juin.	755,5	33.62	35,64	29,	29,	34,64	32	variable.	Deux jours de pluie.
	Juillet.	755,4	34,	38,	33,1.	33,1	38,	»	N O. S.O.	Beau.
	Août.	755,2	31,71	37,	32,	31,71	37,	15	N.O.	Trois orages lointains. Vents violents.
	Septembre. . . .	751,	29,3	32,6	27,3	27,3	32,6	41	variable.	Un orage violent.
	Octobre.	751,	25,5	26,4	21,5	21,5	26,4	82	E. S.E.	Six jours de pluie. Un jour de pluie torrentielle.
	Novembre. . . .	756,4	14,4	18,63	14,4	14,4	18,63	29	variable.	Trois jours de pluie.
	Décembre. . . .	756,6	10,45	15,90	10,	10,	15,90	6	var. N.O.	Deux jours de pluie.
										Total, 36 jours de pluie pour l'année ; mais les jours où il pleut c'est quelquefois quelques gouttes d'eau tombées.
1864.	Janvier.	757,9	7,1	12,4	7,66	6,9	12.1	10	variable.	Un jour de pluie.
	Février.	752,55	11,1	16,62	11,6	11,1	16,62	24	O.	Trois jours de pluie.
	Mars.	750,97	18,1	22,2	16,8	16,71	22,36	20	variable.	Deux jours de pluie. Un orage à l'est.
	Avril.	751,99	20.8	24,33	20,3	19,5	24,5	10	O.	Trois jours de pluie.
	Mai.	755,	25,5	30,2	24,4	21,1	30,3	52	N.O. S.O	Deux tourmentes. Deux jours de pluie.
	Juin.	755,76	35,	36,	30,4	30,1	36,	»	»	Un violent ouragan de sable.

1864. Le mois de juillet n'a pas été recueilli en entier, je n'ai pas fait de moyenne des journées. Je consigne seulement ici les températures les plus hautes. Le thermomètre est monté deux fois à plus de 44, du 9 juillet au 23, la température oscille entre 40 et 42. — Siroco, vent d'ouest et sud-ouest. — Le point le plus élevé de la ville est à 100 mètres au-dessus du niveau de la mer.

BOUSAADA.

Envoyé à Bousaada en raison, disait-on, du grand nombre de malades dirigés sur ce poste par les colonnes qui rayonnaient à travers la province pour réprimer l'insurrection sérieuse de 1864, je pris le service lorsque toutes les opérations militaires étaient terminées de ce côté, les combats livrés aux révoltés avaient eu lieu. Les colonnes se dispersaient. Il ne restait sous les murs de Bousaada que les troupes sous les ordres du colonel, depuis général de Lacroix. L'ambulance de Bousaada, car ce n'est qu'une ambulance, suffit en temps ordinaire aux besoins de la garnison ; organisée pour vingt ou trente malades, le nombre de ceux-ci n'a jamais été si élevé.

Quand je pris le service, 175 malades étaient en traitement. Pour les loger on s'était emparé de toutes les casernes, on avait occupé toutes les chambres disponibles, et, faute de matériel, couché les malades sur des couches d'alfa. M. Guérin, mon prédécesseur, avait dirigé cette installation et avait réalisé les meilleurs résultats que l'on pût obtenir dans les circonstances données. Quand les lits arrivèrent, la position fut très-améliorée. Tous les malades furent convenablement couchés.

Les colonnes qui avaient envoyé leurs malades à l'ambu lance avaient éprouvé plus ou moins de fatigues. Selon les marches plus ou moins prolongées, certains régiments avaient eu plus à souffrir que d'autres. Un bataillon du 63e de ligne depuis plus de six mois parcourait la province de Constantine depuis Soukaras, à Bousaada et Laghouat. Ce bataillon avait longtemps subi les inconvénients, les dangers des marches pendant les journées chaudes, des campements pendant les nuits froides. Aussi ai-je trouvé à Bousaada, et notamment dans ce bataillon, les exemples de dyssenterie comme je n'en avais pas vu depuis mon premier séjour en Afrique à Marghnia, province d'Oran, de ces dyssenteries graves, mortelles, qui altèrent l'intestin dans toute sa profondeur.

Parmi les malades, un certain nombre de blessés, résultant des différents combats livrés aux environs de Bousaada, j'ai dû faire deux amputations dont je parlerai plus loin.

Bousaada, poste avancé de la province de Constantine sur les confins de la province d'Alger, est très-important au point de vue de la stratégie ; il commande une route commerciale, qui était et devrait être très-fréquentée ; c'est une des portes du désert.

Il y a quelques années, on avait imaginé d'y placer un poste de douanes, comme à Biskra. Ce poste, qui coûtait annuellement près de cinq mille francs au Trésor, n'a pas rapporté plus de cinquante centimes ; mais, comme à Biskra, son principal et unique résultat a été de faire fuir les commerçants ; je cite ce fait non comme critique administrative, mais pour signaler un caractère particulier à la race indigène. Le commerce en Afrique est fait par les Juifs, les Mozabites et les Kabyles ; tous ces commerçants sont très-sobres, économes, avares de leur argent, moins de leur temps. Quand ils ne portent pas leurs marchandises eux-mêmes, ils se servent, comme moyen de transports, de mulets ou de chameaux, animaux très-sobres aussi, et qui souvent pourvoient d'eux-mêmes à leur subsistance. Si donc on veut, en un point quelconque de la frontière, faire payer un droit aux marchandises introduites, le négociant ne s'expose pas à passer par ce point. Il fera dix, quinze, trente lieues au besoin, pour ne pas payer dix centimes, somme qui représente sa dépense personnelle journalière. Le commerce avec le désert a été complétement perdu à Bousaada et à Biskra par le fait de la douane ; les indigènes vont porter leurs marchandises dans la Tunisie.

Bousaada reste donc un poste militaire important, un lieu de ravitaillement pour les colonnes mobiles, un dépôt pour les malades. C'est une ancienne ville arabe, laide comme toutes les villes arabes, près de laquelle on a élevé un fort. Une place et de vastes terrains vagues, servant au marché, séparent la ville du fort ; une belle fontaine orne la place ; quelques Européens habitent ses alentours. La ville et le fort sont bâtis sur un escarpement raviné, composé de pierres et de sable, qui s'enfonce en forme de vallon entre deux montagnes. Deux ravins profonds, l'un, lit d'un petit ruisseau, l'autre toujours à sec, séparent la ville des montagnes voisines.

Le fort, d'une construction bizarre, qui ne s'explique que par la nécessité de suivre les ondulations du terrain, renferme la garnison française, les chefs militaires, l'ambulance et la manutention.

Une petite oasis au pied de la ville, où croissent des dattiers de médiocre qualité, quelques légumes ; le petit ruisseau du ravin sert à l'arrosage de l'oasis et va se perdre à quelques pas de là dans les sables qui séparent Bousaada de la plaine du Hodna.

Situé à une altitude peu élevée, la température monte assez haut dans cette station, moins qu'à Biskra. Je n'ai pas relevé la météorologie, n'ayant pas trouvé de registres à ce sujet, et moi-même n'y étant resté que peu de mois, pendant la saison douce et clémente de l'hiver, et je n'ai pas fait d'observations.

Les vents du sud arrivent difficilement sur la ville ; ceux du sud-ouest ont un accès plus facile par le vallon. Les vents du nord et d'est y pénètrent par le Hodna.

L'eau qui sert à la consommation des habitants est captée à quelques kilomètres du fort, dans le ruisseau dont nous avons parlé ; un conduit bien fait l'amène au fort et à la fontaine de la place. Cette eau est bonne, fraîche, un peu magnésienne : il ne faut pas en abuser ; elle est très-peu purgative si je m'en rapporte à mon expérience, et aux preuves multiples que l'on peut se donner facilement en faisant le tour des remparts. Le maréchal Bugeaud ne négligeait jamais, dit-on, cet examen des preuves odorantes d'une digestion normale. Comme à juste titre on reproche au séjour de Bousaada de donner naissance à de nombreux cas de *tænia*, on a rendu les eaux coupables de ce fait. Voici comment je pense que les choses se passent :

Les troupes, qui expéditionnent autour la ville, ou qui sont en station sous les murs, ne peuvent pas, ou ne prennent pas le temps d'aller chercher l'eau aux fontaines publiques régulièrement captées ; elles la puisent soit dans la rivière, soit dans des flaques d'eau plus ou moins pure. Comme c'est le hasard des pluies ou du vent qui disperse les excréments desséchés, naturellement c'est vers les points déclives, où se trouvent les ruisseaux et les sources, que sont entraînés les résidus. Il n'est pas étonnant qu'alors les eaux contiennent des œufs de cet entozoaire, et que, par suite, les militaires qui boivent ces eaux soient atteints de tænia. Quoi qu'il en soit de cette explication qui ne paraît pas très-concluante, je l'avoue, le fait existe : tous les malades atteints de tænia que j'ai traités à Sétif et ailleurs avaient pris le germe du ver à Bousaada. C'est le seul reproche que l'on puisse faire à la station, car le climat n'est pas malsain.

Le sol, je l'ai dit, est raviné ; près du fort à l'est, un plateau un peu moins irrégulier sert au campement des troupes quand des colonnes assez fortes viennent stationner à Bousaada. Ce plateau en pente est un triste séjour. Le vent, quand il arrive par raffales, enlève facilement les tentes, ou les remplit tout au moins de poussière.

La curiosité du pays est la masse de sables qui ferment l'entrée de la ville en venant du Hodna. Ces sables, de quelques kilomètres d'étendue, sont identiques aux sables du désert ; ils se comportent comme eux. A certains vents, certains monticules de sable s'élèvent un peu pour redescendre au vent opposé. Le sable, à vrai dire, n'est pas mouvant ; c'est une apparence trompeuse qui le fait paraître mobile.

Il est d'une extrême difficulté de traverser cette région ; les hommes sont vite fatigués ; les chevaux enfoncent leurs sabots profondément et marchent avec peine ; quant aux voitures, il faut dépenser une énorme traction pour obtenir un mince résultat. Les jours de pluie sont préférables pour parcourir ce chemin.

Les environs sont constitués par une suite de montagnes arides qui ferment la vaste plaine du Hodna : rochers de calcaire et, je crois, de grès.

Parmi les animaux curieux, on trouve ceux de Biskra : la vipère cornue, l'ourane, l'agame, le petit rat à trompe du col de Sfah, le rat-marmotte, une grande variété de gibier, une douzaine d'espèces d'alouettes.

Le tableau des maladies que je donne à propos de Bousaada ne représente pas les maladies propres à la localité, qui n'en a pas de spéciales, le tænia excepté, mais le résultat de plusieurs mois de fatigues et de combats. Ce sont les colonnes mobiles qui ont fourni les malades. Quand je comparerai ces tableaux entre eux, je pense pouvoir tirer de cette comparaison quelques considérations utiles, surtout à propos des diarrhées et des dyssenteries.

SÉTIF.

La dernière localité dont je parlerai est Sétif ; c'est dans cette ville que j'ai fait le plus long séjour, où j'ai vu le plus de maladies, le plus d'affections diverses et quelques épidémies : variole, rougeole, méningite cérébro-spinale, épidémies restreintes, et deux épidémies atteignant toutes les populations, le choléra et le typhus. En 1865 j'ai reçu dans mon service un nombre considérable de malades évacués de colonnes qui expéditionnaient dans la Kabylie, offrant une série complète des formes les plus graves des fièvres rémittente, typhoïde, et du scorbut, toutes ces affections se compliquant l'une l'autre. Quelques cas de dyssenterie.

Cependant Sétif est une jolie petite ville de nouvelle formation, 1842, je crois. Rues larges, droites, bien aérées, les principales plantées d'arbres dans toute leur venue. Située à une altitude considérable (1070 mètres), bâtie sur une éminence, emplacement de l'ancienne *Setifis* romaine. Les vents la balayent largement de tous les côtés. Le seul inconvénient que l'on puisse trouver à cette puissante ventilation, c'est la rapidité de successions des vents divers; ils sautent rapidement d'un point de l'horizon à l'autre, d'où variations atmosphériques brusques.

Comme Batna, Sétif se compose de la casbah et de la ville proprement dite, reliées par un rempart, ville haute et ville basse. Le fort, situé en quelque sorte sur un roc, renferme les établissements militaires : manutention, hôpital, etc., casernes, notamment une caserne de cavalerie très-saine et bien isolée. Le terrain sur lequel est bâtie la ville est récent; ce sont les propres ruines de Setifis qui le constituent. A chaque fondation d'une maison nouvelle, on trouve les fondations d'une maison romaine. La direction des rues françaises, du nord au sud, de l'est à l'ouest, est presque exactement la même que celles des rues romaines, un peu plus dirigées vers le nord-est, autant que l'on en peut juger par les ruines découvertes.

Les eaux de la ville, fournies par des sources dont les principales sont dans la ville même, sont presque certainement les mêmes sources que celles que les Romains avaient captées dans de grands réservoirs. Les eaux sont très-bonnes à tous les usages, et en grande réputation parmi les indigènes.

A la création de la ville, il n'existait sur l'emplacement où elle fut fondée qu'un seul arbre, maintenant triste, découronné de ses feuilles, en ruine. On conserve comme souvenir ce vieux débris englobé dans une place touffue et ombreuse, formée d'arbres aux troncs élancés, aux branches vigoureuses.

On pourrait désirer une plus grande quantité d'eau, surtout pendant les années de sécheresse ; quand la neige ne tombe pas l'hiver, les sources diminuent considérablement et quelques-unes se tarissent pendant l'été, ce qui arrive souvent pour une fontaine près de l'église, dont l'eau provient d'une source à un kilomètre de la ville du côté du cimetière israélite.

Les maisons, assez régulièrement bâties, sont maintenant construites sur de meilleurs plans.

Sétif, chef-lieu de la subdivision militaire, siége d'un tribunal, etc., etc, possède des revenus assez considérables, grâce à un marché très-fréquenté où se traitent de grandes affaires de céréales et de laines.

La population se compose de Français, d'Européens, d'israélites, de musulmans, de nègres. Voici les chiffres que la mairie m'a donnés pour l'année 1867 :

Population française.	2,129
Idem. . . européenne.	429
Idem. . . israélite.	762
Idem. . . musulmane.	6,000
Idem. . . nègre.	132

Sans compter la population militaire, qui est plus ou

moins considérable. En 1867, la garnison, assez réduite, comptait 2,558 hommes à l'effectif.

Sétif, placé derrière la Kabylie, par cela même poste militaire important, est situé dans une immense plaine, qui court des montagnes de la Kabylie au *Bou Taleb*, de Constantine à Borg Bou-Arridji. Des ondulations de peu d'élévation constituent des accidents, des éminences, quelques vallons, mais pas de hauteurs considérables. Au nord de Sétif un champ de manœuvre sur un roc presque aride, et des ondulations successives qui se relient aux montagnes kabyles. A l'est et au sud-est, des plaines propres à la culture des céréales ; chacun sait que les froments de Sétif sont supérieurs à tous ceux d'Afrique, et que la subdivision en fournit des quantités très-respectables en temps ordinaire. Au sud et au sud-ouest, une dépression conduit au Bousellam. Des jardins productifs s'étalent de ce côté et fournissent, comme tous les jardins des fermes environnantes, des légumes excellents. Comme le climat de Sétif est assez rapproché du climat de France, les légumes sont moins hâtifs qu'à Philippeville, mais de qualité peut-être supérieure ; de même pour les fruits et les raisins, de ceux-ci on fait un vin blanc estimé par les habitants, surtout pour le matin.

Une promenade qui pourrait être belle, à côté des jardins ; cette promenade, dite d'Orléans, à cause du buste de ce prince en marbre blanc de Pradier, qui la domine de sa colonne, élevée par les militaires, est négligée. Quelques restes romains, tombes antiques, pierres tumulaires, font de cette promenade une sorte de musée archéologique. Du reste, l'histoire de Sétif et de la Sétifienne est racontée avec détails dans les archives de la société archéologique de la province de Constantine.

Toutes les villes d'Afrique et les postes un peu importants ont leur télégraphe, Sétif comme les autres localités.

Une route, terminée complétement en 1867, relie Sétif à Constantine ; la route de Sétif à Bougie, toujours demandée, toujours attendue, ne se termine jamais. On essayait les voitures à vapeur *locomobiles* à mon départ. Le système des égouts est très-complet ; plus d'une ville de France d'un ordre moyen pourrait en désirer un pareil. L'éclairage est aussi bien entendu. On pourrait reprocher quelques négligences de la *voirie ;* certaines places et les remparts intérieurs ont une propreté plus que douteuse.

L'hôpital, situé dans le fort, est bien placé. Officiellement il est construit pour recevoir 250 malades militaires. Mais il reçoit en outre les Européens et les indigènes des deux sexes, ce qui rend extrêmement difficile la distribution des malades en catégories distinctes.

Depuis quelques années, de nombreuses et sérieuses améliorations ont été faites dans cet établissement ; on a modifié et mieux distribué certaines salles, la cuisine, etc. On a, au moyen d'un réservoir et de conduits, amené l'eau à l'hôpital, qui n'en avait pas ; on faisait apporter la quantité réputée nécessaire au besoin du service au moyen des tonneaux.

Avec beaucoup d'autres modifications encore, il serait suffisant pour les besoins du service s'il était rendu à sa destination première, au service militaire. Mais tant qu'on admettra les civils européens, indigènes, femmes et enfants, il sera toujours insuffisant et incommode. Malgré ses défauts, il est sain ; jamais de maladies nosocomiales, du moins pendant les quatre ans pendant lesquels j'ai eu un service dans cet établissement. L'effectif des fiévreux n'a jamais été moins de 30 malades, et n'a jamais dépassé 150 pendant mon séjour.

J'avais, dans les salles qui m'étaient confiées, les malades de toutes les populations mâles. Les maladies sont les mêmes que celles que j'ai rencontrées à Batna. Cela se conçoit : mêmes causes, mêmes effets, mêmes populations. Seulement, ici les malades indigènes, pressés par les circonstances, ont été plus nombreux.

J'ai demandé à la mairie le relevé des décès pendant plusieurs années ; ces décès ont été :

Pour l'année 1863 de 187
Idem. . . . 1864 de 244
Idem . . . 1865 de 293
Idem. . . . 1866 de 251
Idem. . . . 1867 de 558

Ces décès sont fournis par tous les âges et par les diverses populations, y compris les militaires. L'année 1865 a une mortalité augmentée par les décès militaires provenant des malades évacués sur Sétif par les colonnes expéditionnaires en Kabylie.

Le choléra existait en 1867, ce qui a grossi d'une manière considérable le chiffre des décès.

Je n'ai pas pris à la mairie le chiffre des naissances, ce qui aurait pu servir à établir un terme de comparaison entre le passé et les espérances de l'avenir de la population. Après réflexion, je n'ai pas un regret bien grand de cet oubli ; voici pourquoi. La mortalité frappe surtout les personnes errantes, non fixées au sol, la population dite flottante. En comparant les naissances aux décès on commettrait une erreur, car les naissances viennent de la population fixe. Il faudrait, pour bien faire, ne tenir compte que des décès fournis par cette population, en retirer les décès fournis par les ouvriers de passage, par les militaires ; ce serait un calcul à faire assez long, et difficile à avoir exact.

Ce que je puis dire, c'est que dans la population de Sétif, en raison du nombre d'accouchements dont j'ai eu une connaissance officielle, on peut hardiment conclure que les naissances comblent largement les pertes déterminées par la mort ; que la cause de l'acclimatation est gagnée pour Sétif, et qu'elle se confirme d'une manière irréfragable.

La vie était, en 1864 et 1865, facile, peu coûteuse, les ressources en viandes, légumes, etc., assurées et de bonne qualité. Mais les années de sécheresse, les sauterelles, la misère, le typhus et le choléra ont fait tout renchérir, et Sétif est dans une période critique, malgré les splendides récoltes de 1868 ; d'autant plus que l'année 1869, qui commençait si bien, promettait de si riches espérances, n'a pas, m'écrit-on, tenu ses promesses. Les sauterelles sont encore venues ravager certaines contrées. Les sauterelles, ce fléau dont les récits bibliques nous ont entretenus dans notre jeunesse, qui paraissait intermittent, a fait, depuis plusieurs années, des apparitions plus fréquentes. Il est important de bien apprécier cette question capitale, et l'on doit se demander si l'homme ne peut se protéger contre cet ennemi désastreux.

Il est permis à tout le monde, dans une question si importante, la prospérité de la colonie, de donner son opinion; c'est pourquoi je me permets d'émettre mon avis.

Les sauterelles sont à craindre dans deux cas; le premier, qui a frappé le plus les imaginations et qui est connu par les récits antiques, c'est celui-ci : des nuées de sauterelles, nées du désert, prennent leur vol vers des régions meilleures; elles vont par nuées obscurcissant le soleil, et ceci n'est pas une vaine image, mais la réalité; elles vont du sud au nord, s'abattant sur des pays fertiles, et s'envolent ne laissant derrière elles que la sécheresse et l'aridité; tout est dévoré où elles ont passé. La ruine succède aux espérances les mieux fondées de richesses. Elles vont ainsi poussées par leur voracité, et ne disparaissent que quand la mer les engloutit.

Ce tableau est vrai, ces désastres sont terribles; les sauterelles, réunies en une innombrable quantité, suivent un itinéraire que l'on pourrait croire instinctif ou fatal; mais c'est le vent, surtout le vent du sud, qui les pousse et les conduit fatalement aussi à la mer, leur tombeau. Les désastres qu'elles causent ainsi sont immenses, mais du moins ils sont partiels, et, tout grands qu'ils sont, n'approchent pas des désastres causés par les sauterelles naissantes. Je ne suis pas en mesure de faire l'histoire naturelle de la sauterelle, je ne veux qu'indiquer ce que je crois savoir d'elle au point de vue de l'agriculture.

Le criquet voyageur naît très-probablement dans le désert; là, le champ est immense pour sa reproduction; mais comme les petits ne peuvent vivre faute de nourriture, l'émigration est forcée; c'est alors que nous voyons ces nuages de sauterelles si redoutés. Mais celles-ci, quand elles s'abattent dans un pays quelconque, ne se bornent pas à le ruiner, elles ont d'autres fonctions à remplir, entre autres celle de la reproduction. Une sauterelle pond une quantité considérable d'œufs, qu'elle enfouit dans la terre à une certaine profondeur; quand on trouve un de ces nids, on dirait un épi terreux dont les œufs sont les grains. Quand l'hiver n'est pas rude dans les localités où les œufs sont enfouis, ou que ceux-ci le soient assez profondément pour le braver, à l'époque des chaleurs naissent alors de petites sauterelles, mais en telle quantité qu'on ne peut l'apprécier. Les troupes, occupées à combattre ces ennemis d'un nouveau genre, ne trouvent pas de chiffre pour en exprimer le nombre, c'est par quintaux que l'on compte. Eh bien, ce sont ces petites bêtes, sans ailes alors, ou ailes impuissantes à les soulever, qui causent le plus de dégât. Elles descendent des montagnes (exemple à Bousaada) comme des avalanches et dévorent tout : feuilles, fruits, herbes et bois tendre. Voilà la plaie véritable, la plaie redoutable pour nos colons. On les combat comme l'on peut ; voici comment font les Arabes, et comme ont fait des militaires à Bousaada : on creuse une tranchée sur le passage de ce torrent qui marche, marche toujours ; les premières sauterelles arrivées sont poussées par les autres, elles tombent dans la tranchée où des hommes les écrasent sous leurs pieds. C'est avec une sorte de rage que les Arabes les anéantissent, on en a vu se jeter ventre à terre pour en tuer davantage. Le résultat de ce pétrissage est un jus infect, qu'il faut enfouir, et qui amènerait la peste dans le pays.

Peut-on combattre avec succès un pareil fléau? Je réponds hardiment oui; mais il faut du temps et bien des travaux.

La principale cause des désastres vient du nombre immense de terres incultes ou mal cultivées; partout où des labourages profonds seront faits, il y a lieu d'affirmer que les œufs des sauterelles seront détruits. Donc la conclusion est toute trouvée : il n'y a qu'une culture sérieuse qui protégera le pays contre les ravages des criquets. La charrue arabe est insuffisante, le régime des peuples pasteurs doit être absolument condamné si l'on veut donner quelque avenir à la colonie et lui permettre de lutter contre un fléau terrible. Quand toutes les terres du Tell seront en culture, on n'aura plus à craindre que les émigrations du désert; ce péril, quoique grave, sera toujours borné à quelques localités, la masse des terres sera épargnée. On a calculé que le dixième actuellement était seulement atteint, que serait-ce si tout était cultivé? Peu de chose. Donc, conclusion : cultures profondes partout et renouvelées avec soin dans les régions suspectes, plus de terrains vagues, de terres incultes, de territoires livrés aux pasteurs émigrants; c'est l'avenir de la colonie.

Pour finir ce sujet, je dirai que si les sauterelles sont très-redoutées, si elles dévorent quelques oasis au désert, les autochthones ne les méprisent pas. Saint Jean-Baptiste a pour imitateur tous les habitants des oasis. La sauterelle, surtout sa cuisse, est très-estimée par les gourmets. Elle a, dit-on, un goût de poulet qui n'est pas à dédaigner.

RENSEIGNEMENTS DIVERS.

M. le médecin divisionnaire Vital, m'ayant demandé quelques renseignements météorologiques sur Sétif, j'ai eu recours à l'obligeance de M. le directeur des ponts et chaussées Henric, qui a bien voulu me fournir les documents avec lesquels j'ai pu établir ces tableaux. Je ne sais s'ils ont rempli les indications désirées par M. Vital; je crois pouvoir les présenter ici :

Bousselam, rivière à 2 kilomètres de la ville.

FONTAINES A SÉTIF.	Fontaine de l'Église, donnant quantité d'eau variable.	
	Idem. . de la Place-Impériale, donnant. . .	170 litres.
	Idem. . de la Mosquée. . . . . . . *idem*. .	160
	Idem. . de la Chapelle. . . . . . *idem*. . .	80
	Idem. . des Spahis. . . . . *idem*. . .	15
	Idem. . du Commandant de place, *idem*. . .	30

Ces fontaines sont toutes alimentées par la même couche d'eau, située sous le fort et la place Barral; plus, un puits, à la caserne de cavalerie, avec une pompe mue par un manége, et qui desservira les casernes et l'hôpital.

La quantité d'eau tombée est en rapport avec la fertilité du sol et le rendement des terres.

La récolte est nulle en 1867 : il tombe 260 millimètres seulement, les sources tarissent, etc.; le blé est hors de prix, l'orge à 40 fr. les 100 kilogrammes.

En 1866, sauterelles; en 1868, petites sauterelles.

En 1868, pluie et neige : récoltes splendides.

Observations météorologiques de 1857 à 1868, faites à Sétif,

d'après les données de M. l'ingénieur des ponts et chaussées HENRIC, et les observations recueillies à l'hôpital militaire.

MOIS de L'ANNÉE.	1857. BARO-MÈTRE.	1857. THERMOMÈTRE. Minimum	1857. THERMOMÈTRE. Maximum.	1857. THERMOMÈTRE. Moyenne	1857. PLUVIOMÈTRE en millim.	1857. JOURS de pluie et de neige.	1857. VENTS dominants.	1858. BARO-MÈTRE.	1858. THERMOMÈTRE. Minimum	1858. THERMOMÈTRE. Maximum.	1858. THERMOMÈTRE. Moyenne	1858. PLUVIOMÈTRE en millim.	1858. JOURS de pluie et de neige.	1858. VENTS dominants.
Janvier	672	0,96	3,80	2,38	147	2 de pluie. 12 de neige.	N.O. 12	672	1,70	4,97	3,33	67	3 de pluie. 1 de neige. 2 gelée.	N. 11.
Février	670	2,64	10,40	6,52	23	4 de pluie. 1 de neige.	S.O. 9.	669	1,60	9,19	5,39	25	5 de pluie. 1 de neige.	S.S.O. 7
Mars	669	4,44	12,25	8,31	14	5 de pluie. 1 orage.	O. 11.	670	2,90	12,14	7,52	43	3 de neige. 3 orages.	N. 8.
Avril	668	7, »	17,37	12,19	21	2 de pluie. 1 de neige.	N.O. 9.	671	3,40	20,03	11,74	16	2 de pluie. 1 orage.	S.O. 6. N. 6.
Mai	669	9,16	20,70	14,93	138	5 de pluie. 1. orage.	N.O. 7.	671	9,34	21,40	15,37	24	2 de pluie.	N. 12. Siroco.
Juin	674	12,20	25,24	18,72	3	1 orage.	N.E. 6.	672	15,14	28,43	21,78	4	2 de pluie. 2 orages.	N. 13.
Juillet	675	15,45	30,77	23,11	17	Ouragan.	N. 13.	672	16,21	31,31	23,76	7	1 orage.	N. 10.
Août	674	16,01	29,62	22,81	10	2 orages.	N. 10.	672	17,48	31,24	24,36	6	2 orages.	N. 10. 2 siroc.
Septembre	674	15,21	27,14	21,17	74	2 de pluie. 2 orages.	Siroco. S.S.O. 9	674	15,06	27,61	21,33	11	1 de pluie. 3 orages.	N. 15.
Octobre	671	10,22	18,75	14,48	44	4 de pluie.	O. 9.	672	10,19	20,14	15,16	52	6 de pluie.	N.O. 7.
Novembre	672	7,15	14,56	11,03	59	7 de pluie.	O. 9.	669	6,67	14,34	10,55	40	11 de pluie.	S.O. 11
Décembre	677	1,86	8,52	5,19	8	1 de pluie. 2 de grêle.	S. 8.	674	2,75	7,47	5,11	116	11 de pluie. 1 de neige.	N.O. 17
TOTAUX	»	112,31	229,12	160,86	652	57	»	»	102,54	228,27	165,37	441	62	»
		9,35	18,92	13,40					8,54	19,02	13,77			
MOYENNES	»	14,13							13,50					

MOIS de L'ANNÉE.	1859. BAROMÈTRE.	1859. THERMOMÈTRE. Minimum	1859. THERMOMÈTRE. Maximum.	1859. THERMOMÈTRE. Moyenne	1859. PLUVIOMÈTRE en millim.	1859. JOURS de pluie et de neige.	1859. VENTS dominants.	1860. BAROMÈTRE	1860. THERMOMÈTRE. Minimum	1860. THERMOMÈTRE. Maximum,	1860. THERMOMÈTRE. Moyenne	1860. PLUVIOMÈTRE en millim.	1860. JOURS de pluie et de neige.	1860. VENTS dominants.
Janvier	673	1,27	5,12	3,18	66	1 de pluie. 9 de neige.	N.E. 7.	671	3,31	11,10	7,20	14	2 de pluie. 1 de neige.	N.O. 12
Février. . . .	671	0,28	7,14	3,76	63	4 de pluie. 6 de neige.	N. 9.	666	0,84	8,45	4,64	40	10 de neige.	N.O. 9.
Mars	672	2,41	12,37	7,39	73	11 de pluie, 1 de neige.	N.O. 9.	668	2,74	12,69	7,76	65	2 de pluie. 6 de neige.	N. 14.
Avril	671	7,32	21,01	14,16	31	2 de pluie. 1 de neige.	N. 8.	666	5.55	16,88	11,71	85	5 de pluie. 2 de neige.	N. 12.
Mai.	668	8,19	20,59	14,39	36	11 de pluie.	O. 15.	671	9,50	23,20	16,35	13	1 de pluie. 2 orages.	O. 7.
Juin.	672	12,26	28,61	20,43	2	4 de pluie.	N. 15.	671	15,60	28,30	22,05	127	7 orages.	N.O. 8.
Juillet.	674	17,70	31,66	24,68	»	Chaud.	N. 10.	672	17,98	31 »	24,49	8	3 orages.	S. 13.
Août	673	17,20	30, »	23,60	34	1 orage.	N. 12.	672	20,18	27,99	24,08	28	2 de pluie. 2 orages.	S. 13. Siroco.
Septembre . .	673	14,33	25,05	18,69	6	2 de pluie.	N. 11.	671	17,11	28,38	22,71	9	1 de pluie. 2 orages.	S. 10.
Octobre. . . .	672	12,14	21,67	16,90	2	1 de pluie.	N.E. 11	672	9,99	18,45	14,23	58	6 de pluie.	N. 10.
Novembre. . .	671	5,43	12,73	9,08	85	4 de pluie. 1 de neige.	N. 20.	668	6,40	14,50	10,45	9	2 de pluie.	N.E. 10
Décembre. . .	671	2,50	8,30	5,40	1	1 de pluie.	N. 19.	668	3,71	8,92	6,31	44	10 de pluie.	N.E. 9.
TOTAUX . . .	»	101,03	224,25	151,66	399	60	»	»	112,91	249,36	172,01	500	66	»
MOYENNES. .		8,40	18,68	12,63					9,40	18,28	14,23			
		13,59							13,84					

MOIS de L'ANNÉE.	1861. BAROMÈTRE.	THERMOMÈTRE. Minimum	Maximum.	Moyenne	PLUVIOMÈTRE en millim.	JOURS de pluie et de neige.	VENTS dominants.
Janvier	669	3,50	6,50	5,50	(1) »	2 de neige.	N.E. 26.
Février	670	2,69	16,59	9,64	24	2 de neige.	N.O. 9.
Mars	670	2,73	13,94	8,33	22	4 de pluie. 2 de neige.	O. 10.
Avril	670	5,28	16,50	10,89	20	9 de pluie.	N. 14.
Mai	669	9,50	20,30	14,90	76	5 de pluie.	N.O. 8.
Juin	671	16,21	28,16	22,18	3	O. (1).	S. 17. Siroco.
Juillet	671	19,87	30, »	24,93	»	O.	S.O. 8. Siroco.
Août	672	17,47	28,43	22,95	»	O.	S.O. 8.
Septembre	672	14,85	26,03	20,24	7	O. (1).	O. 10.
Octobre	671	12,40	22,11	17,25	6	1 orage.	O. 12.
Novembre	672	9,30	17,65	13,42	18	1 de pluie.	O. 10.
Décembre	670	2,52	11,45	6,97	9	3 de pluie.	N.O. 10
TOTAUX	»	116,32	237,66	177,20	185	30	»
		9,69	18,28	19,80			
MOYENNES		14,70					

MOIS de L'ANNÉE.	1862. BAROMÈTRE.	THERMOMÈTRE. Minimum	Maximum.	Moyenne	PLUVIOMÈTRE en millim.	JOURS de pluie et de neige.	VENTS dominants.
Janvier	672	1 50	10,90	6,20	17	7 de pluie. 1 de neige.	O. 14.
Février	669	3,30	12,80	8;05	17	2 de pluie. 2 de neige.	O. 8.
Mars	067	5,30	15,90	10,60	37	7 de pluie.	S.O. 8.
Avril	658	6,18	17,40	11,94	8	8 de pluie. 2 orages.	S.E. 5.
Mai	670	10,79	23,22	17, »	17	2 de pluie. 4 orages.	S.O. 9.
Juin	669	13,80	24,80	19,30	22	6 de pluie. 1 orage.	N.E. 9.
Juillet	673	18,16	30,79	24,47	»	»	N.O. 8.
Août	674	19,06	30;32	24,69	10	2 de pluie.	N.O. 11.
Septembre	670	14,60	24,50	19,55	101 ▸	4 de pluie. 2 orages. 1 tourmente	S.O. 12.
Octobre	674	11,30	20,50	15,90	24	1 orage.	S.O. 14.
Novembre	666	3,10	11,70	7,40	56	2 de pluie (2) 1 de neige.	O. 9.
Décembre	673	1,80	9,50	5,65	32	4 de pluie. 2 de neige.	N.O. 15.
TOTAUX	»	109,19	232,23	170,75	444	61	»
		9,09	19,36	14,22			
MOYENNES		14,22					

(1) N'est pas en rapport avec le pluviomètre.
(2) Un tremblement de terre.

MOIS de L'ANNÉE.	1863. BARO-MÈTRE.	1863. THERMOMÈTRE. Minimum	1863. THERMOMÈTRE. Maxi-mum.	1863. THERMOMÈTRE. Moyenne	1863. PLUVIO-MÈTRE en millim.	1863. JOURS de pluie et de neige.	1863. VENTS domi-nants.	1864. BARO-MÈTRE.	1864. THERMOMÈTRE. Minimum	1864. THERMOMÈTRE. Maxi-mum.	1864. THERMOMÈTRE. Moyenne	1864. PLUVIO-MÈTRE en millim.	1864. JOURS de pluie et de neige.	1864. VENTS domi-nants.
Janvier. . . .	672	1,40	9,90	5,65	16	1 de pluie. 1 de neige.	S.O. 6.	674	2,01	(1) 5,16	3,08	18	3 de pluie. 3 de neige.	N.O. 12
Février. . . .	671	1,70	10,10	5,90	42	6 de pluie. 1 de grêle.	N.O 8.	669	1,98	5,58	3,78	84	7 de pluie. 5 de neige.	S. 11.
Mars	667	1,80	13,70	7,75	154	3 de pluie. 5 de neige.	N. 7.	668	3,50	10,10	3,95	34	7 de pluie.	S. 10.
Avril.	665	4, »	16,50	10,25	86	4 de pluie.	O. 7.	671	5,50	12, »	8,75	36	5 de pluie.	N. 12.
Mai.	668	7, »	21,30	14,20	38	1 de pluie. 1 orage.	S.O. 9.	673	10,70	15, »	12,85	31	2 de pluie.	N. 16.
Juin.	671	13,60	28,30	20,95	38	8 orages.	S.O. 7	676	10,43	19,43	14,93	7	2 de pluie.	S. 8.
Juillet	673	19,60	30,70	25,15	»	»	N.O. 15 S.O. 10	676	23,20	26,48	24,84	»	»	N. 11.
Août	673	17,10	23,60	22,85	11	2 orages.	S.O. 7. N.O.	676	20,40	22,74	21,54	8	3 de pluie.	O. 9.
Septembre. . .	673	13,75	26,50	20,17	52	5 de pluie. 1 de grêle.	tr.-var. 3 N.	676	13,26	20,80	17;03	14	4 de pluie.	N.O. 19
Octobre. . . .	672	9,06	20,32	19,99	31	3 de pluie. 1 de grêle.	S. 7.	671	7,37	16,40	0,88	58	7 de pluie.	N.O. 16
Novembre. . .	673	3,50	12,60	8,05	39	7 de pluie.	N.O. 10	671	4,30	13, »	8,65	23	5 de pluie.	O. 19.
Décembre. . .	673	»,37	7, »	3,68	88	2 de pluie. 5 de neige.	N.O. 14	671	0,24	10,30	5,27	38	3 de pluie. 3 de pluie.	O. 20.
TOTAUX . . .	»	93,98	225,52	164,59	595	59	»	»	102,69	177,29	138,7	351	59	»
		7,79	18,79	13,74					8,55	14,82	11,50			
MOYENNES . .	. . .	13,29							11,60					

(1) Ces observations me paraissent très-basses, elles ont été prises à 8 heures du matin.

MOIS de L'ANNÉE.	1865. BARO-MÈTRE.	1865. THERMOMÈTRE. Minimum	1865. THERMOMÈTRE. Maxi-mum.	1865. THERMOMÈTRE. Moyenne	1865. PLUVIO-MÈTRE en millim.	1865. JOURS de pluie et de neige.	1865. VENTS domi-nants.	1866. BARO-MÈTRE.	1866. THERMOMÈTRE. Minimum	1866. THERMOMÈTRE. Maxi-mum.	1866. THERMOMÈTRE. Moyenne	1866. PLUVIO-MÈTRE en millim.	1866. JOURS de pluie et de neige.	1866. VENTS domi-nants
Janvier	671	1,18	11,26	6,22	39	7 de pluie. 1 de neige.	O. 17. N.O.13.	675	2,90	8,59	5,74	26	4 de pluie. 2 de neige.	O. 5.
Février	770	0,07	13,14	6,60	94	6 de pluie. 5 de neige.	N.O.17. O. 13.	673	5,85	13,71	9,78	29	10 de pluie.	N. 6.
Mars	668	(1) 0,48	9,98	5,23	77	2 de pluie. 4 de neige.	N.O.13.	668	5,54	13,86	9,70	143	9 de pluie. 1 de neige.	N. 7.
Avril	674	6,94	14,10	10,52	74	8 de pluie.	O. 13.	672	9,40	19,80	14,60	66	7 de pluie.	S. 7.
Mai.	675	14,00	18,90	16,40	6	2 de pluie.	N.O.12.	672	11,50	21,30	16,40	31	6 de pluie.	S. 6.
Juin.	676	14,70	20,40	17,55	46	9 orages.	O. 14.	674	14,93	25,00	19,90	12	2 de pluie.	S.E. 6.
Juillet.	677	18,43	25,48	21,91	3	1 de pluie.	O. 12.	676	19,90	29,00	24,45	2	1 de pluie.	S.E. 4. Siroco.
Août	676	20,79	26,10	23,44	7	3 de pluie.	N.O.18.	675	20,25	29,21	24,71	45	1 orage.	S.E. 8. Siroco.
Septembre . .	678	13,80	20,02	16,91	18	3 de pluie.	O. 16.	675	16,42	27,28	22,12	2	1 de pluie.	S.
Octobre. . . .	673	8,32	14,40	11,36	28	3 de pluie.	S. 16.	674	12,30	21,50	16,90	38	11 de pluie.	N.
Novembre. . .	673	2,90	11,66	7,28	24	3 de pluie.	S. 6.	675	7,80	14,80	11,30	26	7 de pluie.	N.
Décembre. . .	673	0,96	12,80	6,88	89	4 de neige.	N.O.20.	677	5,45	12,02	8,74	»	»	N.
Totaux. . .	»	102,57	188,24	150,30	505	64	»	»	132,24	246,57	185,34	276	52	»
		8,54	15,68	12,52					10,02	20,55	15,44			
Moyennes. .	»	12,11							15,28					

(1) Rapport avec les vents.

MOIS de L'ANNÉE.	1867.							1868.						
	BARO-MÈTRE.	THERMOMÈTRE.			PLUVIO-MÈTRE en millim.	JOURS de pluie et de neige.	VENTS domi-nants.	BARO-MÈTRE.	THERMOMÈTRE.			PLUVIO-MÈTRE en millim.	JOURS de pluie et de neige.	VENTS domi-nants.
		Minimum	Maxi-mum.	Moyenne					Minimum	Maxi-mum.	Moyenne			
Janvier	671	5,24	14,59	8,40	27	11 de pluie.	N.O.	671	2,28	7,41	4,84	189	1 de pluie. 6 de neige.	N.O.
Février	677	5,10	12,00	8,60	26	6 de pluie.	N.O.	675	2,95	9,22	6,09	18	3 de pluie. 3 de neige.	N.E.
Mars	669	8,09	16,20	12,03	40	11 de pluie.	N.O.	671	3,42	9,60	6,64	84	9 de pluie. 5 de neige.	N.O.
Avril	673	9,65	18,76	14,15	7	4 de pluie.	N.O.	675	7,48	15,46	11,62	25	6 de pluie. 1 de neige.	O.
Mai.	673	14,12	25,36	19,87	2	3 de pluie.	S.	673	11,83	19,09	15,50	68	10 de pluie. 5 orages.	S.O. Siroco.
Juin.	675	16,32	28,60	21,99	38	6 de pluie.	N.O.	675	14,07	22,40	18,23	59	9 de pluie.	N.O.
Juillet.	675	22,80	31,90	27,30	3	7 de pluie.	S. Siroco.	675	17,83	27,70	22,77	30	9 de pluie. 6 orages.	N.O.
Août	675	19,70	28,40	25,90	34	3 orages.	N.E.	676	16,50	26,80	21,65	34	14 de pluie.	N.E.
Septembre . .	676	17,91	25,40	21,69	31	9 orages.	S. Siroco.	676	14,07	23,01	18,54	47	10 de pluie.	S.O.
Octobre . . .	674	11,60	17,40	14,48	8	4 de pluie.	N.E.	674	8,56	16,76	12,65	85	6 de pluie.	N.O.
Novembre. . .	675	6,75	13,28	10,01	27	6 de pluie.	N.O.	672	5,46	11,12	8,27	56	14 de pluie. 2 orages.	N.O.
Décembre. . .	679	2,30	7,60	4,86	20	6 de pluie. 6 de neige.	N.O.	670	6,30	11,90	9,17	10	5 de pluie.	N.O.
Totaux. . .	»	129,58	239,47	189,28	266	75	»	»	110,75	200,47	155,94	595	118	»
		10,79	19,65	15,77					9,22	16,70	12,98			
Moyennes. .	»	15,77							12,91					

GÉNÉRALITÉS.

Depuis quelques années, le conseil de santé des armées publie un recueil statistique composé sur tous les documents envoyés par les corps de troupes et les hôpitaux militaires.

Cette œuvre d'ensemble très-considérable est appelée à rendre de grands services, et, avec le temps, donnera des indications assez précises sur les lois qui gouvernent la pathologie militaire. Mais ce travail ne peut comprendre les détails et donner des indications sur les diverses localités d'où partent primitivement les documents. Avec les rapports trimestriels on pourrait faire l'historique médical de chaque corps de troupes, de chaque établissement hospitalier; mais ce serait un travail de bénédictins, et les documents même les plus exacts, les mieux faits, doivent être assez courts; et, considérés de loin et longtemps après leur envoi, ils ne laissent plus la même physionomie aux événements.

Un travail du genre de celui que je donne, quelque incomplet qu'il soit, s'il était répété de nombreuses années consécutives, pourrait servir à fournir des renseignements précis sur les localités. Mais, pour que des documents de ce genre signifient quelque chose, il faut une longue accumulation de chiffres; ce n'est que par de nombreuses moyennes qu'il est possible de tirer des indications utiles et fondées.

Il faut faire pour la pathologie ce que l'on fait maintenant pour la météorologie. Avant 15 ou 30 ans, peut-être plus, on ne peut espérer avoir recueilli des observations assez sérieuses, assez nombreuses, pour que tous les cas probables soient représentés.

En pathologie comme en météorologie, quelques années de suite peuvent avoir des rapports assez complets, et être remplacées par des années ayant d'autres manifestations. Aux années de sécheresse succèdent des années pluvieuses. Les dyssenteries, les fièvres d'accès peuvent être fréquentes, et diminuer pour reparaître. Probablement leur apparition coïncide avec le retour des mêmes conditions atmosphériques, et aussi des mêmes conditions sociales. Il est donc bon de noter longtemps, très-longtemps, les faits annuels. Du reste, personne ne conteste l'opportunité de ce travail tout passif d'enregistreur. Avec le temps ces tableaux, inutiles quand ils paraissent, deviennent intéressants à consulter. Ils servent de points de comparaison, montrent les progrès accomplis, les améliorations obtenues.

Je pose donc ce petit jalon, et encore c'est sans l'avoir prémédité, car ce n'était que pour les besoins de ma clinique que je recueillais ces notes.

Je crois être arrivé, dans l'établissement de mes tableaux, à une grande exactitude; il est difficile de faire plus scrupuleusement que je ne l'ai fait. Mais, malgré tout, il peut arriver qu'il se rencontre une erreur de détail; un chiffre glisse si vite d'une case dans l'autre, et il est si difficile de le replacer que je n'oserais affirmer qu'il n'y a pas eu un ou deux déplacements de ce genre. Seulement les erreurs, s'il y en a, ne se trouvent que dans les chiffres composés, et dès lors elles perdent leur valeur. Que j'aie eu une fièvre intermittente de plus ou de moins, la proportion générale n'est guère troublée.

Dans la collation de mes tableaux j'aurais voulu suivre un ordre méthodique, le même pour tous ; mais il est survenu des difficultés pratiques qui m'ont fait laisser les choses telles qu'elles. Ainsi je faisais mes minutes sur un premier relevé mensuel, et pour les autres j'ajoutais, à la suite des maladies inscrites, le nom des maladies qui n'existaient pas dans ce premier relevé. Avec ces minutes ainsi faites, je formais un premier travail d'ensemble. Quand je voulus faire copier ces tableaux et donner l'ordre que je désirais suivre, il est arrivé que la transposition des lignes déterminait des fautes sérieuses et qu'il fallait toujours recommencer. De guerre lasse, comme la classification des maladies est très-souvent défectueuse, lors même que l'on essaye de la faire scientifiquement, j'ai pensé que pour mon travail ce classement n'avait nulle importance, et j'ai laissé mes tableaux tels qu'ils sont. Où j'ai cherché à mettre toute la régularité, toute l'exactitude possible, c'est dans la collation des groupes morbides et dans les rapports des entrées aux décès. Comme j'ai contrôlé mes décès, chaque mois, avec le registre mortuaire de l'hôpital, je crois pouvoir affirmer l'exactitude des inscriptions.

Excepté pour Biskra et Bousaada, où, seul médecin traitant, je réunissais les deux services, mes chiffres ne sont basés que sur le mouvement des fiévreux à Batna et à Sétif. Mais c'est dans le service des fiévreux que l'on rencontre les preuves des constitutions médicales : les blessés reçoivent les cas pathologiques accidentels, et, les vénériens exceptés, on ne peut trouver dans ce service la clef des influences générales.

Par conséquent, tout restreints qu'ils sont à peu d'années, on peut accepter mes chiffres comme pouvant servir aux recherches sur la climatologie et la nosologie dans les postes dont j'ai parlé.

Quand je débutais comme sous-aide en Afrique, aux ambulances de la province d'Oran, je n'ai fait qu'un relevé de ce genre à Marghnia, incomplet faute d'éléments. Je n'ai pas moins été enchanté de le retrouver pour comparer cet état à ceux que j'établissais. On ne peut mettre en parallèle Sétif et Marghnia, mais on peut rapprocher cette localité mal famée de Biskra et de Bousaada.

Au lieu de donner un seul relevé général, j'ai tenu à conserver les relevés annuels. J'ai donc d'abord un relevé pour Batna, un pour Biskra ; il y a ici en réalité 22 mois de compris ; les chiffres sont donc un peu plus forts mensuellement, mais les proportions existent.

Pour Sétif, les relevés annuels montrent mieux la série des événements, chaque année ayant eu en quelque sorte sa maladie dominante : en 1865, expédition de Kabylie ; — 1866, varioles ; — 1867, choléra ; — 1868, méningites et typhus. Et, dans ces tableaux, on lit d'un seul coup d'œil la marche des maladies, les époques où elles dominent et comment elles se succèdent dans le cours de l'année ; ce n'est que par la lecture des séries mensuelles que l'on sent la succession des maladies, leur périodicité.

Parmi la longue liste des affections consignées sur ces tableaux, les unes n'ont aucune importance au point de vue de la pathologie générale, elles sont accidentelles; ainsi les hernies, les varices, etc.; de celles-là, je n'en parlerai pas. D'autres, au contraire, offrent un caractère de généralité tout spécial, c'est par elles que l'on juge de la nosographie d'un pays : ainsi les fièvres d'accès, les dyssenteries, le clou de Biskra. Je donnerai quelques explications sur les maladies générales que j'ai observées en Algérie. Enfin un troisième groupe de maladies pourra encore se présenter : ce sont les affections qui n'ont pas de caractères au point de vue de la constitution médicale des localités, mais qui ont offert des cas pathologiques remarquables; elles seront le sujet de quelques observations.

Ainsi, en prenant successivement les maladies selon leur ordre d'inscription dans le tableau général :

Congestions cérébrales. — Nous avons un certain nombre de congestions cérébrales, presque toutes pendant la saison chaude, et aucun décès. Ce sont généralement des phénomènes d'insolation, non compliqués de fièvres, surprenant des militaires isolés. Nous avons trois congestions pulmonaires et trois décès. Cette mortalité absolue donnée par les congestions pulmonaires, véritables apoplexies, indiquent quelque chose d'extraordinaire. En effet, il nous est arrivé de recevoir à l'hôpital des militaires apportés à l'agonie; quelquefois ils n'arrivaient pas en vie dans la salle; ainsi est-il advenu pour un soldat du 9e bataillon de chasseurs à pied. L'autopsie démontrait une congestion des organes pulmonaires, et rien dans les autres organes, ou rupture de vaisseaux. Le diagnostic était fait *post mortem.*

Ces formes morbides peuvent arriver dans toutes les saisons. Ainsi, pour le soldat auquel je fais allusion, c'est au mois de janvier qu'il est atteint, à une promenade militaire; il faut ajouter qu'il était parti ivre et que peut-être, dans une halte, le froid l'a saisi.

Affections organiques du cœur. — Nous avons un certain nombre d'affections organiques du cœur. Sous cette dénomination, j'ai compris les diverses altérations des valvules et des orifices des deux cœurs : hypertrophie de l'organe, soit rétrécissement ou insuffisance. Quand je ne rencontrais que du souffle dans les vaisseaux, et que je pouvais rapporter ces signes à l'anémie, je ne portais pas naturellement mes malades dans la catégorie des maladies de cœur. Ainsi, pour les palpitations, je ne classais, autant que je puis l'affirmer, que les cas dont les lésions étaient bien évidentes à l'oreille et par leur symptomatologie, surtout pour les soldats que je proposais pour des congés de convalescence ou même pour des congés de réforme n° 2. Je n'agissais que dès que je voyais l'affection se prononcer nettement. Pour les civils, je pouvais suivre le développement fatal de l'évolution organique dans presque tous les cas. Quelquefois une amélioration notable se faisait sous l'influence du régime et du traitement : alors les malades civils sortaient dans un état satisfaisant, mais sans guérison certaine. Ce sont ces sorties par convalescence, dans les affections du cœur à période de transformation, et la sortie des civils dans un moment d'amélioration, qui font que la mortalité pour ce groupe n'est pas élevé : 1 militaire sur 18; 3 civils sur 7, ce qui se rapproche plus de la vérité.

Le seul malade décédé est un infirmier de l'hôpital, homme d'une apparence très-robuste. Il entre à l'hôpital une première fois avec le diagnostic hypertrophie du cœur. Sort trois semaines après dans un état très-satisfaisant. Est obligé de reprendre son lit dans mon service, avec le même diagnostic. La percussion indique un cœur volumineux, pas de bruits valvulaires, pas de souffles, gêne considérable de la respiration et de la circulation. Un peu d'albumine dans les urines.

Proposé pour un congé de convalescence, il paraît assez bien portant pour pouvoir faire la traversée et attendre son congé à Philippeville. Il sort le 30 mars, rentre le 1er avril dans un état très-alarmant. Congestion pulmonaire très-active, œdème des extrémités, asphyxie commençante. — Saignée, révulsif, etc., meurt le 4. — Voici ce qui s'était passé le jour de sa sortie. Daignelet, se trouvant très-bien, était allé se promener; il avait eu froid, et quelques instants après ces impressions de froid, les accidents avaient commencé. (Cette explication est donnée par lui.)

Autopsie. — Comme les camarades de Daignelet me demandent que l'autopsie ne soit pas faite, j'y consens, en me réservant de voir le cœur, donnant les motifs de mes désirs à ces soldats.

Le *cœur* est dans sa position normale, mais extrêmement volumineux; quoique cet infirmier soit robuste, son cœur est disproportionné à sa stature. L'hypertrophie porte sur tous les sens ; les cavités ventriculaires gauche et droite sont plus vastes, et le muscle est très-épais.— Les valvules sygmoïdes saines, les valvules mitrale et tricuspide un peu blanchâtres, légèrement épaissies. Les tubercules plus rugueux que d'habitude. Les cavités sont remplies en totalité par des caillots fibrineux très-consistants ; ces caillots se prolongent dans tous les vaisseaux aboutissant au cœur. En cherchant si l'aorte était altérée, je place ma main dans la poitrine ; je sens des rugosités qui attirent mon attention, j'extrais quelques portions du poumon. Je trouve les bronches altérées dans divers points, sorte de transformation ossiforme.

Il est regrettable de n'avoir pu faire l'autopsie complétement, très-probablement nous aurions trouvé dans les altérations du poumon la cause de l'hypertrophie du cœur, et peut-être des ossifications artérielles qui expliqueraient la congestion pulmonaire.

Un civil, Fidot, entré à l'hôpital le 1er octobre 1868, mort le 19 février 1869, a offert la marche typique des affections du cœur provenant de l'anémie.

A son entrée, diagnostic, insuffisance valvulaire du côté droit. Il y avait un peu d'incertitude au début, car il n'existait pas de souffle. Le poumon n'était pas sensiblement engoué. La circulation se faisait encore. Avec le temps les doutes se dissipent, et l'on peut croire à un diagnostic certain.

Le pouls chez ce sujet donne des signes très-curieux ; il battait cinq ou six pulsations régulières, puis quatre ou cinq secousses incertaines, comme des demi-pulsations, puis reprenait son rhythme et revenait à ses irrégularités.

Cet homme était meunier de profession ; il avait une bronchite ancienne et était très-fatigué pour son âge, 43 ans. La marche de la maladie a été progressive vers l'anémie. La faiblesse générale devenait chaque jour plus considérable. Le foie augmentait sensiblement de volume, ainsi que la rate. Puis vinrent quelques œdèmes, puis un peu d'ascite. Enfin ces symptômes s'aggravèrent, le poumon finit par s'obstruer, et la mort fut le terme de la maladie.

A l'*autopsie*, la tricuspide très-élargie et complétement cartilagineuse. La mitrale commence à s'altérer. Quelques taches laiteuses sur les ventricules. Foie volumineux, gras, commençant à se transformer. Rate triplée, augmentée d'une petite rate supplémentaire.

Pendant tout le temps de la durée de la maladie de Fidot, je variais souvent ma médication ; ma préoccupation constante a été de tâcher de reconstituer le malade, de le nourrir ; mais souvent la nourriture était mal supportée, il fallait essayer divers agents pour aider à la nutrition. Quand les engouements pulmonaires survenaient, je plaçais des ventouses sèches sur le ventre et la poitrine, des révulsifs aux jambes. Quand il y avait œdème, je donnais de la digitale. Puis je revenais aux toniques. Il y eut ainsi une succession de rechutes et d'améliorations ; mais rien ne peut arrêter la marche persistante des désorganisations organiques.

Je ne dirai rien des angines, ni des laryngites, affections qui indiquent des constitutions médicales saisonnières, et qui sont particulièrement fréquentes à Sétif, en raison des brusques variations de la température. Il y a bien un décès porté à cet article ; mais c'est un indigène, et n'a aucune valeur ;

car quand un indigène est adressé à l'hôpital, il entre avec une affection vraie ; mais ce n'est pas souvent la seule dont il est porteur, et l'on découvre, quelques jours après son entrée, une complication bien autrement grave que la maladie indiquée sur le billet, et dont il meurt.

Hépatites. — Les hépatites ne sont pas très-fréquentes, comme on peut le voir sur mes colonnes; et en raison du nombre de fièvres à quinquina, des dyssenteries, on aurait pu en trouver un plus grand nombre. Beaucoup d'auteurs pensent que l'hépatite est consécutive à la dyssenterie. Je ne partage pas cette manière de voir ; mais je crois volontiers que les fièvres paludéennes donnent naissance à l'hépatite, comme elles peuvent être la cause éloignée d'une dyssenterie. La mortalité par hépatite s'est maintenue dans des proportions convenables : un décès pour six cas.

Pour les civils européens, la proportion est plus forte, 2 décès pour six malades. Tous les indigènes entrés pour ce fait ont succombé. Il n'y a pas lieu de se préoccuper de ce chiffre des décès indigènes ; car, je l'ai déjà dit et je le répéterai souvent, les Arabes qui nous sont apportés, c'est le mot vrai, non figuré, sont toujours dans un état extrêmement grave, très-souvent ils sont moribonds. Ce nombre indique que l'hépatite existe chez les Arabes, et voilà tout.

Je donne ici une curieuse observation d'abcès du foie dont l'existence n'a pas été soupçonnée pendant la vie. J'avais regardé le malade comme tuberculeux.

Bedoit, soldat au 83e de ligne, entre à l'hôpital le 25 novembre 1864, meurt le 23 mars 1865. — Entre pour une dyssenterie. — Le malade est guéri de sa dyssenterie quand je prends le service. Quand je l'examine pour la première fois, je constate tous les signes d'une phthisie avancée. — Côté gauche, matité et craquements humides. — Côté droit, craquements, râles cavernuleux, quelques gargouillements non bien définis; hémoptysie, crachats purulents.

Autopsie. — Poumons d'apparence sèche, jaunâtre, adhérence de tous les côtés avec les côtes et le diaphragme. — *Côté gauche.* Il faut déchirer les adhérences. Au sommet, tubercules à divers points de développement, crus ou prêts à se ramollir, peu nombreux, trois tubercules gros comme des noisettes, les autres miliaires. — *Côté droit.* Mêmes adhérences. En pressant le poumon pour le décoller, il sort, des grosses bronches, du pus en grande quantité, paraissant venir de tous les points du poumon. Mais en le décollant vers le diaphragme, on tombe dans une sorte de cheminée parfaitement arrondie, qui communique avec un vaste abcès du foie. La face convexe du foie, très-adhérente au diaphragme, est perforée dans sa partie supérieure. L'abcès du foie se déverse dans le poumon, traverse les bronches, qu'il remplit dans beaucoup de points; c'est lui qui a déterminé les crachats purulents si abondants.

De sorte que Bedoit est mort d'un abcès du foie dont on n'a pas eu connaissance, plutôt que de phthisie. Il faut dire que, pendant la vie, la palpation du foie n'avait jamais donné le moindre signe. Mon diagnostic a donc été vrai dans un sens, faux dans un autre : vrai en ce que les signes perçus par l'oreille, ont bien indiqué les tubercules ; mais faux relativement, car les bruits caverneux et les gargouillements ne provenaient pas d'une fonte tuberculeuse, les masses purulentes expectorées venant du foie.

Heureusement pour ma conscience que mon erreur n'a rien changé au dénoûment. Un abcès du foie si profondément situé, sur la face convexe en rapport avec le diaphragme, est trop difficile à affirmer et surtout à atteindre avec les instruments, pour qu'il y eût lieu de songer à un traitement chirurgical. L'abcès et sa communication avec le poumon et la présence des tubercules, étant les points essentiels de cette autopsie, je n'ai pas examiné les autres organes.

Ictères. — Les ictères sont sans importance et sans aucune gravité pour les militaires; ils ne méritent aucune mention.

Péritonites. — Les péritonites sont tout à fait exceptionnelles. Deux cas et parmi les militaires. L'un dont je parle à l'article *Rougeole*, et l'autre offert par un jeune soldat du 36e de ligne, entré le 29 juin et mort le 8 juillet. Pendant sa vie nous n'avons pu saisir aucune indication pouvant avoir déterminé la péritonite. Ce jeune soldat avait été, comme bien d'autres, détaché à la surveillance des récoltes.

A l'autopsie nous trouvons les caractères très-précis d'une péritonite, mais tous les autres organes et les intestins sont sains.

Je ne parlerai pas de la néphrite si je n'avais à donner l'observation de deux cas extrêmement curieux, l'un offert par un militaire, l'autre par un vieillard arabe.

1er *cas.* — Laurent, maréchal des logis d'artillerie, entre à l'hôpital le 27 octobre, dans mon service. Son billet porte *fièvre.* Il était atteint d'un rétrécissement assez peu considérable et facile à franchir d'une uréthrite ancienne et de rétention d'urine. Ce malade avait été, trois mois auparavant, traité dans le service spécial des vénériens. On introduit la sonde plusieurs jours de suite, le malade urine bien. Mais il se plain tde faiblesse dans les jambes, douleurs vagues dans le dos. Oppression, toux, sueurs, anorexie, insomnie. On explore tous les organes au début, on constate l'état du testicule, qui n'a rien de particulier. Les reins n'offrent aucun symptôme. Le foie est muet. Le ventre n'est pas douloureux à la pression. Mais bientôt, à l'auscultation, on découvre à la partie postérieure et latérale gauche du thorax, du souffle et un véritable gargouillement. Il était permis de supposer l'existence d'une caverne; mais la position au tiers inférieur du poumon gauche et l'absence des signes stéthoscopiques concomitants sous les clavicules me fait hésiter à accepter cette idée. Avons-nous là une pleurésie suppurée très-circonscrite ou un abcès du poumon? Mais quelle cause lui attribuer? Une chose militait en faveur des tubercules, des crachats purulents et une diarrhée opiniâtre qui affaiblissait le malade.

Les urines, examinées plusieurs fois, ne montrent rien, ni sucre, ni albumine, *ni pus.* Le malade s'affaisse de plus en plus, l'oppression augmente, la diarrhée ne cesse pas, frissons, malaise vague et général. Enfin, meurt le 12 décembre.

Autopsie.—Les poumons paraissent sains à la première inspection; en cherchant à enlever le poumon gauche, on trouve une vaste poche formée par les parois de la plèvre. Ce foyer de plusieurs centimètres de hauteur et de largeur contient une grande quantité de pus. Il s'étend de la 3e côte à la 7e et 8e. Ses parois blanchies et lardacées prouvent qu'il n'est pas de récente formation. Il est probable que ce foyer a contenu plus de pus qu'il n'en existe actuellement, mais ce liquide s'est fait jour par les bronches ; c'est lui qui fournissait les crachats purulents si abondants. Le poumon est intimement uni à la paroi thoracique par des membranes résistantes, et les parties rapprochées du foyer sont carnifiées par suite de la compression exercée sur elles.

Au poumon droit, rien. Quelques traces de bronchite. Le cœur n'offre rien de particulier.—*Abdomen*. Pas d'adhérences péritonéales.—*Foie*. Un peu volumineux mais rien d'anormal. —*Rate*. La rate est volumineuse, molle, friable, adhérente aux parties voisines ; impossible de l'extraire sans la rompre ; elle présente à la coupe de nombreux abcès d'où s'écoule un pus jaunâtre et fétide.—*Reins*. Le rein gauche, légèrement hypertrophié, est perdu au milieu d'un tissu fibreux qui s'unit intimement à la rate. Une section pratiquée dans le sens du grand diamètre, et sur le bord convexe de cet organe, permet de constater l'existence d'une pyélo-néphrite à sa période de suppuration. La substance corticale est détruite en partie ; à sa place on trouve un liquide purulent réuni en foyers multiples, les uns du volume d'un pois ou d'une noisette ; d'autres formant par leur réunion des poches plus vastes. Le bassinet et les calices forment des loges purulentes. En résumé le rein ne présente plus qu'un vaste foyer multiloculaire, plein de pus. Le rein droit ne présente aucune altération.

En poursuivant la dissection, on voit l'uretère réduit à

l'état de filet fibreux presque imperméable. Toute cette région, depuis la rate jusqu'à l'arcade pubienne, a subi de graves altérations. Le tissu cellulaire sous-péritonéal est remplacé par une bouillie noirâtre, imbibée de pus. Les muscles psoas, iliaques et carré des lombes ont perdu leur couleur et leur consistance ; leurs fibres sont noirâtres, ramollies, en partie détruites, disséquées, infiltrées de pus. Le psoas est d'autant plus altéré qu'on se rapproche davantage de son bord externe. Au milieu de ce désordre il est difficile de trouver les traces du *fascia iliaca.*

Les intestins, développés et ouverts, n'offrent aucune altération. *Vessie.* La capacité de la vessie est diminuée ; les parois sont épaissies en raison de l'hypertrophie du tissu cellulaire et de la musculeuse ; la muqueuse est épaissie et ramollie ; à sa surface quelques fausses membranes grisâtres. Pas d'ulcération.

Prostate. La prostate est légèrement hypertrophiée, et suppurée. — *Testicules.* Le testicule gauche est complétement désorganisé ; en le sectionnant, il en sort des flots de pus. Rien dans le testicule droit, rien dans la fosse iliaque droite. Le crâne n'a pas été ouvert.

Conclusion. — En résumé ce malade a eu anciennement une uréthrite et un léger rétrécissement, et l'on peut admettre que, par suite de ce rétrécissement, l'urine, en s'accumulant dans la vessie, l'uretère et les calices, a occasionné l'inflammation du rein. Ce serait une assez bonne explication ; mais on doit dire que le malade n'a indiqué ou n'a pas voulu indiquer ce qu'il avait fait dans sa chambre pour soigner une urétrite récidivée ; peut-être s'est-il livré à l'emploi de médicaments très-actifs. Quoi qu'il en soit, du rein le travail de transformation purulente s'est communiqué à la rate ; concurremment il s'est formé un phlegmon de toute la région sous-péritonéale, située entre la rate, l'arcade pubienne et le testicule.

De plus, toujours par continuité ou par contiguïté des tissus, car on n'a pas vu de point de communication, le diaphragme était largement coupé ; il s'est formé des adhérences des plèvres, et dans ces plèvres un vaste abcès qui s'est ouvert dans les bronches, et dont le pus était expulsé par l'expectoration. Soit un vaste foyer purulent s'étendant du poumon au testicule gauche.

Il est à remarquer que le côté droit n'a pris aucune part aux phénomènes pathologiques qui se sont manifestés au côté gauche.

Voilà donc une vaste surface purulente, qui devait être déjà assez grande quand le malade est entré à l'hôpital, et qui a eu une marche insidieuse et peu aiguë, car les symptômes n'ont pas eu les caractères francs d'une résorption purulente. Il y a bien eu des sueurs, des frissons, des faiblesses ; mais comme l'inspection des organes sexuels, d'abord, n'offrait que des signes, ou peu graves, ou négatifs ; que l'examen des urines, répété plusieurs fois, n'a jamais montré de pus ; que la pression abdominale n'a jamais déterminé de douleurs dans aucun point, que les urines, un moment arrêtées, étaient devenues assez abondantes ; que, d'un autre côté, les signes les plus apparents se montraient dans la poitrine, le diagnostic a été obscur, et n'a pu être fait d'une manière définitive qu'après l'examen cadavérique. Il y a dans la science des faits analogues, mais je crois que les signes locaux ont été plus expressifs. Si les phénomènes s'étaient passés du côté droit, j'eusse peut-être, instruit par l'expérience, pensé à un abcès du foie. Mais je n'ai pas rattaché l'expectoration purulente à une néphrite suppurée, quand surtout je ne trouve aucun signe local.

Le traitement, du reste, avait eu pour but de s'attaquer d'abord aux phénomènes de rétention urinaire; et aux symptômes fiévreux; le quinine et les moyens divers pour combattre les indications successives.

2e OBSERVATION.— Amed ben Mamar, vieillard arabe dans le marasme, entre à l'hôpital de Batna pour une rétention d'urine datant de huit jours. Malade depuis longtemps. La sonde pénètre très-facilement; il sort un liquide noirâtre, épais; vers la fin de l'émission, du pus. A l'examen de l'urine, ni sucre, ni albumine; pas de calculs, du mucus, du sang, du pus. Il est probable que ce pus provient d'une altération du rein, ancienne déjà. Le malade meurt d'épuisement.

Autopsie.—Reins. Les deux reins offrent les mêmes caractères : surface du rein, granulation; volume du rein, un peu accru; couleur rouge blafarde; le rein incisé, les bassinets, le calice, la substance tubuleuse, sont remplis ou recouverts de pus; quelques foyers purulents disséminés dans la substance corticale; l'uretère dilaté surtout près de son entrée à la vessie, où la dilatation forme une sorte d'abcès adossé à la prostate; celle-ci est saine.

Vessie. La vessie dilatée *adhère* aux parois abdominales sous les muscles droits. Les parois antérieures de cet organe sont donc immobilisées ; la vessie reste toujours développée ; quoiqu'il y ait de l'urine dans son intérieur, il n'y a plus de contraction pour l'expulser, ce qui explique la rétention. La muqueuse vésicale, colorée en brun, n'est ni ramollie ni ulcérée, pas même à la base ; pas de calculs, pas de rétrécissement de l'urètre.

La rétention de l'urine ne provenait donc que de l'impossibilité de contracter cet organe, en raison des adhérences avec le péritoine ; la miction n'est possible que par le jeu des muscles abdominaux ; mais elle est incomplète. Il est probable que le malade n'osait uriner, au début de la maladie, par suite des douleurs rénales, puis des douleurs péritonéales qui ont dû avoir lieu quand les adhérences se sont faites par suite du contact prolongé de la vessie pleine contre le péritoine (péritonite partielle). Quand les douleurs furent supportables, il ne fut plus possible d'agir sur le tissu vésical, distendu outre mesure et adhérent.

Delirium tremens. Le delirium tremens se présente fréquemment dans nos salles ; les vieux militaires, ceux dont toute l'ambition se borne à obtenir une retraite de soldat ou de sous-officier en offrent des cas complets et très-graves. Parmi la population civile européenne, on compte non-seulement d'anciens militaires, mais des individus qui, n'ayant pas appartenu à l'armée, aiment l'absinthe avec passion. Nous avons 5 décès pour cette cause dans les deux populations. Le chiffre des entrants pour ce titre ne donne pas le nombre exact des ivrognes plus ou moins atteints de delirium. Beaucoup de militaires atteints d'autres affections, ou de civils, offrent pour complication à leur état le delirium, l'état d'alcoolisme général. Ainsi, parmi les décès par alcoolisme chronique, je pourrais placer les deux cas de décès par suite de ramollissement du cerveau. C'était l'absinthe qui avait amené ces deux malheureux à l'abrutissement, à la paralysie par ramolissement.

Je ne citerai pas ces affections communes aujourd'hui à toutes les nations, à toutes les sociétés ; mais j'ai voulu apporter une confirmation à une opinion admise par un de mes anciens chefs, M. Renard. M. Renard prétend que le crâne des ivrognes est aminci ; en effet, vers les sutures pariétales, sur les points où les sinus et les vaisseaux forment leurs empreintes, le crâne est comme transparent tellement il est diminué d'épaisseur dans certains points ; de plus on a un autre caractère qui ne manque jamais, on trouve des traces de méningite sur les membranes du cerveau, au sommet des circonvolutions, sur les bords de la grande scissure. Cette méningite, cet amincissement de la substance osseuse trouvent leur explication dans la congestion chronique des organes cérébraux, et confirment les opinions de MM. Lallemand, Perrin-Dubois, sur l'alcoolisme.

Nous avons beaucoup d'affections des organes génito-urinaires dans nos tableaux. Quelques-uns de ces malades ont été envoyés par erreur aux fiévreux, le malade ayant indiqué une autre affection au médecin qui signe le billet ; ou simplement erreur matérielle.

A Biskra et Bousaada, je réunissais tous les services et j'avais par conséquent à enregistrer ces affections. En parlant de Biskra, j'ai dit tout ce que j'ai voulu dire à ce sujet ;

je ne puis que répéter cette affirmation, que la maladie vénérienne est une plaie pour les populations indigènes, et surtout pour les oasis des Zibans. J'ai dit aussi à propos du rhumatisme les conditions qui compliquent sa fréquence, et la confusion que l'on peut faire de ces maladies avec les syphilisés ; je n'y reviendrai pas.

L'épilepsie est une affection qui se rencontre assez souvent dans l'armée, et on peut dire aussi qu'elle est très-fréquente dans la population indigène, lors même que nous n'en recevions pas dans les hôpitaux.

Cette affection chronique, qui nécessite le renvoi dans leurs foyers des militaires atteints, n'entraîne que très-rarement la mort; mais, par une de ces coïncidences singulières, qui se rencontre souvent dans les hôpitaux, j'ai, à peu de mois de distance, perdu deux soldats qui n'ont pu succomber qu'à cette affection. Voici leur histoire.

1er *cas.* — Berger, soldat du 9e chasseurs à pied, entre à l'hôpital le 20 novembre 1868, pour fièvre intermittente. Les symptômes-fièvres disparaissent, mais le malade ne guérit pas; il se plaint de douleurs générales. Comme on soupçonne de la simulation, on prend des renseignements sur le compte de ce militaire : il a été quelquefois malade, sans rien de précis; fait son service avec peine. Pendant son séjour à l'hôpital surviennent des douleurs qui font supposer une sciatique ; la douleur suit la direction de ce nerf, mais il y a comme un commencement de paralysie du membre inférieur.

Attaque d'épilepsie le 30 décembre, pendant la visite ;

malgré les soins immédiats, on a craint un moment pour les jours du malade; l'attaque passée, le malade se trouve aussi bien, peut-être mieux qu'avant. Nouvelle attaque le 27 janvier ; meurt le 28 janvier. L'autopsie ne révèle rien ; un peu d'induration des méninges et ramollissement de la moelle allongée avec diminution de la substance grise, mais les caractères ne sont pas assez précis à l'œil pour pouvoir donner lieu à une affirmation.

Les caractères des accès étaient caractéristiques, ils ont été constatés par plusieurs médecins. Il eût fallu l'emploi du microscope pour étudier la moelle.

2e *cas.* — *Accès prolongé.* — Latil (Célestin), 6e chasseurs de France, 24 ans, depuis dix-huit mois au corps, ne s'est jamais présenté à la visite pour épilepsie ni pour fièvre intermittente. Les renseignements postérieurs pris ont fait connaître que ce malade avait souvent des atteintes de vertige qui ne duraient que quelques instants. A la visite du 24, par M. le docteur Collignon, mon confrère et ami, Latil était présent, attendant son tour, quand il est surpris par une attaque d'épilepsie caractéristique à 9 heures du matin. M. Collignon lui prodigua tous les soins rationnels; l'attaque persiste; à midi l'état du malade ne s'était pas amélioré; vers 3 heures, M. Collignon, inquiet, envoie ce malade à l'hôpital. On recommence tous les moyens d'arrêter les symptômes épileptiques : révulsifs sur les membres, la colonne vertébrale; antispasmodiques. Je pense que peut-être un accès de fièvre grave est masqué par l'accès, je donne le quinine à haute dose, qui est à peu près ingéré. Même état : respiration stertoreuse, écume, la respiration devient de plus en plus difficile; redoublement de révulsifs sur la colonne vertébrale : valériane, castoréum, musc. — Meurt le 25, à 11 heures du matin. — Entré le 24.

Autopsie. — Cerveau. — Veines des membranes très-gorgées, sinus *idem;* la pie-mère est arborisée; commencement d'exsudation et de dépôts pseudo-membraneux le long des lobes pariétaux; piqueté rouge très-abondant et très-fin de la substance blanche; sérosité considérable dans le canal médullaire. Ce serait : ou un accès épileptique, ou une méningite cérébro-spinale commençante, ou un accès pernicieux.

Du reste, je crois que l'épilepsie est, pour les malades atteints de fièvres intermittentes, une complication très-grave; sous l'influence de la congestion de l'accès fébrile, peuvent être déterminés les accès épileptiques, et la réunion de ces deux causes ne peut qu'être fatale pour le malade. Le cas que je viens de rapporter laisse des doutes sur la légitimité du diagnostic, mais je crois qu'il y aurait à réunir des matériaux pour trancher cette difficulté. Dans mes notes, je ne trouve qu'un cas où je signale la coïncidence fâcheuse de la réunion de fièvres graves chez un sujet épileptique, par conséquent je ne suis pas en mesure de trancher cette question; du reste, l'opinion que j'émets est toute rationnelle.

Les érésipèles, ces affections qui se rencontrent également dans les services chirurgicaux et médicaux, sont représentés par un chiffre assez considérable : 29 pour la population militaire, 18 pour les autres; et un nombre de décès dans des proportions sérieuses : 5 pour 57 malades. Dans la grande quantité des cas, ce sont des érésipèles de la face, très-simples, nés par suite d'une excoriation du nez, d'un bouton, et de la présence de clous de Biskra ; mais j'ai eu des phlegmons très-graves, des érésipèles phlegmoneux des membres inférieurs.

Nous avons deux décès militaires. Le premier militaire qui a succombé est un zouave qui travaillait aux puits artésiens.

Fourneau, du 3e zouaves, entre à l'hôpital de Biskra dans le courant de février 1863, sept jours d'invasion, pour un érésipèle de la face, dont il rapporte l'origine à un bouton du nez. La marche de cet érésipèle est insidieuse, elle rappelle le farcin chronique. Quand l'idée de cette affection me vint, le malade ne pouvait répondre à mes questions; il succombe.

Autopsie. — Les désordres soupçonnés sont évidents : foyers multiples et isolés de suppuration ; désorganisation de tout le tissu cellulaire sous-cutané de la face et du crâne; le muscle temporal est altéré dans sa substance. — *Cerveau.* Congestion du cerveau; veines et sinus engorgés; entre la dure-mère et le pariétal droit on trouve une plaque de la grandeur d'un franc, formée d'une exsudation suppurative, comme le commencement d'un abcès; entre la pie-mère et l'arachnoïde, des traces de pseudo-membranes commençantes; transformation des sécrétions; la substance cérébrale semble un peu ramollie, sans autre altération apparente; un peu de liquide dans les ventricules, rien dans les autres organes.

Le décès du second militaire, qui a eu lieu au mois de septembre, pendant la période des chaleurs, n'a pas été noté.

Mais c'est parmi les civils que j'ai eu les cas les plus remarquables ; les uns guéris, les autres ayant succombé.

Parmi les malades qui ont succombé, le nommé Renenat, civil européen, 32 ans, homme extrêmement robuste, mais ivrogne; entré à l'hôpital le 10 avril, meurt le 28 ; fièvre typhoïde. Il avait une bronchite généralisée très-intense; j'avais essayé un vésicatoire au côté; le lendemain survient un érésipèle autour du vésicatoire qu'on n'entretient pas ; mais deux autres érésipèles, ne touchant pas au premier, se montrent aux cuisses : l'un, à droite, gagne le flanc.

Autopsie. — Bronches toutes enflammées ; le poumon spumeux; le côté droit hépatisé en rouge et en gris; quelques points où la suppuration se montre; un peu de sérosité dans les plèvres; le péricarde rugueux, pas de liquide; cœur gauche hypertrophié; caillot dans les ventricules; foie volumineux ; rate triplée; dans l'intestin grêle, quelques altérations spécifiques à la période de réparation ; le tissu cellulaire de la cuisse, depuis le genou jusqu'aux lombes, est mortifié, sérosité purulente dans tout ce vaste espace; les collections purulentes ne sont pas encore formées; des fusées se prolongent dans les interstices musculaires de la cuisse.

Peut-être, si les collections se fussent formées, aurait-on pu espérer la guérison ; mais, une si vaste surface altérée, tous les muscles baignés dans le pus, une résorption putride est facile.

J'avais vu, chez un malade civil, un érésipèle du cuir chevelu dont on aurait pu craindre les funestes effets; on sentait une sorte de fluctuation, en mettant le doigt sur toute la surface crânienne; la tête paraissait comme soufflée. Après quelques jours les phénomènes s'amendèrent, et un seul foyer purulent se fit vers la réunion temporo-pariétale droite; une suppuration abondante eut lieu, mais à l'aide d'une seule incision, le pus, ayant un écoulement facile, finit par cesser de se reproduire. Le malade sortit parfaitement guéri, et la peau du crâne avait, comme avant, sa mobilité. C'était la deuxième fois que ce malade venait dans mes salles pour la même affection. La première fois, l'érésipèle, partant du nez, s'était borné à la face.

Je pourrais citer des faits nombreux, mais ils n'auraient aucune importance, car la question est assez connue et jugée. Les érésipèles ont toujours eu une cause évidente, presque tous les érésipèles de la face avaient pour cause déterminante des furoncles et des boutons près du nez.

Dans les érésipèles graves, par suite desquels de vastes foyers se formaient, ils avaient pour origine une débilitation générale, un état typhoïde prononcé. Quand je parlerai du clou dit de Biskra, je donnerai des exemples de la fréquence des érésipèles par cette cause.

Aux érésipèles phlegmoneux se rattachent naturellement les phlegmons simples, les phlegmons diffus.

Je pourrais citer des exemples très-graves de vastes foyers purulents, ayant envahi la cuisse tout entière, dont la guérison a eu lieu par suite de nombreuses incisions sur le membre atteint. Je ne donnerai qu'un cas, qui s'est présenté dans mon service accidentellement.

Bastien, du 3e de zouaves, entre à l'hôpital le 17 septembre, sort par guérison le 28 octobre. Le malade est envoyé comme atteint de fièvre; mais, à l'examen, on ne trouve aucun symptôme indiquant une maladie de ce genre. En résumé, il se plaint d'une douleur à la cuisse; le membre, examiné dans tous les sens, n'offre aucun changement dans ses éléments, les mouvements se font assez librement; un peu de douleur seulement dans la flexion du membre pelvien. Le malade ne peut donner aucune raison de cette douleur locale; le diagnostic reste incertain; on suppose une douleur rhumatismale, et peut-être une arthrite. Bastien reste en observation.

Quelques jours après on constate un gonflement de la cuisse gauche, et ce gonflement fait chaque jour des progrès. A ce moment, Bastien se rappelle avoir scié du bois, et, pour achever de rompre un morceau incomplétement scié, il a brisé ce morceau sur sa cuisse. Dès lors on a lieu de craindre un phlegmon situé très-profondément. Le membre augmente de volume; on plonge un petit trois-quart explorateur, qui donne issue à du pus. Il existe un foyer purulent très-étendu sous les muscles de la cuisse; une première incision est faite à la partie externe du droit antérieur, à un travers de main de l'articulation; issue de pus en quantité considérable; on engage une sonde par cette incision, elle pénètre facilement sous le vaste externe, et sous le point où on perçoit cette sonde, à la partie externe, à quelque distance du trochanter, on fait une autre incision, un tube en caoutchouc, percé de trous, est passé par ces deux ouvertures.

Le malade guérit assez facilement, et il ne restait à sa sortie qu'un peu de gêne dans l'articulation du genou.

A Bousaada, mon service chirurgical avait été assez important en raison des blessés que quelques affaires avaient amenés à l'ambulance. Parmi les cas les plus intéressants, il y eut des blessures du bras, par armes à feu, avec fêlure longitudinale de l'os, et, dans un cas, l'articulation du coude avait été brisée. L'amputation devenait nécessaire, je dus faire deux amputations du bras gauche. Les deux mutilés sortirent parfaitement guéris, et furent admis à la retraite avec pension. L'un des deux, nommé officier et décoré, blessé aux deux membres supérieurs, était quelque temps après nommé percepteur.

Je fis encore trois autres amputations, dont deux du bras, sur des Arabes. Dans les deux cas la cause avait été la même, à la suite d'une fracture de l'avant-bras; le *toubib* avait placé l'appareil arabe, mais l'avait trop serré. Après un assez long temps de souffrance, le membre était complétement tombé sphacélé. Dans le premier cas, à Biskra, l'avant-bras ne tenait plus au bras que par un ligament qu'un coup de ciseaux suffit à couper; il fallut régulariser l'opération. La guérison eut lieu très-rapidement. Mais chez le second enfant, de 12 à 14 ans, des foyers purulents se développèrent et l'opéré périt.

L'amputation de la jambe, faite sur un vieillard, par suite d'altération de mauvaise nature du pied, n'eut pas de

6

succès. En somme : quatre opérations du bras, trois de guéries.

Dans les commencements de mon séjour à Biskra, j'avais voulu suivre les traces et les exemples de mon prédécesseur, M. Castaing, et opérer quelques Arabes pour le trichiasis. Mon camarade m'assurait avoir eu de nombreux succès, je suivis sa méthode, mais je n'ai pas eu à me louer des résultats. Les récidives se firent, et je pus m'assurer que si M. Castaing n'avait vu que des succès, c'est qu'il avait quitté le poste trop tôt pour suivre ses opérés. La récidive est tardive, mais elle se fait; cependant le procédé suivi, enlever un lambeau longitudinal de la paupière, après avoir passé deux fils et rapproché les bords de la plaie comme dans une suture, paraissait très-rationnel.

J'ai dit, en parlant de Biskra, pourquoi les ophthalmies étaient peu fréquentes dans nos salles.

Parmi les plaies en général, je citerai deux plaies de l'abdomen, qui, toutes deux, situées dans la même région, produites par les couteaux à lames étroites des indigènes, eurent pour résultat de laisser se produire la hernie de l'épiploon.

Le premier indigène entre le 1er juillet 1863 ; sort, guéri, le 23. Coup de couteau au creux épigastrique, à gauche : plaie pénétrante, légèrement oblique, de deux centimètres environ. Cette plaie, à l'arrivée du malade, est cachée par une masse épiploïque assez considérable. L'accident remonte à cinq jours ; les Arabes avaient recouvert la tumeur d'un mélange de miel et de bourre de chanvre. Je dégage la masse épiploïque de cette saleté, je la nettoie, et je m'assure préalablement que le malade n'offre aucun signe de réaction générale : le pouls est tranquille ; le ventre n'est pas douloureux, excepté aux environs de la tumeur ; ni selles ni vomissements ; calme parfait. Je passe une ligature sous la tumeur, qui est plus grosse qu'un œuf d'oie ; je serre tous les jours cette ligature, et, comme je vois que tout marche bien, j'abats avec le bistouri tout ce qui est au-dessus de cette ligature. La plaie se comporte comme une plaie simple et le malade sort, complétement guéri, après 23 jours d'hôpital.

J'ai suivi cette manière d'agir par suite des circonstances ; à l'arrivée du malade, il n'y avait pas à discuter ce qu'il y avait à faire, l'état général était parfait, il ne fallait que profiter des circonstances. Je préférai une ligature sur le pédicule à une ablation immédiate, espérant par ce moyen n'avoir qu'une plaie non pénétrante, les tissus ayant eu le temps de former des adhérences au pourtour de la plaie.

Le 18 avril de l'année suivante, entrait un autre indigène atteint de la même hernie épiploïque. Cet Arabe avait reçu un coup de couteau un peu au-dessous du nombril, côté droit, près du muscle droit. L'accident est de la veille, les Arabes n'ont rien mis sur la tumeur, aussi volumineuse que la première. Pas de fièvre, pas de réaction générale, pas de selles, de vomissements ; les symptômes généraux sont aussi négatifs que dans le premier cas, et les symptômes locaux sont identiques. Repos absolu, boissons émollientes. Je crois devoir suivre le procédé qui m'a si bien réussi quelque temps avant ; je passe un fil sous la tumeur, que je serre tous les jours ; au lieu d'abattre d'un coup la masse épiploïque, je n'enlève que ce qui me paraît privé de vie, toujours dans la même hypothèse de favoriser la réunion adhésive des plaies, et de n'avoir rien à craindre à la chute complète de l'épiploon. Le malade sortait, complétement guéri, pendant le mois de mai.

On pourra discuter le procédé suivi, mais ces deux observations pourraient servir à l'histoire de ces hernies épiploïques; elles n'ont entraîné, comme on le voit, aucune réaction sur l'organisme; les symptômes abdominaux nuls.

J'aurais pu mentionner aussi deux tumeurs de la fosse illiaque droite, qui ont été l'objet de diagnostics différentiels très-complets. Mais, comme dans les deux cas la guérison a eu lieu, le diagnostic précis ne peut guère être affirmé. J'ai traité ces deux tumeurs par des topiques locaux et par des purgatifs doux souvent répétés, de sorte que le traitement ne peut affirmer la véritable nature du mal.

Quand je faisais les autopsies des indigènes, je découvrais assez souvent des anomalies assez singulières, mais ce n'est pas ici le lieu d'en parler. J'ai pu constater combien étaient fréquents les kystes hydatiques du foie; kystes souvent méconnus, et souvent par la raison simple que les porteurs de ces kystes sont amenés à l'hôpital pour d'autres affections ou à l'article de la mort. Une fois, j'ai eu le temps de soupçonner une de ces vastes tumeurs sous le sternum; les bruits hydatiques étaient manifestes. A l'autopsie, on reconnut une énorme poche renfermant une quantité très-considérable d'hydatides de toutes grosseurs, dont le pédicule était sur le bord libre du foie, et qui se terminait vers le milieu du sternum, comprimant les organes, refoulant le diaphragme, etc., etc.

Pour finir, je me bornerai à comparer les chiffres de mortalité générale avec celui des entrées totales. En apparence le nombre est sérieux : 487 décès ; mais, en le comparant aux entrées : 7,657, nous n'avons que la proportion de 6 p. 100, et ce nombre de décès porte sur plus de 8 années ; que, pendant ces années, diverses épidémies ont éprouvé toutes les populations, que des expéditions sérieuses ont eu lieu.

En comprenant les décès par population, nous avons des rapports différents :

Pour les militaires, pour 4,747 entrées, nous avons 156 décès, soit 3 p. 100 ; proportion heureuse, mais qui doit probablement être inférieure à la vérité absolue, car parmi nos militaires qui figurent ici comme guéris, puisqu'ils sont sortis, beaucoup ont été envoyés en convalescence, et parmi ceux-là des décès eurent lieu certainement, ne signalerait-on que les phthisiques.

Pour les Européens, la proportion est considérablement augmentée, elle est de 7 p. 100 : 1,516 entrées, 115 décès ; augmentation très-justifiée par les conditions des sujets. Enfin, la population arabe fournit un nombre bien plus élevé encore, car nous avons environ 15 p. 100 de décès : 216 pour 1,394 entrées. Je n'ai pas besoin non plus de justifier ce chiffre, le rapport des décès aux entrées musulmanes n'est, à vrai dire, d'aucune importance statistique. Nous ne recevions à l'hôpital que des moribonds, souvent on n'eut que le temps d'inscrire leurs noms sur les divers registres, et déjà ils n'étaient plus.

Évidemment le nombre des décès militaires n'est pas trop considérable et je ne pense pas que l'on puisse me reprocher, même en faisant la part large aux décès survenus en convalescence, d'avoir laissé faire à la mort beaucoup... d'anges du ciel.

On ne peut guère, dans l'état actuel des choses, obtenir de meilleurs résultats ; ce n'est pas la médecine qui peut diminuer d'une manière sensible le nombre des pertes faites par les institutions militaires, lors même que des améliorations incontestables seraient ajoutées chaque jour à celles déjà acquises. Tant que les armées seront très-nombreuses et réclameront pour leur formation la meilleure partie de la jeunesse, qu'un sort fatal vouera pour sept ou neuf ans à la culotte rouge, il y aura nécessairement une mortalité considérable. Je laisse ces questions, qui ne sont pas du sujet de cette étude, je me borne à former des vœux pour que le nombre des décès soit encore plus restreint.

Quant aux populations civiles européennes, il faut demander pour elles les améliorations indispensables à l'agriculture, à l'industrie, à l'hygiène générale.

Pour ce qui regarde les indigènes, le mieux pour eux et la colonie, c'est de pousser activement la conquête agricole et commerciale ; la nécessité, le temps, pourront amener des fusions peu probables. Il faut les traiter en mineurs. Si, malgré tout, l'assimilation ne se fait pas, eh bien ! les indigènes subiront les lois fatales qui régissent l'humanité : la vie générale a des nécessités auxquelles les fractions doivent se soumettre ou disparaître.

Aliénation mentale. — L'aliénation mentale est très-fréquente en Algérie. Chaque année, plusieurs sujets atteints ou suspects sont adressés aux hôpitaux militaires, dans le but ostensible de les observer ou de les guérir ; mais souvent aussi ceux qui les envoient, emploient cette manière de s'en débarrasser, sous prétexte que de l'hôpital on peut les diriger sur des asiles spéciaux, ce qui n'est pas toujours facile. Il ne faut pas oublier que les hôpitaux militaires sont nouvellement construits, et au point de vue seulement des besoins de l'armée. Les civils sont admis à bénéficier des ressources hospitalières; on engage les indigènes à venir dans nos salles jouir des bienfaits de la médecine française ; c'est, dit-on, un moyen d'attraction. Mais les locaux n'augmentent pas si vite que les malades, ils deviennent insuffisants, d'où il résulte des embarras très-graves pour le service et le médecin. J'ai eu dans la même salle des maladies diverses et des aliénés. Il ne fallait pas permettre cette confusion, me dira-t-on. Très-bien, mais quand on a beaucoup de malades et peu de locaux, comment faire ? Bref, les hôpitaux reçoivent chaque année, une série de fous, de toutes les populations.

C'est l'abus de l'absinthe, l'ivrognerie, qui généralement conduit les militaires et les civils français à la folie. Une seule fois j'ai eu à traiter un pauvre ouvrier atteint de manie, par suite de conférences avec les spirites, car en Afrique, il y a des sociétés de spirites tout comme ailleurs.

Pour les indigènes, les causes sont multiples : d'abord la folie est en odeur de sainteté chez ces peuples pasteurs, et beaucoup ne trouvent rien de mieux à faire, pour vivre heureux et honorés, que de simuler la folie. D'autres, c'est la religion qui les a rendus maniaques.

Le soleil peut encore avoir ses influences sur l'éclosion d'accès délirants, et l'ivrognerie même, tout comme pour de simples chrétiens. Le Coran ne parle pas de l'absinthe ou autre liqueur blanche, il ne condamne que le suc rouge de la vigne. L'interprétation jésuitique ne fait pas défaut aux sectateurs de Mahomet.

Suicide. — Les suicides sont inconnus, je crois, aux mahométans et aux israélites ; le fatalisme, la résignation, suffisent pour expliquer cette absence de mort volontaire. J'ai été témoin cependant du suicide d'un Juif dans des circonstances très-curieuses.

Un jour du mois d'octobre, en arrivant à la contre-visite dans la salle réservée aux indigènes, je trouve un entrant, qui se met à me parler avec une extrême mobilité, comme du reste tous les indigènes font; pendant qu'il cause en se déshabillant et que nous attendons l'interprète, ce malade arrive, par une manœuvre habile, imprévue et naturellement exécutée, près de la fenêtre, par laquelle il se précipite, sans que les témoins de la scène eussent eu le moindre soupçon. Il fut relevé mort, le crâne fracassé sur les pierres du pavé. Cet infortuné fut pris probablement d'un accès de délire subit, déterminé par sa maladie. Malgré mes questions, je n'ai jamais pu obtenir des parents de cet israélite les moindres renseignements, ni sur ses antécédents, ni sur les motifs qui avaient déterminé son entrée à l'hôpital. On eût dit que toute la famille se trouvait déshonorée et ne devait plus parler du défunt.

Pendant mon séjour à Batna, je faisais l'autopsie de tous les indigènes décédés dans mon service, et chaque fois que j'avais l'occasion d'en faire, je ne sortais de l'amphithéâtre sans avoir constaté des phénomènes anatomo-pathologiques inattendus ou à peine soupçonnés. Mais des lettres très-pressantes de l'autorité, fondées sur les réclamations des musulmans, ne me permirent plus de pratiquer des autopsies que dans des cas très-importants ou curieux. Cette mesure a sa raison d'être dans les mœurs des mahométans. Avant de rendre à la terre les restes mortels des leurs, les enfants de l'islam font des ablutions sur le corps du défunt; outre les répugnances fort naturelles de voir toucher aux morts, on comprend que les traces du scalpel choquent la vue des assistants et gênent les pratiques religieuses de l'inhumation.

J'aurais dû donner une relation médicale des malheurs survenus pandant les années 1867, 1868, et faire un exposé de toutes les maladies que la misère amène. Il y avait là un champ d'études dans lequel on pouvait beaucoup récolter. Malheureusement les circonstances ou d'autres idées ont été telles que je n'ai pas eu l'esprit dirigé vers ces études. Je ne me suis occupé que du typhus. Les Arabes que l'on apportait à l'hôpital eussent pu suffire à établir un bon travail sur les maladies développées par la privation. Mais, oserai-je l'avouer ? le malade indigène n'inspire pas un intérêt si vif que le malade européen ; est-ce parce que, soit inaptitude ou défaut de compréhension, ils répondent mal aux questions et que l'on est souvent forcé de faire une sorte de médecine vétérinaire? Je ne sais; mais l'esprit n'est pas attiré, si le cœur peut faire des reproches de cette indifférence. Peut-être est-ce aussi la conviction que l'on a de l'inutilité des efforts entrepris. Les affections vénériennes et les maladies chirurgicales exceptées, la médecine compte peu de succès parmi les Arabes. Quand ils nous viennent, il est trop tard ou ils sont porteurs de maladies incurables. On répète souvent que les indigènes respectent beaucoup les médecins ; c'est vrai ; mais ils ont des opinions puériles sur leur puissance; comme l'enfant, l'habitant de l'Algérie voudrait être guéri immédiatement; quand la guérison se fait attendre, le médecin perd de sa considération. C'est pis encore quand elle n'a pas lieu; ils ont aussi de ces prétentions que Purgon trouve si exorbitantes de la part des hommes de cour. A propos des épidémies cholériques, la plupart des rapports ont constaté l'impuissance du médecin à lutter contre le fatalisme.

C'est sous la dénomination de *mort par inanitiation* que je signais les billets de décès. Ce mot de Chossat me paraît très-bon, très-expressif; il dit bien ce que l'on doit entendre. Bien que parmi les hommes qui ont succombé dans mon service, quelques-uns n'aient offert aucune maladie spéciale, et soient bien réellement morts d'inanitiation, c'est-à-dire de l'usure de la vie, plusieurs furent entraînés par une diarrhée colliquative, par une dyssenterie ou par une phthisie hâtée.

A l'article *Typhus*, je laisse entendre que quelques individus ont dû mourir par suite de cette affection, dont les symptômes peu accusés ont pu passer inaperçus. Cet aveu peut paraître risqué ; mais qui n'a pas eu à la fois dans son service un nombre considérable de ces infortunés, ramassés la plupart du temps sur la voie publique, dont le corps est repoussant de saleté, dont la vie est presque absente, ne peut comprendre le spectacle que cet assemblage présente.

D'autre part, les signes du typhus appartiennent les uns et les autres à des maladies diverses. Lorsque l'on ne perçoit pas un ensemble complet, avec la tache spécifique, l'erreur est facile; mais c'est une erreur relative au point de vue de l'art, car, au point de vue pratique, la thérapeutique n'est pas changée. Toutes les forces de la médication sont dirigées vers le point essentiel, soutenir la constitution épuisée, essayer de relever sans secousses les réactions vitales; nourrir un peu et progressivement le misérable, puis, ces premières indications remplies, si le succès est satisfaisant, on combat les complications.

C'est en agissant ainsi que j'ai pu croire à quelques heureux effets de mon intervention. Le meilleur médicament est un bon bouillon, du pain, de la viande et le vin, qui, administré comme remède, est scrupuleusement bu par ces croyants.

Dans l'espace de quelques mois, j'ai vu passer dans mes salles 190 de ces infortunés, sur lesquels 70 sont morts. Parmi les survivants, nous avions un certain nombre d'enfants orphelins, qui montraient de très-bonnes dispositions; gais et intelligents, ils se seraient peut-être décidés à rester parmi nous, avec une vie paisible, nourriture abondante et choisie, et peu de travail.

Le travail, surtout le labeur manuel, n'est pas en odeur

de sainteté parmi cette chevaleresque nation ; un père aime mieux laisser ses enfants périr de misère que de manœuvrer une pioche dans les chantiers français, et les fils partagent les idées des pères. Ceci est vrai, surtout pour l'Arabe des plaines ; le Kabyle, au contraire, est un travailleur sérieux ; c'est vers lui que l'on doit tourner les moyens d'attraction.

Appendice. — J'ai oublié de parler des affections rhumatismales, et de donner des raisons satisfaisantes pour légitimer le grand nombre de malades portés à cette catégorie. Quelques mots suffiront.

Malgré les améliorations considérables apportées à la vie militaire, il reste encore beaucoup de causes de maladies, sans parler des expéditions. Les marches, pour aller d'un poste à un autre, les convois, les petits détachements suffisent. Pendant ces mouvements, le militaire n'a qu'un morceau de toile pour se protéger contre le soleil, la neige ou la pluie ; une simple couverture contre le sol souvent humide.

Les ouvriers européens, voyageurs eux aussi, se trouvent dans les mêmes conditions que les militaires, qu'ils soient occupés aux travaux des routes, des bois ou des foins. Leur installation est toujours sommaire, analogue à celle des soldats. De même aussi, pour les musulmans, qui ne vivent que sous la tente, ou dans des réduits humides ; la plupart d'entre eux n'ont, pour les protéger contre le sol et les intempéries, qu'un burnous usé, héritage de générations disparues.

Mais ici, il y a des causes d'un autre ordre qui rendent le diagnostic obscur. Cette population, que certaines personnes pleines d'illusions regardent comme superbe, digne, méritante, n'a pas le même prestige pour les yeux impartiaux qui l'étudient de près. Physiquement et moralement, l'Arabe d'aujourd'hui a beaucoup dégénéré, si tant est que ses pères eussent eu des vertus.

Les indigènes sont infestés par la syphilis, et quand cette affection est chronique, les accidents qui se produisent peuvent revêtir facilement les apparences rhumatoïdes. Alors il arrive que l'on classe sous la même rubrique *douleurs*, dans la même catégorie, des rhumatisants et des syphilisés. Cette confusion n'a pas d'importance pratique; car, quand les indigènes viennent spontanément dans nos hôpitaux, l'erreur ne se commet pas, elle n'est possible que pour ceux qui, envoyés par ordre, arrivent dans un tel état de misère physiologique, que la première indication est de s'occuper de cet état général. Il faut reconstituer le sujet avant de guérir le malade. Mais il arrive que lorsque le sujet est amélioré, il demande sa sortie, satisfait, quant à lui, mais non guéri de ses douleurs rhumatismales ou syphilitiques.

OBSERVATIONS GÉNÉRALES

SUR LES AFFECTIONS DES ORGANES DE LA RESPIRATION.

Avant de donner quelques explications sur les principales maladies des voies respiratoires, je dois donner quelques mots de généralités à ce sujet.

On peut voir par notre tableau général que les maladies des organes de la respiration sont très-fréquentes, puisque sur 7,657 malades, elles se trouvent au nombre de 762, en comprenant dans ce chiffre ce qui appartient aux laryngites, aux bronchites aiguë et chronique, pneumonies, phthisies, pleurésies, hémoptysies, congestions pulmonaires, soit à peu près le dixième des maladies totales.

Toutes ces affctions n'ont pas la même valeur, et ne demandent pas d'explications spéciales. Je n'ai rien à dire des laryngites et des bronchites ; celles-ci sont cependant très-fréquentes, mais elles sont généralement sans gravité, et la mort n'arrive que par suite de complications. Sur 299 bronchites survenues chez des militaires, trois décès ; tous trois occasionnés par des complications.

Dans la population civile, nous pouvons dire que les malades entrant pour cette affection offrent toujours une complication cachectique. Souvent quand le malade arrive à l'hôpital, en l'absence de symptômes prononcés, on désigne le titre du billet par le signe capital, la bronchite parfois, et ce malade meurt et de sa bronchite et des œdèmes consécutifs à la cachexie paludéenne.

Quant aux congestions pulmonaires, maladies toutes accidentelles, je n'en parlerai pas. Souvent il arrive dans des marches en France, dans des changements de garnison, des accidents pareils; ils n'ont aucun caractère de généralité pour en tenir compte; et du reste ces congestions ont été très-rares; trois parmi les militaires seulement.

Je n'appellerai donc l'attention que sur les pneumonies, phthisies et pleurésies.

Pneumonie. — La pneumonie est représentée par un chiffre raisonnable dans mes tableaux. Cependant il n'y a pas une fréquence exagérée, puisque pour 7,567 malades elle ne figure que 100 fois.

Proportion gardée, c'est à Batna qu'elle a été le plus souvent constatée dans l'année 1862. Pour 4,747 militaires, nous avons 50 cas de pneumonie; pendant la période de 1861 à 69, pour les civils 32 pour 1,516 malades, et les indigènes 18 pour 1,394. Ces totaux nous donnent encore une pneumonie par mois. Pour la fréquence selon les mois, il n'y a pas de notables différences, excepté pour les mois d'hiver, décembre et mars; mars a été le plus chargé.

Si nous considérons la proportion des décès, nous avons 6 militaires morts sur 50 atteints, et, chose digne d'être notée, je trouve parmi ces décès 5 militaires indigènes et un seul soldat français. Je ne crois pas avoir commis d'erreur; cette faible proportion de Français décédés indique que la pneumonie n'a pas une grande gravité lorsqu'elle est exempte de complications. Je regrette de n'avoir pas inscrit tous mes malades atteints de pneumonie pour juger d'une manière absolue le rapport entre les militaires français et indigènes ; mais je n'enregistrais que les cas exceptionnels, et par suite les décès. Cependant ce chiffre joint aux chiffres des décès civils et indigènes que je vais indiquer me sera utile pour appuyer mes opinions au sujet du traitement de la pneumonie. Les civils européens sur 32 cas ont perdu 17 malades, plus de la moitié ; je crois qu'ici il y a une petite erreur en ma défaveur, mais elle importe peu, car chez tous ces malades, les conditions étaient si contraires, que deux malades décédés en plus sur la quantité ne modifient pas les opinions que l'on doit avoir à ce sujet. Les indigènes perdent la moitié. Cette proportion, quand on a fait de la médecine en Afrique, est très-satisfaisante.

A notre époque, ce n'est pas la question du diagnostic qui est importante, les moyens d'investigation sont tels que l'affirmation est possible. Les discussions reposent sur la nature et le traitement de cette maladie.

A la période d'observations contradictoires que nous traversons, il est permis de rester dans une réserve attentive sur les questions de nature. Bien que les observateurs très-distingués qui s'occupent de ces questions d'anatomie pathologique puissent se croire des novateurs, des fondateurs, il est commandé de rester dans un doute respectueux. Quand on a passé déjà de longues années dans la carrière médicale, et que l'on n'a pas négligé l'histoire de la médecine, malgré soi on se souvient de cette sentence : *multæ renascuntur quæ jam cecidere*. Pour mon compte, je suis à ce sujet très à l'aise; je ne veux m'occuper de la question qu'au point de vue purement pratique. D'après ce que j'ai vu, je ne puis regarder la pneumonie comme un fait simple et concret. Ainsi que toutes les maladies, celle-ci se compose de troubles fonctionnels déterminés par des influences diverses sur des individus non identiques. Il faut donc tenir compte de ces troubles fonctionnels et des constitutions qui les subissent. Maintenant, que les uns y voient une maladie purement inflammatoire des tissus, que les autres y voient une exsudation particulière de ces tissus ou une modification quelconque, peu m'importe, je laisse les partis en présence. Je ne veux que m'occuper de la pneumonie, considérée dans une forme arrêtée, développée, sur un sujet déterminé, et chercher à appliquer à cette maladie un traitement approprié, car on ne peut se dissimuler qu'il n'y ait pneumonie et pneumonie, comme fagots et fagots. La pneumonie franche, développée sur un sujet bien constitué, diffère complétement de la pneumonie indécise que l'on rencontre chez des individus à constitutions ruinées. Il en résulte tout naturellement que les indications thérapeutiques changent du tout au tout.

C'est cette dissemblance dans les cas pathologiques qui a donné lieu à ces discussions modernes au sujet du traitement de la pneumonie.

Il arrive très-souvent dans la pratique de notre art, qui est de tous celui qui rencontre le plus de complexité et de multiplicité dans les objets de ses études, que l'on se trouve en présence d'une série d'affections distinctes, par certaines modifications des maladies du même genre observées antérieurement, ou par d'autres observateurs. De plus, serait-ce une question dépourvue de fondement que celle-ci : Pourquoi les constitutions médicales ne changeraient-elles pas avec les conditions sociales ? Sans pousser plus loin ce sujet, je dis qu'il ne faut jamais oublier les préceptes de Stohl et de Baglivi, se rappeler que l'on agit dans un milieu donné ; et si, dans ce milieu, certaines médications paraissent réussir, il faut les proclamer bien haut, mais ne pas conclure à l'universalité absolue de leur action. De la multiplicité des milieux dans lesquels les médecins agissent, peuvent surgir des indications extrêmement utiles ; leurs divergences se comprennent ; elles peuvent avoir leur raison d'être dans la réalité relative. Il existe plusieurs moyens de traiter une dénomination morbide. Mais il ne faut jamais généraliser en termes absolus.

Quand j'arrivai en Algérie, la méthode du traitement que je me proposai de suivre à propos de la pneumonie était naturellement celle qui était alors la plus usitée. Je ne repoussais pas la saignée, mais je ne croyais pas à la nécessité de la répéter suivant une formule encore célèbre. La saignée devait, selon moi, aider à désobstruer le poumon et faciliter ensuite le travail de résorption. Le médicament sur lequel je fondais les plus belles espérances était l'émétique à haute dose, méthode rasorienne ; à son défaut le kermès.

Quand je fus en présence de mes malades, les médications préconçues reçurent quelques atteintes et m'inspirèrent moins de confiance ; il me parut que la saignée était moins indiquée ; je voyais dans les constitutions de mes malades des motifs suffisants à la contre-indication. Pour les premiers cas de pneumonie que j'eus à traiter, ma médication se ressentit de mes incertitudes, de mes tergiversations, des comparaisons que je faisais entre mes souvenirs et mes tendances. On comprendra mes tribulations en continuant la lecture de cet exposé.

Nous avions dans nos salles les représentants de trois populations différentes, les militaires, les Européens, les indigènes musulmans ou israélites. Ces différentes populations se distinguent par leur manière de vivre, par leurs mœurs, par leurs habitudes et leurs travaux. Les militaires sont plus jeunes, plus vigoureux, depuis moins longtemps soumis aux influences du sol africain et de son soleil. Les Européens, surtout ceux qui viennent dans nos hôpitaux chercher leur guérison, se trouvent dans des conditions bien inférieures; pour la plupart, ce sont de pauvres diables qui n'ont qu'un but, gagner assez pour boire; ou ce sont encore des travailleurs sérieux, mais très-vite fatigués. Les indigènes qui viennent à nous sont tous dans un état de santé générale déplorable. Mais toutes ces populations se ressemblent par un point commun : l'anémie. Il ne faut jamais oublier, quand on fait de la médecine en Algérie, que l'anémie est au fond de toutes les constitutions, même les plus vigoureuses.

Les tempéraments les plus turgescents, les plus sanguins en apparence, ne tiennent pas tout ce qu'ils promettent. Je n'ai malheureusement pas d'analyse du sang à l'appui de ce que j'avance; mais mes convictions sont fondées sur une expérience assez longue, pour qu'elles méritent une certaine attention. Il y a donc lieu de croire que tous les traitements dirigés contre ces apparences n'auront que des résultats médiocres, sinon très-malheureux.

Dans la grande majorité des cas, les sujets atteints de pneumonie ont subi les épreuves d'une fièvre endémique; ils ont la teinte cachectique; les phénomènes alors ne sont pas francs; leur marche est lente, et les malades ont un organe affecté depuis quelques jours avant qu'ils se décident à se faire soigner.

Chez nos militaires français, la pneumonie offre des caractères généraux assez réguliers, sans pour cela qu'ils échappent à la loi que je signale plus haut, l'anémie.

Pour les populations indigènes et civiles, la maladie se présentait presque toujours sous la forme d'un engouement passif, les bruits étaient nuls, la réaction n'existait pas, la cachexie donne raison de ces phénomènes. Il arrivait quelquefois que le diagnostic restait incertain un jour ou deux. Au début de mon séjour en Afrique, je me préoccupais beaucoup de cette situation; quand l'habitude vint, je ne m'inquiétai plus, j'étais certain des changements ultérieurs qui se développaient dans la nature de l'épanchement pulmonaire.

Je vais donner ici une observation sommaire d'un des premiers malades civils que j'eus à traiter, et qui fera comprendre suffisamment la forme de la pneumonie qui était la plus habituelle dans nos salles.

Elsner, Suisse d'origine, après cinq jours de malaise, entre dans mon service à Batna, le 5 juin 1862. Tempérament lymphatique, constitution assez bonne. A son entrée, le malade accuse une douleur au côté; pas de fièvre, le pouls ne dit rien; respiration saccadée; à la percussion, un peu de matité à la base des poumons; à l'auscultation, rien de précis en avant, mais la respiration s'arrête tout à coup, et les bruits respiratoires ne sont plus entendus nulle part; sangsues sur le côté ; potion antispasmodique ; diagnostic réservé. Le lendemain, respiration anxieuse; pouls petit, presque imperceptible. A l'oreille, on ne peut saisir aucun bruit distinct dans toute la partie postérieure; il y a évidemment obstacle considérable à la respiration : tilleul chaud, saignée exploratrice de 150 grammes. La saignée faite : amélioration immédiate de la respiration ; le pouls se relève, prend de l'ampleur (sang couenneux). Cette amélioration m'engage à prescrire une nouvelle saignée plus abondante, 400 grammes environ; conjointement : potion antispasmodique et potion cordiale. La saignée faite le lendemain, 8, la respiration est presque libre, l'anxiété a disparu ; alors on perçoit à la percussion, antérieurement son normal; cœur lointain, il n'était pas entendu la veille ; à la base des deux poumons : matité. A l'auscultation, la poitrine est partout pleine de râles muqueux, à grosses bulles en avant; crépitants et sous-crépitants fins aux deux bases. On peut diagnostiquer dès lors une broncho-pneumonie double, sans réaction. Prescription : lavements purgatifs, potion antispasmodique et un peu d'ipéca, 0,2. Le lendemain, 9, l'expectoration se fait, les crachats ne sont pas rouillés, mais jaune-sale ; le pouls est régulier, plein, sans dureté ; la respiration encore gênée, mais plus d'anxiété ; les râles crépitants tendent à être remplacés partout par des sous-crépitants. De ce jour, amélioration et guérison ; le malade sort le 24. Le traitement continue dans le même sens ; le vin est ajouté, et alimentation le plus tôt possible.

Les renseignements que le malade me donne sont les suivants : il a toujours toussé, souvent est gêné de la respiration, essoufflé; nous constatons de l'emphysème au côté gauche. Il se dit asthmatique; il n'avait rien fait qui pût lui faire craindre une maladie; il avait eu des fièvres antérieures.

Ce que cette observation offre de curieux, ce sont les débuts de la maladie. N'étant pas encore accoutumé à ces engouements passifs des poumons chez les sujets cachectiques, je me demandais ce qui allait se passer. Les sangsues, et surtout la saignée exploratrice, aidées des potions stimulantes, dégagent l'obstruction; la maladie alors s'est dessinée, et le diagnostic fut possible. Pendant quelque temps j'attribuais à la saignée les transformations heureuses survenues dans cet état, mais plus tard, avec le temps, je n'eus plus cette opinion. Je n'employai plus les émissions sanguines générales, et les phénomènes de réaction se développèrent néanmoins.

Je fais suivre cette observation d'une autre plus restreinte, car je ne trouve dans mes notes que des indications sommaires; c'est à propos d'un militaire, le seul Français que je rencontre parmi les 6 décès indiqués à mon tableau.

Ligeoise, Français, 6e chasseurs de France, âgé de 22 ans, depuis peu en Algérie; entré à l'hôpital le 28 février 1867, mort le 25 avril. Ce militaire entre à l'hôpital avec tous les signes d'une broncho-pneumonie confirmée. Comme c'est un jeune soldat de belle apparence, je crois pouvoir risquer 25 sangsues, *loco dolenti*, et potion émétisée à 5 décigrammes. Le lendemain, état typhoïde prononcé : prostration complète des forces, pâleur de la face, refroidissement. Je me hâte de lutter contre cet état par des excitants diffusibles, antispasmodiques et cordiaux; le troisième jour, amélioration dans les symptômes. Aux cordiaux je joins de légères doses de morphine; au mieux général se fait conjointement un amendement considérable dans les signes pectoraux; et, quand je crois le moment opportun, un peu de quinine et un vésicatoire sur le point où la matité est le plus prononcée; puis je donne des potions alcoolisées quand je vois la guérison du poumon en bonne voie. Le malade se rétablit doucement; l'anémie se prononce de plus en plus; il ne reste qu'une gêne dans la respiration, à la base. Vers le milieu du mois de mars, œdème des extrémités et des testicules, pas d'albumine dans les urines; nourriture abondante, tonique; frictions sur les membres pour activer la sécrétion cutanée; scille et digitale en frictions. L'œdème disparaît, le malade se promène, demande un congé de convalescence. Le 24 avril le malade se sent indisposé, le 25 il meurt avec tous les signes de l'asphyxie.

Autopsie. — Engouement pulmonaire du poumon droit; adhérences assez épaisses des plèvres costales; côté gauche très-sain ; caillot fibrineux dans les cavités du cœur et dans les gros vaisseaux ; rate doublée de volume; foie *idem;* intestins sains.

Les lésions pulmonaires que l'autopsie révèle, excepté les adhérences qui doivent se rapporter à l'époque de la maladie pour laquelle il est entré, ne paraissent pas anciennes; il y a un simple engouement sans altération grise, ou hépatisation rouge. Je pense que Ligeoise est mort par suite d'une embolie pulmonaire.

Je pourrais citer d'autres observations, mais celles-là suffisent, je crois, car elles montrent assez complétement les dangers que l'on court en faisant de la thérapeutique active en Afrique.

Je pourrais citer encore le cas d'un ouvrier civil, entré à l'hôpital de Biskra pour une pneumonie du sommet. Ce sujet, d'une musculature robuste, plus qu'ordinaire, offre des symptômes inflammatoires considérables; d'une autre part, la pneumonie du sommet est toujours d'une gravité exceptionnelle. Je n'hésite pas, en présence de symptômes si prononcés, de faire une saignée de 500 grammes à ce malade. Le lendemain, prostration complète, tout l'échafaudage de réaction fébrile a disparu; à un pouls plein, vibrant, succède un pouls rapide, faible et petit; la face, de turgescente, est pâle; état typhoïde prononcé. Je lutte de mon mieux contre ces nouveaux symptômes, mais mon malade succombe. A l'autopsie, le sommet droit du poumon offrait les signes d'une pneumonie passant au troisième degré dans quelques points; hépatisation rouge pour le reste; intestins sains.

J'ai eu plusieurs pneumonies du sommet parmi les civils et parmi les militaires indigènes, notamment chez un spahis; tous ont succombé, et tous ont offert des symptômes typhoïdes.

Ces deux observations données, arrivons à la question du traitement. Je dirai succinctement les modifications qui se firent dans mon esprit, et qui naturellement se manifestèrent par des changements dans la direction de mon traitement.

J'abandonnai assez rapidement l'emploi des saignées, même réservées, car il ne m'était pas permis d'employer un moyen si actif et si spoliateur dans des conditions où je reconnaissais l'anémie. Une perte de sang ne pouvait que compliquer gravement les maladies, empêcher l'évolution de la réaction.

Laissant de côté la saignée, je conservais ma confiance aux antimoniaux ; mais il m'est arrivé pour les antimoniaux ce qui m'était advenu pour la saignée. Dans plusieurs cas j'ai pu voir, après une seule potion émétisée à 0,5 grammes par cuillerée à café, de demi-heure en demi-heure, mes malades tomber dans un état de prostration telle que j'en étais effrayé ; pouls faible, forces déprimées, face pâle, refroidissement. J'ai donc dû mettre de côté l'émétique comme la saignée, n'employant plus que le kermès à la dose de 0,2 par jour, quelquefois répété ; l'action du kermès me paraissait moins active et facilitait mieux l'expectoration. Comme je n'agissais qu'avec une grande prudence, je n'eus pas à déplorer d'inconvénients par l'emploi de ce moyen ; mais je joignais au kermès des excitants : boissons chaudes, éther ; et, rapidement, je donnais des boissons alcoolisées. Ces potions alcoolisées, données à la manière anglaise, me paraissaient agir avec succès, soit que l'action de l'alcool se manifeste sur le poumon ou sur l'état nerveux. De déceptions en déceptions, je vins à formuler pour l'avenir ce traitement de la pneumonie en Algérie, déduit de mes observations et de mes idées sur l'état général des malades ; le voici. Comme je n'agissais que sur des constitutions plus ou moins affaiblies, que la forme était indolente, non aiguë, sans réaction, il fallait favoriser la marche de la pneumonie par des moyens rationnels peu actifs. Tout ce que je me permettais dans les cas les plus simples, où la constitution du sujet était le plus favorable : quelques sangsues sur le côté, quelques doses de kermès à 0,2, boissons émollientes; jamais de saignée.

Dans les cas ordinaires, chez les sujets cachectiques, pour activer le travail interpulmonaire : des excitants diffusibles ; pas de saignée, malgré mon succès dans le premier cas dont j'ai rapporté l'histoire ; vésicatoire sur le point où la matité est le plus prononcée ; cordiaux; alcool.

Ces moyens m'ont, je crois, réussi, car je combattais par ces excitants l'état passif, l'engouement pulmonaire ; et, sous l'influence de cette excitation, la résolution pouvait alors se faire avec succès.

Je dois ajouter que, malheureusement, les malades arrivaient dans une période assez avancée de la maladie, et toutes les modifications se trouvaient dès lors impuissantes ; car lorsque les premiers jours de l'affection pulmonaire se passent sans modifications heureuses, les transformations sont trop avancées pour espérer sauver un malade. Lorsque l'hépatisation rouge passe au gris, il est difficile d'avoir des espérances.

Je me sers souvent du mot engouement pulmonaire, c'est que, dans la plupart des cas, l'affection qui se fait dans le poumon et se caractérise à l'oreille par de la matité, du râle crépitant et du souffle, et qui se dénomme pneumonie, peut être aiguë ou indolente. Dans les deux cas les phénomènes déterminants peuvent ne pas être les mêmes, c'est pourquoi j'aime mieux employer le mot engouement, qui exprime mieux la pensée d'un phénomène passif, lent et progressif, sans réaction fébrile.

Ce qui me fait penser que je n'ai pas parlé de la chaleur et du pouls. D'abord, je regrette de ne pas avoir employé la méthode nouvelle, de mesurer chaque jour la température de mes malades. Je n'ai pas besoin de m'excuser, cette méthode n'est pas encore très-répandue, et pour faire des observations complètes sur tous les malades d'un service assez nombreux, il faut, outre le temps, des aides nombreux, ce qui fait souvent défaut. Quant à l'étude du pouls, je puis, malgré l'absence de preuves écrites, dire que jamais il n'a offert des caractères d'élévation très-considérables, excepté dans un cas de pneumonie du sommet auquel j'ai fait allusion. Je ne crois pas que le pouls se soit élevé à plus de 80 pulsations, et presque généralement moins et sans dureté.

Je n'ai jamais employé la digitale comme antipyrétique. Si les circonstances se présentent, je me hâterai de me servir de ce puissant moyen, dont les publications de M. le professeur Hirtz disent tant de bien.

Cependant, dans l'article si remarquable de M. Hirtz, relatif à la digitale, et que j'ai sous les yeux, se trouvent certaines opinions qui me paraissent peu en rapport avec les idées que l'on se fait des leçons du professorat. Je sors un peu de la ligne de conduite que je m'étais tracée, mais une infraction confirmera la règle. M. Hirtz donne le pas à la spéculation sur l'expérience, la théorie sur les résultats de statistique. Ceci paraît un peu contraire aux opinions des personnes qui ont longtemps pratiqué. Et quant à la statistique, M. Hirtz a raison de s'en défier; les statistiques ne sont vraiment valables que pour leurs auteurs, eux seuls ont une idée exacte de l'analogie des faits qu'ils groupent; mais, toutes défectueuses qu'elles sont, il faut bien qu'un médecin, pour convaincre ses lecteurs ou ses auditeurs, montre, par des proportions exactes entre les succès et les insuccès, les avantages de sa méthode sur les autres.

Pour me résumer je dirai que, surtout par ce que j'ai vu en Algérie, j'abandonne volontiers le mot inflammatoire accolé à la maladie dite pneumonie, et je l'abandonne d'autant plus facilement que cette épithète n'a jamais désigné que des choses vagues et incertaines. Mais si la pneumonie est une maladie à évolution cyclique, comme on dit aujourd'hui, il n'en est pas moins vrai que l'affection ainsi connue détermine dans le poumon des modifications dont les résultats arrivent vite à la suppuration, ce résultat caractéristique des maladies dites inflammatoires.

C'est contre cette transformation qu'il faut lutter en combattant les symptômes apparents, et, si la pneumonie est franche, abattre la fièvre serait un grand point gagné. Si la digitale atteint ce but, il faut l'employer : un des éléments enlevés, il y a de bonnes raisons pour croire que la guérison alors se pourrait faire sans autre intervention. Mais si la fièvre peut rendre la pneumonie aiguë, et par conséquent exiger une action thérapeutique particulière, il n'en est pas toujours ainsi. Chacun sait qu'au lit du malade les signes de la pneumonie appartiennent aussi bien à la forme aiguë qu'à la forme lente, l'engouement; qu'il est impossible avec le stéthoscope de les différencier, et qu'à l'autopsie les altérations se trouvent identiques; il s'ensuit que la pneumonie chronique réclame d'autres indications thérapeutiques, et, dans ce cas, il n'est peut-être pas illogique de se demander si l'on doit combattre la fièvre, ce signe de réaction vitale qui peut seul amener une réaction favorable dans la résolution de l'engouement; au lieu de la combattre, il faut en quelque sorte la faire naître, c'est le rôle des excitants, car en définitive le rôle des excitants se traduit par des phénomènes analogues aux symptômes fébriles modérés. Il est donc bon de ne pas avoir de thérapeutique préconçue et d'agir selon les cas, et d'employer avec la même impartialité la saignée modérée, si le cas le demande, et la digitale ou les excitants : alcool, etc., etc.

Le tout est d'établir un bon diagnostic, non pas seulement celui de la lésion pulmonaire, mais le véritable diagnostic des causes de la pneumonie et de la constitution du sujet; c'est surtout ce côté qui offre une importance absolue. Il ne s'agit pas autant de différencier la pneumonie de la bronchite capillaire, que de bien s'assurer de l'emploi de certains médicaments; tout dépend alors du tact médical et de l'habitude de la pratique dans des localités particulières. M. le professeur Peter, dans une de ses leçons cliniques, dit excellemment toutes ces choses; le malade dont il parle offre bien des analogies avec celui dont j'ai donné l'observation.

Je ne crois en définitive guère à l'emploi de la saignée comme méthode, peut-être elle est utile comme adjuvant dans des cas très-rares. En Afrique, je ne l'emploierais jamais : quelques sangsues, voilà tout ce que je me permettrais; et ce n'est pas comme moyen de déplétion, mais comme révulsion. Je n'oserais compter non plus sur l'émétique, méthode rasorienne, je redouterais son emploi, son action est trop active et déprime trop la constitution ; elle est pleine de dangers. J'employais le kermès un peu comme contre-stimulant et comme excitant de la sécrétion pulmonaire, ainsi que l'extrait d'ipéca. J'expérimenterais la digitale dans les cas les plus simples. J'ai oublié de dire que souvent j'ai donné du quinine dans le double but de faire absorber un antipériodique et un sédatif; je continuerais à l'administrer quelquefois, mais mes moyens d'action seraient ceux-ci : excitants diffusibles, alcool, vésicatoire sur le côté, et, rapidement, nourriture réparatrice.

Phthisie. — Dans les deux tableaux suivants j'indique la mortalité par phthisie pulmonaire, c'est surtout pour Sétif que ces tableaux ont une certaine valeur. Le premier est une copie que j'ai faite d'un tableau relevé sur les mouvements officiels des entrées et des décès, à l'hôpital de Sétif, depuis l'année 1855 jusqu'en 1864. A partir de 1864, c'est d'après les relevés de mon service que je donne les chiffres des décès.

Ces deux tableaux diffèrent, les catégories ne sont pas établies de la même manière. Ainsi, le n° 1 donne les entrés générales, les morts de phthisie, pour les deux populations civile et militaire, décomposant les deux populations en civile européenne et civile indigène; de même pour la population militaire, qui se décompose en militaires français et militaires indigènes. Cette manière de procéder donne des proportions exactes pour chaque catégorie ; j'aurais peut-être dû la suivre, mais c'eût été un travail fort considérable à recommencer, que je ne puis plus faire loin de l'hôpital. De plus, le tableau n° 1 donne les entrées générales de tous les services, blessés et fiévreux. Le mien ne donne que les entrées générales de mon service des fiévreux; il est vrai que c'est dans les salles de ce service que succombent presque tous les phthisiques.

Pour avoir une idée plus vraie encore de la proportion des décès phthisiques, il faudra regarder mes chiffres comme faibles, plutôt en dessous de la vérité.

Ceci dit, je laisse ces relevés aux chercheurs d'antagonisme de l'avenir. Il est vrai que si Boudin vivait, il pourrait dire que sa théorie n'est pas entamée par la présence de la pneumophymie en Algérie; elle se montre avec d'autant plus de fréquence que la fièvre d'accès diminue, que les influences telluriques se modifient dans ce sens.

N° 1. — *Tableau de la mortalité par phthisie à Sétif, de 1855 à 1864.*

ANNÉES	POPULATION CIVILE						POPULATION MILITAIRE					
	EUROPÉENNE.			INDIGÈNE.			EUROPÉENNE.			INDIGÈNE.		
	Entrées générales de l'année.	Total des décès de l'année.	Décès par phthisie.	Entrées générales de l'année.	Total des décès de l'année.	Décès par phthisie.	Entrées générales de l'année.	Total des décès de l'année.	Décès par phthisie.	Entrées générales de l'année	Total des décès de l'année.	Décès par phthisie.
1855	480	35	3	67	4	»	1.449	51	4	125	4	»
1856	445	64	4	37	10	2	1,779	54	1	196	15	3
1857	289	37	2	38	5	»	1,040	46	3	62	5	1
1858	834	29	1	60	1	2	975	8	»	26	»	»
1859	748	42	4	48	6	2	1,093	45	2	57	»	»
1860	770	44	6	47	11	1	1,030	34	4	29	1	»
1861	1,081	30	3	133	17	2	1,426	33	2	28	»	»
1862	1,141	24	3	83	11	1	1,478	18	5	78	1	»
1863	612	43	4	116	15	1	1,510	19	8	126	6	2
1864	474	13	6	137	12	3	849	17	4	87	2	1
Totaux.	6,874	361	36	766	92	14	12,599	325	33	814	33	7

N° 2. — *Tableau de la mortalité par phthisie de 1864 à 1869.*

LOCALITÉS ET ANNÉES.	MILITAIRES.			EUROPÉENS.			INDIGÈNES.		
	Entrées générales de l'année.	Total des décès de l'année.	Décès par phthisie.	Entrées générales de l'année.	Total des décès de l'année.	Décès par phthisie.	Entrées générales de l'année.	Total des décès de l'année.	Décès par phthisie.
Batna, 1862.	792	16	1	234	10	1	151	16	»
Biskra, 1863-64.	602	13	2	155	6	2	445	24	1
Bousaada.	524	16	1	»	»	»	»	»	»
Sétif, 1865.	860	24	2	276	15	2	86	14	»
Idem, 1866.	592	10	»	215	21	»	77	11	»
Idem, 1867.	423	22	1	205	24	»	116	34	1
Idem, 1868.	810	45	6	376	32	2	466	103	»
Idem, 1869.	148	9	3	58	2	5	43	12	4

Dans mon tableau n° 2 nous avons donc pour le compléter à ajouter le nombre des entrées par phthisie, et je ne donnerai ici que la proportion générale pour toutes les années.

Entrées pour toutes les maladies.

Militaires.	4,747
Civils européens.	1,516
Idem indigènes.	1,394
Total.	7,657

Entrées par phthisie.

Militaires.	46
Civils européens.	19
Idem indigènes.	4 (1)
Total.	69

Et établissant les rapports entre la mortalité générale et la mortalité par phthisie,

Mortalité générale.

Militaires.	156
Civils européens.	115
Idem indigènes.	216
Total.	497

Mortalité par phthisie.

Militaires.	15
Civils européens.	9
Idem indigènes.	8 (1)
Total.	32

(1) Dans mon rapport, il y a plus de décès par phthisie parmi les indigènes que d'entrants. Ceci tient à ce que quatre décès ont eu lieu

Nous avons donc 69 entrants pour pneumophymie, et 22 décès seulement, y compris 4 décès par cette affection, fournis par des malades entrés avec une autre maladie.

On pourrait s'étonner de cette proportion mortuaire, car généralement la phthisie confirmée ne pardonne guère. Je dirai, pour expliquer ce fait, que je renvoyais dans leurs foyers les soldats qui pouvaient y trouver le bien-être, et par suite avaient plus de chance de prolonger leur existence. La différence vient donc de ce fait que les malades ont été envoyés en convalescence ou sont restés, mais je n'ai inscrit aucune guérison. J'ai eu des améliorations, des périodes d'arrêt; il m'est arrivé, surtout pour un trompette de spahis, indigène de naissance, de traiter pendant près de deux ans ce militaire à de longs intervalles. Je l'ai envoyé aux eaux d'Amélie-les-Bains, il est rentré dans mon service, sorti et revenu plusieurs fois. Quand je l'ai perdu de vue, en rentrant en France, il venait de sortir encore dans un état suffisant pour vivre; mais un seul poumon fonctionnait à peu près bien, la partie supérieure de l'autre avait disparu.

Comparant les entrées de toutes natures aux entrées par phthisie, nous avons, pour 7,657, le chiffre 69 + 4, soit 73 malades tuberculeux; et, pour les rapports de mortalité, 32 tuberculeux pour 487 décès. Et si nous prenons ces chiffres pour Sétif seul, dont le climat se rapproche beau-

---

parmi cette population. Ces malades entrés primitivement pour une autre affection.

J'ai dû signaler cette cause d'erreur, très-difficile à rectifier dans le tableau général.

coup de celui de France, nous avons les chiffres suivants :

	Pour les entrées générales.	Entrées par phthisie.
Militaires	2,829	43
Civils européens.	1,127	17
Idem indigènes.	798	4 (1)

auxquels chiffres il faut ajouter 4 autres décès, d'après ce que j'ai dit plus haut ; et, pour ces décès :

	Mortalité générale.	Par phthisie.
Militaires.	111	12
Civils européens.	96	
Idem indigènes.	174	3 + 4
Totaux.	383	25

soit 25 décès pour 64 entrants, les autres en convalescence ; soit encore un peu plus d'un dixième de la mortalité générale pour les militaires. La proportion est plus favorable pour les Européens civils, et plus encore pour les indigènes.

Cette dernière proportion est trop faible, elle n'exprime pas la réalité ; d'abord il faudrait enlever des décès militaires le nombre des décès appartenant aux militaires indigènes, ce qui diminuerait considérablement le chiffre des décès appartenant à la population européenne en général, et reporter ce chiffre à celui des morts par cette cause parmi la population indigène ; travail que je ne peux plus faire.

Quoi qu'il en soit de la vérité absolue de ces chiffres, il n'en résulte pas moins une preuve que la phthisie n'est pas étrangère aux populations indigènes. Les tubercules sont très-fréquents au désert, à Biskra, comme dans les pays froids de la province de Constantine, comme à Sétif; et le nombre des indigènes qui succombent dans nos salles, par cette cause, est une faible proportion de ce qui périt en réalité par la phthisie dans les populations arabes.

Il m'est arrivé souvent, quand je faisais toutes les autopsies des indigènes morts dans mes salles, de trouver, dans les poumons de sujets ayant succombé par suite d'autres affections, des tubercules en masse considérable. Ils étaient encore à l'état cru, mais la transformatien était imminente, de sorte que ces malades seraient morts plus tard par suite de tuberculisation pulmonaire. J'ai rencontré nombre de ces cas à Batna, même à Biskra; j'ai été frappé du nombre de tuberculeux que l'on rencontre dans ces régions, et cela n'a rien d'étonnant. Sans m'arrêter aux idées de contagion, qui essaient de prendre naissance à propos de cette affection, sans les révoquer, me bornant à accepter les anciennes doctrines, qui permettent de supposer que cette fâcheuse production est surtout due à l'hérédité, et peut aussi être le résultat de la scrofule ou de toute autre misère physiologique, j'ai pu m'assurer que les causes les plus actives ne manquaient pas en Algérie pour la production de la tuberculisation.

D'une manière absolue on peut dire que la misère est le lot de l'immense majorité des indigènes encore soumis au système féodal. L'Arabe est sobre, c'est vrai, mais c'est que les moyens de se nourrir convenablement lui manquent presque toujours; la débauche y est précoce et générale; les excès vénériens sont des prouesses; la syphilis infecte presque toutes les individualités; du résultat de toutes ces conditions fâcheuses naît la scrofule, et à sa suite, la tuberculisation. Quelle production peut-on espérer de générations gangrenées? Il en résulte donc que la phthisie, ce produit très-probable des passions et des vices humains, ne peut pas être moins fréquente dans les pays chauds que dans les climats tempérés.

Pleurésie.—Parmi les affections des organes respiratoires et leurs annexes, la pleurésie figure pour un chiffre assez restreint: 39; soit 5 à peu près par an pour les trois populations.

Les militaires sont portés pour 30 atteints, nombre très-supérieur relativement aux autres populations. Cette proportion n'a rien d'exagéré, car tous les militaires malades sont traités dans les salles de nos hôpitaux. Les citoyens civils ne sont représentés que par leur population indigente: la pleurésie est plus rare chez eux, quoiqu'elle ne soit pas absente, mais souvent aussi cette affection, qui n'existe que rarement à l'état primitif simple, se présente comme complication. Ce n'est pas étonnant, car dans ces constitutions usées, chez les tuberculeux, etc., on constate des épanchements pleurétiques qui ne sont que consécutifs.

Parmi la population indigène, peu de pleurésie; mais il ne faudrait pas préjuger de la rareté de cette affection dans nos salles, de l'immunité relative de la population arabe à l'endroit de la pleurite. Les indigènes, en général, ne viennent dans nos salles que lorsqu'ils sont forcés d'y venir, soit quand ils sont prisonniers, soit que, trop misérables, ils nous arrivent envoyés par la charité publique. Quand ils viennent spontanément vers nous, c'est lorsqu'ils sont affligés depuis longtemps par les ravages du grand mal, la syphilis; dans d'autres circonstances, ils s'en rapportent à leurs praticiens. Du reste, les révulsifs sont fort employés dans la médecine arabe : les saignées locales pratiquées à l'aide d'un couteau; les ventouses scarifiées; le suc frais du thapsia ; voilà leurs moyens de traitement les plus usités, qui peuvent réussir dans les cas d'affection de la plèvre.

Et, ici, je dirai que si le suc frais du thapsia agit très-activement et détermine de nombreuses vésicules, le médicament pharmaceutique préparé dans les officines parisiennes et répandu partout ne donne pas les mêmes résultats; cela provient très-probablement de ce que la préparation s'altère avec le temps ou par la chaleur. Mais, ce qui est certain, et je l'ai expérimenté souvent, le vésicant dénommé ne sert qu'à tromper les espérances du médecin. Quoi qu'il en soit, si les affections de poitrine autres que la pleurésie ne sont pas rares parmi les Arabes, celle-ci ne se présente pas souvent à notre observation.

La maladie a presque toujours été simple, sans complications, et la guérison a été la règle, je dirai même absolue. Les observations que je vais donner de notre seul décès militaire, attribué à cette affection, ne lui appartiennent que relativement.

Ce seul décès nous est fourni par un tirailleur algérien entré à l'hôpital de Sétif par évacuation de l'ambulance de Borg-Bou-Arridji. Ce malade nous arrive dans un état désespéré, le billet d'entrée porte *pleurésie;* nous conservons ce titre, car la pleurésie est évidente. Ce tirailleur meurt après 8 jours de présence dans mon service.

Autopsie. — Épanchement considérable à droite; péricardite avec épanchement; tubercules dans les deux poumons, par masses, et quelques cavernes; cyrrhose du foie; tubercules de la rate, triplée de volume ; ascite légère. Les altérations anatomiques donnent une raison suffisante de la mort du sujet. On aurait pu classer la maladie dans un autre compartiment nosologique.

Dans tous les autres cas la marche a été simple, les épanchements médiocres se sont facilement résorbés sous l'influence du traitement. Celui-ci a été le traitement ordinaire : révulsifs, diurétiques.....

Je n'ai jamais eu recours à la thoracentèse, le bien que l'on en dit ne permet pas de refuser d'employer ce procédé, et je n'hésiterai pas à le faire quand l'occasion indiquée se présentera.

Pour le cas que je viens d'exposer, je me serais décidé à appliquer ce procédé si des raisons majeures ne s'y étaient opposées; les complications étaient si manifestes qu'il n'y avait aucun espoir de succès à obtenir, et c'eût été compromettre dans mes salles une opération utile.

Si je signale les pleurésies, c'est surtout pour avoir occasion de donner une observation curieuse de cette maladie, qui a été pour moi la cause d'une erreur de diagnostic. Si quelqu'un lit cet article, il pourra se rendre compte de la possibilité presque forcée de l'erreur commise, sans aucun inconvénient heureusement pour le malade.

Ce cas est emprunté au service de M. Renard, alors médecin chef à Batna, dont je faisais le service par intérim.

Vil, civil européen, depuis longtemps en Algérie; usé. Le diagnostic porté par M. Renard était bronchite chronique. Je constate, pour mon compte, tous les signes les plus caractérisés d'une vaste caverne au côté droit, sous la clavicule. Le malade est d'une maigreur extrême; il expectore du pus; on constate des râles muqueux, des frottements humides, des râles caverneux, des gargouillements.

Je mets pour diagnostic : phthisie.

Autopsie. — Je trouve sous la clavicule droite une vaste caverne, mais cette caverne n'est pas formée par le tissu pulmonaire; ce sont des fausses membranes pleurales qui la constituent; il y a communication avec les bronches; le sommet du poumon est refoulé; outre cette poche, je trouve deux autres collections séro-purulentes, bien closes : l'une à la base du poumon droit, l'autre entre les plèvres et le péricarde; le cœur est refoulé à gauche; toutes les séreuses sont accolées; les plèvres et le péricarde ne peuvent se séparer; les deux dernières collections sont parfaitement isolées, ne communiquent ni entre elles, ni avec le poumon. La cavité sous-claviculaire seule fournissait les matérieux purulents à l'expectoration; le poumon gauche fonctionnait assez bien, le poumon droit est comprimé par les tumeurs et refoulé, il est imperméable à l'air.

De ces données *post mortem* on peut excuser le diagnostic pendant la vie, car nous avions les conditions nécessaires à la formation des bruits que l'oreille nous donnait : une cavité remplie de pus, pénétrée par l'air, entourée de tissus épaissis, indurés.

Du reste, comme l'on peut voir, cette erreur n'a pas été préjudiciable au malade, car si j'avais fait le diagnostic différentiel, et si j'avais pu circonscrire une des poches pleurétiques, même deux, la troisième eût probablement échappé à mes observations, ou je l'eusse prise pour une péricardite; dans tous les cas, je crois que mon intervention médicale n'eût pas changé l'événement.

Les autres organes n'offrent rien d'important à noter.

VARIOLE. — ROUGEOLE.

Variole. — Cent trente varioles ou varioloïdes, voilà le bilan de ces affections pendant mon séjour en Algérie ; et, sur ce nombre, deux décès.

La variole a été assez fréquente parmi les militaires, surtout à Sétif; très-peu parmi les civils et les indigènes.

Si nous n'avons pas reçu beaucoup d'Arabes, ce n'est pas que la maladie pustuleuse soit rare parmi eux, au contraire. Biskra et toutes les oasis des Zibans sont périodiquement ravagés par la variole, elle est en quelque sorte endémique dans ces régions; aussi les populations de ces contrées n'ont pas été trop rebelles à l'emploi de la vaccination.

Pendant que j'étais à Biskra, MM. les aides-majors de l'hôpital, détachés au bureau arabe, avaient surtout pour mission de propager la vaccine dans les tribus voisines. M. Bucquoy fit avec le plus grand zèle ce service; il a dû, je crois, communiquer le résultat de ses courses au conseil de santé des armées.

Je me bornerai à dire que le vaccin en tubes ou sur plaques ne réussit généralement pas. Mon prédécesseur, M. Castaing, avait été obligé d'envoyer un jeune enfant à Batna pour y être vacciné de bras à bras, et revenir servir de multiplicateur pour les enfants de Biskra. Cependant les opérations que M. Bucquoy étendit ont eu pour point de départ une pustule développée par le vaccin sec sur une jeune fille arabe. A cette époque, une épidémie de variole régnait dans l'oasis; désespérant de ne voir pas réussir le vaccin, je conseillai à M. Bucquoy d'inoculer une jeune fille, laquelle fut vaccinée quelque temps après chez cette enfant qui avait une variole légère : les pustules vaccinales se développèrent, le vaccin fut très-bon; dès lors les vaccinations marchent rapidement.

C'est à Sétif que j'ai eu le plus grand nombre de varioleux; mon séjour ayant été plus long, j'ai recueilli les malades de quatre années, au lieu de une ou deux ailleurs. Je ne voudrais pas dire que la variole est plus fréquente à Sétif qu'à Batna ou Biskra.

Je compte 116 militaires, parmi lesquels des spahis et des tirailleurs. Comme au désert, la variole persiste dans les villages arabes ou sous les tentes, et lorsque viennent les froids et l'humidité elle a un surcroît d'activité.

Les militaires français ayant des rapports avec les spahis ou les tirailleurs, ou plus simplement avec des Arabes du beau sexe, contractent facilement la variole. Dans les environs de Sétif, dans les anfractuosités des carrières, se trouvent des tentes où vivent des femmes et des filles livrées à la prostitution. Il paraît qu'il est très-difficile de faire disparaître ces personnes, car pendant tout mon séjour à Sétif je les ai vues, et la police les expulsait souvent, disait-on.

Pendant tous les mois de l'année on constate des varioles, le mois d'août excepté. C'est, d'après ce que j'ai cru remarquer, l'hiver que cette affection domine, bien que d'autres observateurs donnent comme l'époque de sa plus grande fréquence le printemps et l'été. Cette maladie contagieuse se développe plus facilement dans les saisons où le froid réunit plus d'habitants au foyer domestique ; dans ces réunions plus fréquentes, les contages se multiplient à loisir.

Les années 1865 et 1866 sont les années où la variole prend des allures épidémiques ; les mois d'hiver et pendant les mois de janvier, février et mars, ces deux épidémies paraissent se succéder.

Tous les militaires français atteints de la variole avaient été vaccinés avec succès, les preuves étaient écrites sur leurs bras et sur leurs livrets. Tous avaient été vaccinés au corps sans succès, deux avaient été variolés dans leur jeunesse. Ces indications précises seront utiles à la question de la vaccine. Une première vaccination ne suffisant pas pour prémunir toute la vie de la variole, ce qui est admis, la cause des revaccinations est gagnée, mais il faut pratiquer souvent la revaccination sur les sujets chez lesquels elle n'aurait pas réussi une première fois. La variole elle-même n'empêche pas plus que le vaccin, d'une manière absolue, le retour de la maladie.

La variole a été bénigne, rarement confluente, sans complications générales sérieuses. Dans deux cas la mort est survenue : un militaire. Ici je ne trouve pas la relation du décès, je ne sais si c'est un indigène qui a succombé ; et il ne s'est rien passé d'extraordinaire à ce sujet, je l'eusse noté.

Le second décès appartient à la population indigène : un vieillard prisonnier. Venu une première fois à l'hôpital pour une autre affection, ce vieillard retourne à la prison, revient à l'hôpital quelques jours après pour la variole, et succombe.

Un troisième décès a dû avoir lieu, mais il n'appartient plus à la statistique de l'hôpital. Voici le cas. Un spahis, homme de grande tente, est apporté à l'hôpital atteint de variole confluente. Le lendemain sa famille le réclame, je ne crus pas devoir refuser la sortie du malade. Je crois qu'il a dû succomber, mais je n'en ai pas les preuves.

Ce nombre restreint de décès montre combien la maladie a été peu grave, et comment sa marche fut régulière.

La mort n'a eu lieu que deux fois; les accidents survenus à la suite de la variole sont extrêmement rares aussi.

Un militaire français a perdu l'œil droit. Des pustules s'étaient formées dans l'organe, et des cicatrices consécutives entraînèrent la perte de la vision. Un civil européen atteint d'une variole très-confluente et d'un aspect insidieux, le seul cas qui se soit présenté, a guéri; mais, comme notre soldat, il y perdit un œil.

Il est fort recommandé aux médecins, dans tous les ouvrages qui traitent de la variole, d'empêcher la production de ces graves accidents. Les conseils, certainement, sont fort bons; mais reste une petite difficulté, moins que rien, comme dit Panurge. Que faut-il faire quand une pustule se développe dans l'organe? J'ai essayé tous les moyens pour protéger la figure et les yeux, et j'ai médiocrement réussi, comme on le voit.

Hors le vieillard arabe dont je viens de parler, je n'ai pas eu à constater un cas de contagion à l'hôpital, car il est évident que ce vieillard a contracté sa maladie dans notre établissement.

Le traitement a été on ne peut plus simple.

La maladie marchant naturellement, je n'ai pas eu à la troubler par une intervention intempestive. Surveillance de chaque jour, soins de propreté, étude du pouls et des fonctions. Avec ces précautions, on parvient à mener à bien une épidémie qui n'a que de bonnes intentions.

Rougeole. — La rougeole comme la variole est une maladie très-commune en Afrique chez les militaires : 62 cas, dont 2 décès. L'année 1867, à Sétif, offre le plus grand nombre de ces affections, et le mois de mai, pour lui seul, a une majorité relative considérable.

On peut constater que dans mes tableaux la rougeole succède toujours à la variole, c'est assez son habitude ; à Sétif, elle a suivi cette marche non-seulement pour la succession annuelle, mais pour la succession épidémique. Je m'explique. En 1865, 1866, nous avons eu chaque année une épidémie de variole, en 1867 nous avons une épidémie de rougeole. Preuve nouvelle de certains rapports de causalité qui existent entre ces deux affections, dont les expressions pathologiques sont fort différentes.

Si à une épidémie de variole succède une épidémie de rougeole, on peut voir aussi que ces deux affections se suivent pendant les mois de l'année. La variole, dans nos tableaux, est très-fréquente en janvier, février, mars, elle cède en avril ; tandis que la rougeole commence à se montrer en mars, s'accroît en avril, mai, pour avoir son maximum en juin, juillet, août, pour disparaître ensuite, car pendant sept mois de l'année nous ne la retrouvons pas,

Pendant une période assez longue, 8 ans environ, un cas excepté, en février, présenté par un malade civil.

Cette marche doit être la marche régulière de la rougeole, et je voudrais avoir le temps de comparer mes observations aux observations faites par plusieurs de nos chefs, à Metz par exemple.

La rougeole a proportionnellement fait plus de victimes que la variole, puisque nous avons 2 décès pour 62 malades, et tous deux appartiennent à des militaires.

1° Favet (Antoine), caporal au 36e de ligne, 25 ans; entré à l'hôpital le 17 avril, meurt le 12 mai 1867.

Ce militaire entre à l'hôpital avec tous les signes d'une rougeole caractérisée : voix rauque, angine, bronchite, etc.; éruption caractéristique. Cette bronchite, attribuée naturellement à la rougeole, persiste et se transforme, et peut-être affirme mieux ses caractères.

On constate à gauche tous les signes de la tuberculisation, et la phthisie prend une marche galopante; à droite : matité du sommet, épanchement pleurétique.

Autopsie. — Deux vastes cavernes au sommet droit; sommet gauche induré; tubercules crus; épanchement pleural; rien dans les autres organes. Favet est mort d'une phthisie galopante, dont l'évolution a été déterminée par une rougeole bien caractérisée, mais dont les phases n'ont pas été elles-mêmes extraordinaires.

Le deuxième cas, que je vais rapporter, offre une particularité plus rare que cette phthisie, cette dernière affection étant une des terminaisons fréquentes de la rougeole. On dirait que par une certaine spécificité de sa nature, la rougeole donne, chez tous les prédisposés à la tuberculisation, le coup de fouet qui ébranle toute l'économie.

2° Legohebel, 6e chasseurs de France, 24 ans, entré à l'hôpital le 27 avril, mort le 28 mai.

Ce malade, entré pour une rougeole dont les symptômes sont très-réguliers et n'offrent aucune apparence de gravité, est rapidement en convalescence; il se promène, mange parfaitement, attend que ses forces soient bien revenues pour sortir définitivement. Le vingt-troisième jour après son entrée, Legohebel, à la contre-visite, accuse des douleurs abdominales très-intenses et profondes; le testicule droit rétracté violemment; vomissements; jambes rapprochées du tronc, décubitus dorsal; douleur au toucher.

Une péritonite vient de se déclarer : on essaye énergiquement de guérir cette maladie nouvelle et inattendue; le malade succombe.

Autopsie. — Cœur, poumons : rien; foie, rate : sains; cavité abdominale remplie de sérosité; flocons albumineux; pus dans le petit bassin; commencement d'organisation pseudo-membraneuse; face péritonéale des intestins très-injectée; arborisation vive; dans quelques portions, les intestins lavés. Les intestins examinés n'offrent rien de particulier, nulle trace de perforation; rien qui, de ce côté, explique la formation d'une péritonite.

Peut-on rapporter cette affection à la rougeole antérieure?

Les altérations intestinales sont très-fréquentes dans cet exanthème, mais la péritonite n'a pas, que je sache, été citée comme complication de la rougeole. On ne pourrait expliquer alors cette formation que par l'existence d'une perforation intestinale qui aurait échappé à l'examen fait cependant avec soin.

Je donne néanmoins cette observation à propos de la rougeole, malgré mes doutes, à titre de renseignements.

ANCIEN RELEVÉ DES MALADIES

QUI ONT OCCASIONNÉ LA MORT A LALLA-MAGHRNIA,

Poste de la province d'Oran, en 1844, 1845, 1846.

En fouillant dans mes notes, et cherchant les indications qu'il me fallait pour faire mon article sur la dyssenterie, je rencontre quelques feuillets anciens qui me paraissent assez intéressants; j'y trouve un relevé des maladies mortelles à Maghrnia pour les années 1844, 1845 et 1846, antérieures à mon séjour dans ce poste, comme sous-aide. Ce relevé me permettra de faire un tableau comparatif avec ceux que je donne pour une période datant de vingt ans après. J'y vois surtout une indication qui a pour effet de me faire réfléchir sur ce que j'ai dit à propos de la fièvre typhoïde.

Dans mon article sur la fièvre typhoïde, je dis que les opinions régnantes étaient qu'autrefois, aux premières années de l'occupation et pendant la période de luttes, la fièvre typhoïde était rare, masquée presque toujours par les formes rémittentes. Or, je vois ici, à la colonne fièvre typhoïde, 31 décès en 1844, 8 en 1845; total 46, par cette cause, et plus loin 13 et 15 fièvres rémittentes; ce qui me laisserait supposer que la distinction entre ces deux formes avait été faite, et que l'on n'avait pas admis la rémittente typhoïde. Les faits manquent pour discuter cette question. Cependant, malgré cette découverte qui contrarie très-fortement mes assertions, je ne change rien à mon article. Je ne sais pourquoi je me sens disposé à persister dans mon opinion, persuadé, que je suis, qu'elle est partagée par un grand nombre de mes collègues. Si, en relisant les auteurs qui ont écrit sur ce sujet, je voyais mon appréciation renversée, je ferais vite acte de contrition. Mon article restant toujours utile comme statistique, il est possible de rendre compatibles mes impressions avec la vérité des faits, c'est en leur donnant la forme suivante : autrefois pour notre armée d'Afrique, la mortalité, par la dyssenterie, les fièvres endémiques, était si considérable que l'on regardait comme très-faible la mortalité due à la fièvre typhoïde. C'est cette comparaison qui a fait naître la croyance au peu de fréquence de la fièvre typhoïde qui pouvait peut-être exister aussi souvent qu'aujourd'hui. Maintenant les chiffres mortuaires sont renversés : la fièvre typhoïde fournit un plus grand contingent à la nécrologie, que la dyssenterie, presque autant que les fièvres endémiques; dès lors sa présence est plus accusée et son action plus en évidence.

Voici la copie du tableau des maladies qui ont occasionné la mort, à Maghrnia, en 1844-45-46 :

Dyssenterie aiguë	76	Fièvre rémittente	28
Idem chronique	34	*Idem* pernicieuse	60
Diarrhée	30	Méningite (1)	7
Fièvre typhoïde	39	Hépatite	3
Idem adynamique	13	Rupture de la rate	1
Gastro-céphalique	2	Pneumonie	6
Gastro-entérite	3	Bronchite	1
Colite	11	Etc., etc. Maladies diverses sans caractères au point de vue que nous étudions.	
Engorgement des viscères abdominaux	8		

Total général des décès : 355; ce qui donne une énorme

(1) Au mois d'août, sous la tente, la colonne en marche pour Isly.

proportion de décès pour cause de dyssenterie, diarrhée et par fièvres pernicieuses.

Les documents qui me servaient pour faire ce tableau étaient incomplets; le registre des décès me donnait les morts, mais je ne pouvais avoir le nombre des entrants par catégories.

Le seul chiffre, que je puisse établir après de nombreuses combinaisons, est celui des entrées en général, dues les unes à la garnison, les moins nombreuses; les autres aux malades fournis par les colonnes qui rayonnaient toujours dans les environs, surtout à l'époque de la bataille d'Isly et les années subséquentes jusqu'à la prise d'Abd-el-Kader. Ce chiffre paraît devoir être de 5,582 entrées à l'ambulance de Maghrnia pendant ces trois années. En comparant les chiffres de ce tableau aux autres, on peut s'assurer facilement qu'il y a une amélioration notable dans la santé de nos troupes. La mortalité y est bien moins considérable; les dyssenteries incomparablement moins fréquentes et peu graves. Les fièvres endémiques, elles-mêmes, on diminué le nombre de leurs victimes. Ainsi, d'une part (je ne puis ici comparer que les maladies fournies par les militaires), nous avons 5,582 malades pour 355 décès; d'autre part, 4,747 malades et 156 décès, et nous avons subi plusieurs épidémies. A Maghrnia, rien de ce genre. Notons une période de trois années pour les premiers chiffres, et huit années passées pour les seconds. Dans les deux époques, nous trouvons des colonnes expéditionnaires très-nombreuses, ce qui donne des conditions identiques. Maghrnia est un lieu très-malsain, très-chaud; mais nous avons, dans nos tableaux, le résumé des maladies contractées à Bousaada et Biskra, localités situées sous la même latitude à peu près.

D'autre part, nous avons, sur 355 décès, 110 déterminés par la dyssenterie seule ; presque le tiers. Et dans nos colonnes, sur 156 décès, la dyssenterie ne nous en donne que 11 ; beaucoup moins d'un dixième. Soit encore, dans le premier cas, un peu plus de 30 pour 100 ; dans le second, 7 pour 100. La mortalité était, par ce fait, cinq fois supérieure à ce qu'elle est aujourd'hui. La proportion serait encore bien plus considérable si nous comparions les décès par diarrhée.

Il est inutile d'établir d'autres rapports, la question est trop bien jugée pour s'appesantir sur ce sujet.

Dyssenterie. — Les affections des organes digestifs sont très-communes ; en additionnant seulement le chiffre des dyssenteries, diarrhées et de choléra, on a, par ce fait, 729 entrées. Les maladies des annexes sont peu considérables.

Ces chiffres, bien qu'élevés, sont inférieurs à ce qu'ils étaient autrefois pour ces mêmes affections. Il est donc opportun de faire ressortir cette situation nouvelle.

Je ne m'occuperai que des malades militaires ; les mêmes réflexions peuvent s'appliquer aux maladies dont les civils européens ou indigènes sont atteints ; mais je n'aurais pour eux aucun terme de comparaison.

Je ne poserai mes calculs que pour la dyssenterie, j'abandonne la diarrhée qui n'est pas, à vrai dire, une maladie, mais un symptôme et dont la bénignité est extrême.

La dyssenterie, elle-même, est très-peu grave, puisque j'ai :

Sur 361 dyssenteries. . . . . 11 décès.
Sur 302 diarrhées. . . . . 1 décès.

Notons que la dyssenterie est plus fréquente dans les mois les plus chauds de l'année, mais qu'elle est d'autant plus élevée que des mouvements militaires se font dans la province. Sur les 11 décès, 8 ont eu lieu, à Bousaada, après les expéditions de 1864.

Ces quelques points mis en vedette, je viens à la question en reproduisant, ici, quelques idées que j'émettais, il y a déjà longtemps, dans ma thèse pour le doctorat.

Quand je passais ma thèse, en 1850, après un séjour d'une année, dans un des postes les plus malsains de l'Algérie où les dyssenteries étaient extrêmement graves et très-fréquentes, j'avais pu déjà me former un commencement d'opinion sur cette maladie.

Tous les auteurs admettent pour cette affection deux formes : la dyssenterie aiguë, la dyssenterie chronique. Je n'avais pas assez d'expérience pour me prononcer à ce sujet, et j'acceptais la forme aiguë, très-rare, exceptionnelle, possible, voilà tout ; et j'appelais cette forme, *primitive*. La forme la plus générale était la forme *secondaire*. Depuis lors, mes idées n'ont pas changé à ce sujet, elles ont pris plus de netteté, plus de sûreté. N'ayant jamais vu la forme *primitive*, je doute de son existence ; et je ne reconnais plus que des dyssenteries *secondaires*.

Voici la définition que je donnais de cette forme secondaire :

« Nous définirons la forme secondaire : une dyssenterie « due à une série d'influences morbides, soit extérieures, « soit intérieures qui, réagissant sur l'organisme, pervertis- « sent certaines fonctions et déterminent enfin les altéra- « tions particulières à la maladie qui nous occupe. »

Je divisais la dyssenterie en maladie d'organes et en maladie de fonctions ; la dyssenterie secondaire est une maladie de fonctions.

Cette définition faite, je passais à l'étude des causes; je ne parle plus que de la maladie secondaire. Je rencontrais d'abord la contagion, ses partisans ont été peu nombreux de tout temps; mais enfin la croyance à ce mode de propagation existe, et je crois qu'un de nos maîtres traitait de cette maladie dans son cours d'épidémiologie. Malgré la grande autorité du nom de M. Laveran, je dis non, la dyssenterie n'est pas contagieuse, n'est pas épidémique (conservant au mot épidémie, non son acception étymologique, mais la seule expression qu'il devrait avoir, l'indication d'une maladie qui se propage par ses propres forces et se multiplie). Jamais, dans le passé, on n'a pu trouver un cas de dyssenterie épidémique; pas même le fameux bataillon de Pringle qui a été le point de départ de toutes les preuves cherchées à l'appui de cette thèse.

Analysant toutes les causes accordées à cette affection, je refusais à l'hérédité, à la constitution, au tempérament toute influence ; il y a des prédispositions, pas de causes.

Je ne rejetais pas d'une manière absolue le miasme comme pouvant déterminer la dyssenterie, il me répugnait de l'admettre, comme on le croyait alors, qu'un miasme absorbé donne un flux diarrhéique; c'est vrai, les habitués de l'amphithéâtre le savent; mais une dyssenterie, je ne le crois pas. Le miasme peut devenir cause, mais consécutivement, en développant une maladie qui, à son tour, réagit sur la constitution en l'appauvrissant.

Je n'admettais donc, comme causes efficientes, que la température élevée, la mauvaise alimentation, les maladies antérieures dont le résultat commun est la *débilitation.*

Voilà la cause seconde de toutes les dyssenteries, les causes actives qui amènent la débilitation sont causes indirectes de la dyssenterie. Qu'on relève ces causes et qu'on les étudie avec soin, que l'on consulte tous les auteurs, on trouvera toujours que la dyssenterie règne aux mois de juillet, août, aussi bien en France qu'en Algérie; et voici comment j'expliquais cette coïncidence :

« Pendant les chaleurs du printemps ou de l'été, les fonc-« tions digestives sont toujours plus lentes. Il y a inappé-« tence, empâtement de la langue, état bilieux, paresse de « l'estomac, par suite, assimilation alimentaire moins com-« plète, d'où perte pour l'économie, affaiblissement; en-« suite, viennent les travaux des champs ou tous les travaux, « quels qu'ils soient, que l'on exécute pendant les fortes « chaleurs, pourvu qu'ils exigent une grande activité; ces « travaux, en exposant le corps à l'action directe du soleil, « ou en développant une excessive sécrétion cutanée, amè-« nent nécessairement, par ces effets, une nouvelle perte pour « l'économie, d'où encore affaiblissement. De plus, l'alimen-« tation de l'été n'est pas réparatrice, on mange peu et « surtout on choisit des aliments tirés du règne végétal. Je

« ne veux pas dire ici que les fruits et, en général, tous les « végétaux soient nuisibles par eux-mêmes, qu'ils détermi- « nent directement par leur ingestion la dyssenterie; ce « serait presque une absurdité, quoique leur abus, comme « de toute chose, puisse le faire. Mais les fruits ne restaurant « pas assez, les principes nutritifs qu'ils renferment, quoique « bons par eux-mêmes, sont insuffisants par la quantité; « d'où encore affaiblissement. Enfin l'on boit beaucoup, et « surtout beaucoup d'eau, pendant les chaleurs excessives; « on sent instinctivement le besoin de réparer les pertes de « la transpiration. Or l'eau, même excellente, qui est satis- « faisante, dans certaines limites, n'est nullement propre à « une bonne alimentation, elle ne répare pas assez, surtout « s'il y a excès; d'où encore affaiblissement.

« C'est de la réunion, de la coopération de toutes ces « causes, que naît la dyssenterie. Ces causes n'agissent pas « brusquement, immédiatement, mais avec une progression « lente et continue; de sorte que le sujet ayant commencé à « se débiliter le 1er juillet le sera complétement le 1er août, « et accusera les premières atteintes de la dyssenterie. Mais « celle-ci revêtira la forme secondaire, car elle n'aura pris « naissance que par suite de profondes modifications dans « l'organisme. Voilà les considérations qui nous font dire « que la saison chaude est nécessaire à la production de la « dyssenterie. Plus la température sera élevée, plus il y aura « de malades, d'où épidémies. Voilà enfin pourquoi ce qu'é- « crivait Sydenham est toujours vrai : *Animadverti morbum « hunc fere semper autumni initio invadere solere, et adpro- « pinquanti hyemi pro tempore cedere.* »

Je pourrais donner des considérations analogues à propos de l'alimentation; pour tous les auteurs, cette cause n'est pas contestable, et les démonstrations journalières ne nous font pas défaut. Nous accusons tous les jours l'insuffisance et la mauvaise direction du régime alimentaire des soldats en France et surtout en Afrique.

Eh bien, les causes que je donnais alors, comme les seules véritables de la dyssenterie, j'en trouve la confirmation éclatante dans les faits que j'ai vus passer sous mes yeux pendant mon second séjour en Algérie.

J'ai oublié un point important dans l'étude de la cause. Beaucoup d'auteurs regardent l'hépatite comme déterminante de la dyssenterie et réciproquement. Je ne saisis pas ce qui peut fonder cette manière de voir. On dira bien que le foie ayant ses fonctions perverties, la dyssenterie doit s'ensuivre; mais alors il devrait toujours y avoir dyssenterie quand il y a maladie du foie, et surtout la cirrhose, ou seulement rétention de la bile dans son réservoir. Il n'en est cependant pas toujours ainsi. Donc, c'est par un autre mode que la dyssenterie survient, et ce mode est celui que j'indique.

L'hépatite et la dyssenterie se compliquent souvent; mais elles naissent d'une cause commune, elles ne sont pas elles-mêmes causes.

Puisque j'attribue la dyssenterie à la débilitation, je dois fournir mes preuves; je ne veux plus invoquer le passé, je me borne à ce que je trouve dans mes notes. Il me suffira de démontrer que les dyssenteries sont beaucoup plus fréquentes et très-graves aux époques de fatigues déterminées par les colonnes expéditionnaires, et qu'elles seront d'autant plus graves que les expéditions seront plus prolongées ; et pour les cas rares de décès isolés, je montrerai que les victimes avaient subi de longues épreuves.

Avant de fournir mes preuves, je dois faire une réflexion qui sera comprise, je pense, par tous mes collègues ; et dût-elle faire naître un blâme pour ma manière d'agir, je la dirai d'autant mieux. Comme maintenant la dyssenterie, dans l'immense majorité des cas, est une maladie de peu de gravité, dans les cas simples elle attire moins l'attention du médecin traitant. Il arrive souvent que l'on reçoit dans les salles des malades qui répondent à vos interrogations précises avec assez d'intelligence et d'affirmation, pour que l'on se dispense de recourir aux preuves visuelles et odorantes. Beaucoup de malades affirment rendre du sang par l'anus ; n'ayant pas d'hémorrhoïdes, on diagnostique une dyssentérie, mais la preuve n'a pas été faite officiellement : d'où un grand nombre de ces affections qui, jusqu'à un certain point, pourraient être rangées dans la catégorie des diarrhées, ou même des hémorrhoïdes. Peut-être, en agissant plus sévèrement que moi-même ne l'ai fait, arriverait-on à avoir moins de dyssenteries, mais des proportions autres dans les rapports de gravité.

Ce diagnostic un peu superficiel n'a lieu que dans les formes très-bénignes ; dans les dyssenteries graves, l'attention du médecin est trop attirée pour que l'erreur soit possible.

Je reviens à mes tableaux et je constate que les dyssenteries se sont montrées ainsi qu'il suit :

Batna, 1862, 26 cas. . . . — On n'a fait qu'une expédition insignifiante vers le sud. Pas de décès.

Biskra, 1863 et 64, 24 cas. — Malgré les chaleurs, mais pas de courses, pas de fatigues.

Bousaada, 1864, 76 cas. . — C'est la fin des colonnes mobiles qui ont parcouru la province pendant l'année. 8 décès. Dyssenteries graves.

Sétif, 1865, 72 cas. . . . — Epoque où les colonnes expéditionnent en Kabylie. Pas de décès, mais congés de convalescence nombreux.

Idem, 1866, 64 cas. . . . . — En 1866, suite des autres influences; 1 seul décès militaire ayant expéditionné dans le sud.

Idem, 1867, 18 cas. . . . . — Epoque du choléra. Pas de décès dyssentérique. Pas de colonne.

Idem, 1868, 24 cas. . . . — Deux décès survenus; deux tirailleurs algériens usés par les marches.

Idem, 1869, 8 cas. . . . . — Rien.

Mes preuves sont écrites dans ces chiffres; on voit qu'aux années 1864-1865, le nombre des dyssenteries est hors de proportion avec le chiffre des autres années.

Et pour Bousaada, la vérité ressort plus éclatante encore : la plupart des troupes qui campèrent sous Bousaada avaient plusieurs mois d'expédition, et voici ce que je notais alors : « Les dyssenteries m'ont rappelé les dyssenteries de la pro- « vince d'Oran dont je n'avais pas revu les types ; cela est « naturel : mêmes causes, mêmes effets. Dans la province « d'Oran à l'époque où je voyais ces maladies, les colonnes « étaient épuisées par les marches, les privations, la chaleur. « De même à Bousaada, les malades qui entrent à l'ambu- « lance sont extrêmement surmenés, ils viennent de faire « six mois de marche, et par la chaleur ; les privations sont « moindres qu'autrefois, mais cependant réelles surtout pour « quelques individus. Les fatigues, l'absence de repos ont « produit des dyssenteries graves en proportions moindres

« que par le passé, mais véritables ; ce sont des maladies de
« fonctions, leur présence confirme mes opinions ; c'est bien
« la débilitation qui les détermine, et nous avons des preuves
« écrites de cette détérioration sur les dyssentériques
« eux-mêmes et leurs voisins. Le scorbut se montre chez
« tous ; tous les malades, quel que soit le genre de maladie,
« portent ce stigmate. »

Il est inutile, je pense, de pousser plus loin le développement de preuves si manifestes. C'est à Bousaada que nous avons eu les dyssenteries les plus graves et les plus nombreux décès, presque la totalité des décès pendant mes années de séjour. Quant aux trois autres cas isolés, ils portent sur deux soldats du 3e tirailleurs algériens, de constitution usée, qui sont venus terminer leurs jours à l'hôpital, pour nous donner les preuves anatomo-pathologiques de la dyssenterie vraie, spécimen que l'on ne rencontre plus souvent aujourd'hui.

Le troisième soldat mort, Droitcourt, du 6e chasseurs de France, entré à l'hôpital le 7, mort le 18 mai, venait de faire une excursion dans le sud jusqu'à Ouargla, était entré à l'hôpital de Batna, une première fois sorti non guéri, avait fini par entrer à Sétif, avec les symptômes très-avancés de la dyssenterie ; ce cas confirme ce que j'avance.

Tous les cas de Bousaada ont été des dyssenteries graves, les signes étaient caractéristiques dans le faciès et les selles. Les dyssentériques sérieux ont un faciès spécial ; il existe autour du menton des rides caractéristiques ; ces rides suivent les progrès de l'amaigrissement du malade.

Il est inutile de parler, dans cette étude, des altérations anatomo-pathologiques de la dyssenterie.

Je passe au traitement cette pièce de touche d'un bon diagnostic dans certaines maladies composées, car si on poussait mon aphorisme trop loin, il en résulterait de singulières théories. J'entends un diagnostice s'appuyant, outre sur les symptômes, sur les indications de causalité et de constitution.

J'ai dit que la débilitation était la cause active de la dyssenterie; je devais donc être fidèle à ma thèse en combattant la débilitation, et je me suis confirmé une fois de plus, qu'à une époque donnée, tout le monde a les mêmes idées, les mêmes opinions dans les sciences et dans les arts ; personne n'invente rien que tout le monde ne sache.

Mon traitement était celui que tous mes camarades emploient ; je repoussais l'idée des antiphlogistiques sous toutes les formes, les ventouses scarifiées, les sangsues. Que nous sommes loin de ces époques que j'ai connues où j'avais vu des dyssenteries aiguës traitées par les saignées générales répétées ! c'était alors dans les localités où M. Cambay d'abord, puis M. Catteloup, avaient recueilli les matériaux de leurs traités sur la dyssenterie.

Voici généralement comment je traitais mes malades : je dis, généralement, car rien d'absolu dans mes traitements ; au début, j'administrais du sulfate de soude ou de magnésie à la dose de 10, 15 ou 20 grammes ; ce médicament avait pour résultat de diminuer les selles le lendemain de son ingestion ; puis, si je croyais à une influence paludéenne dans la cause débilitante, et en Afrique il faut toujours y songer, je donnais du sulfate de quinine à doses variées suivant les cas ;

sans me préoccuper de l'effet sur les muqueuses, le sulfate de quinine n'a jamais produit le moindre mal local ; quelquefois j'associais le quinine à l'opium. Repos absolu, boissons émollientes. Cela fait, j'arrivais rapidement au ratanhia, au vin sucré, vin généreux, si possible était, jus de viande, viande crue. Je me suis bien trouvé des pilules de Segond, dans les cas où des troubles du foie coïncidaient avec la dyssenterie. Les opiacés ne rendent, selon moi, qu'un service : faire dormir, calmer, pendant que l'on dort on a chaud, l'organisme se repose, se remet, il entre alors dans de meilleures conditions de guérison.

Les toniques, le vin, les sucs de viande, voilà les vrais remèdes de la dyssenterie ; ils s'attaquent à la constitution, la rétablissent dans son intégrité et guérissent la dyssenterie.

L'ipéca peut réussir aussi quand il y a tendance saburrale ; il débarrasse l'estomac, modifie la digestion.

Quant aux lavements, on peut au début les employer comme calmants ; mais voilà leur seule action, plus tard ils sont complétement inutiles, même les lavements de nitrate d'argent. Attaquer le mal local dans la dyssenterie, lorsque les symptômes généraux ne sont pas améliorés, c'est perdre son temps et sa peine.

Quand on a essayé le traitement que j'indique d'une manière suivie, et que le succès n'est pas évident, il ne reste qu'une ressource : le congé de convalescence pour les militaires, le changement de localité pour les Européens.

Malgré la confiance très-grande que j'ai aux heureux emplois d'une médication que des succès réels ont couronnée, comme on peut le voir par mes chiffres, je n'ai en général qu'une confiance restreinte dans les agents pharmaceutiques.) Ici, les moyens sont rationnels et les médicaments appartiennent aux substances alimentaires; malgré cette confiance, dis-je, il ne faut pas se bercer d'une illusion, celle de guérir toujours. Quand la maladie progresse, soit par un long retard à demander les soins médicaux, soit par suite d'une débilitation très-prononcée; lorsque les altérations intestinales sont à leur période avancée, le mal est au-dessus des ressources de l'art. Quand une constitution ne peut plus être relevée, la marche des désordres est inévitable et fatale, le ramollissement des muqueuses est remplacé par l'ulcération, la gangrène, l'épaississement des tuniques, etc., etc.; tous les lavements du monde ne peuvent plus rien.

Est-il possible de porter un pronostic sur l'avenir de la dyssenterie? Évidemment. D'abord, tant que la constitution se maintient bonne, que le pouls n'est pas éteint, que l'amaigrissement n'est pas complet, qu'une sorte de teinte noire ne s'est pas étendue sur le sujet, et que des rides trop profondes ne sont pas faites sur la face, il y a lieu d'espérer. Mais le signe qui ne trompe jamais, c'est l'examen des urines : tant que la miction se fait, il y a grand espoir; si elle augmente, quel que soit le nombre des selles, le malade est sauvé. Cétte indication est formelle et toute physiologique; l'indiquer suffit, il est inutile de la démontrer.

Quant à la durée de la dyssenterie, je n'ai fait qu'une fois ce calcul pour un certain nombre de malades; j'ai trouvé une moyenne de quinze jours. Ce chiffre me paraît trop élevé, car dans l'immense majorité des cas la dyssenterie simple guérit dans l'espace de quelques jours, après l'emploi d'un ipéca ou de sulfate de magnésie.

Dans les cas graves, cette durée peut être plus considérable ; je ne l'ai pas constatée, car dans mon service, occupé de mes malades, je ne songeais pas à faire de la statistique, et je ne cherchais pas à savoir si mes dyssentériques restaient plus dans mes salles que la moyenne ordinaire. Du reste, les statistiques officielles du ministère de la guerre peuvent mieux répondre à cette question que mes notes, et je crois nonobstant avoir obtenu de bonnes moyennes.

Je n'ai pas réuni des chiffres suffisants, car n'inscrivant que mes décès, et ne faisant pas d'autopsie à Bousaada, il ne reste que trois cas à additionner : ce petit nombre ne peut servir à rien.

Mes chiffres disent le peu de gravité de la dyssenterie maintenant en Algérie, et la proportion des décès doit encore diminuer avec les progrès de la civilisation dans ce pays.

Je borne à ces réflexions ce que je voulais dire sur ce sujet.

Des fièvres d'accès. — Maintenant et de longtemps encore les fièvres intermittentes seront les maladies dominantes de l'Algérie ; il faudra de nombreuses années, des travaux considérables avant que le pays soit assaini par des cultures raisonnées, des canaux d'irrigation, etc., etc. Beaucoup de victimes humaines succomberont encore avant cet heureux temps, où notre colonie n'aura plus rien à envier à la France. Le passé est un sûr garant de l'avenir, et les points où se sont portés les efforts de la population naissante démontrent péremptoirement ce que l'on doit attendre du travail et du temps.

Les localités où la population est fixe, les villes, certains villages, tous les lieux bien cultivés, sont presque à l'abri maintenant des accidents paludéens. Ce n'est plus que dans certains postes éloignés, mal choisis, que les militaires sont atteints. Les causes les plus actives proviennent des marches à travers la province ; les foyers les plus puissants se rencontrent sur les routes où les militaires isolés, libres de surveillance, s'exposent sans réflexion aux influences du miasme. Les petits convois hebdomadaires fournissent relativement beaucoup de malades ; c'est que les soldats livrés à eux-mêmes n'hésitent jamais à se baigner ou à pêcher dans les trous d'eau bourbeuse qu'ils rencontrent sur leur chemin. Entre Sétif et Constantine, il y a des étapes fatales. Dans la saison chaude, les dangers sont immenses. Les soldats du train, toujours sur les routes, sont plus exposés que les autres aux fièvres d'accès.

Parmi les professions civiles qui offrent le plus de dangers et exposent le plus aux fièvres d'accès, on peut citer les maçons, les terrassiers, mais surtout les faucheurs dans les prairies ; celles-ci sont toujours malsaines.

Les petits cultivateurs habitent des fermes disséminées par tout le territoire, dans les points les plus propices aux cultures. Ces fermes sont toujours mal construites ; on n'a pas consulté les lois de l'hygiène pour leur installation. Mais presque toujours les chambres les plus malsaines sont destinées à recevoir le lit. La moitié du monde ne peut se décider à comprendre l'importance de la chambre à coucher. C'est en définitive dans cette pièce que se passe la plus grande partie de l'existence ; il faut donc s'efforcer de la rendre la salle la plus saine du logis, au lieu de la laisser la plus infecte.

Quand les pluies ont été fréquentes et que l'époque des moissons est chaude, les fièvres augmentent d'autant. De sorte que maintenant, dans beaucoup de localités encore, les habitants se trouvent dans une impasse pénible. Si l'année est sèche, les fièvres sont moins nombreuses, la santé meilleure, mais les récoltes sont moindres. Si l'année est pluvieuse, les récoltes sont splendides, mais les fièvres plus fréquentes. Généralement il n'y a pas d'hésitation : les colons préfèrent les années pluvieuses et les bonnes récoltes. Quant aux fièvres, on les subit avec résignation, comme un mal que l'on ne peut éviter. Je n'aurai presque rien à dire de ces affections, si bien étudiées par nos maîtres, je me bornerai à exposer quelques chiffres.

La fièvre paludéenne entre pour plus de la moitié dans le mouvement général des maladies. Sur 7,657 entrées, nous en avons 3,516 par ce fait ; et pour les militaires seuls, nous avons 2,425 fièvres pour 4,747 entrées. Nous ne faisons que constater une fois de plus la fréquence de ces maladies miasmatiques et leur marche ordinaire. Elles peuvent se montrer pendant tous les mois de l'année. Elles apparaissent avec les premières chaleurs, et leur marche ascendante se prononce jusqu'au mois de septembre ; puis elles décroissent très-rapidement. Mais si les mois de septembre et octobre sont chargés de maladies fébriles, c'est que le nombre des récidives est considérable. Les fièvres de premier accès se présentent en mai, juin, juillet, et sont très-rares en hiver. Les types quotidien, tierce, se rencontrent en toutes saisons. Si la question du type est très-importante quand on écrit l'histoire de la maladie, elle l'est peu en pratique. Je ne me suis pas occupé à contrôler les vérités acquises. Il me semble toutefois que le type quotidien a été fréquent dans les fièvres primitives, le tierce dans les récidives, et le quarte ne s'est rencontré que chez les récidivistes. Je n'ai que très-rarement donné le quinine le soir, ce qui prouve que l'accès est presque toujours diurne ; je suivais la pratique habituelle des médecins militaires, qui est de donner le quinine en présence du médecin traitant, à la visite du matin. De cette manière, on est assuré que le médicament a été administré. Les fièvres pernicieuses sont des fièvres d'accès graves, et l'on peut dire que ce sont des fièvres paludéennes compliquées. C'est généralement pendant les mois les plus chauds que les accès pernicieux se présentent, et c'est presque toujours sous la forme congestive, soit pulmonaire, soit cérébrale. C'est la combinaison d'une insolation et d'un accès.

Pour 2,425 atteints de fièvre paludéenne, je rencontre 26 cas de fièvre pernicieuse parmi les militaires. Cette proportion est encore sérieuse, car les cas sont presque tous mortels. Mais je crois qu'on obtiendra difficilement des chiffres plus favorables, parce que la forme pernicieuse n'est pas seulement une maladie paludéenne, mais le résultat d'un incident, d'un hasard, comme les congestions pulmonaires et cérébrales. Il faut une minime dose de miasme compliquant une congestion pour amener la mort.

Ce sont généralement les hommes isolés, les travailleurs aux champs, aux travaux des puits, qui fournissent des accès pernicieux.

Je dois dire ici pourquoi la proportion des décès est si grande dans les formes pernicieuses. C'est que je ne donne ce nom qu'à un accès tellement grave que la mort est imminente. J'ai souvent eu à traiter des fièvres d'accès intenses que quelques médecins eussent peut-être désignées sous le nom de pernicieuses, auxquelles je n'ai pas donné ce nom. Voici pourquoi. L'accès pernicieux n'est qu'une des formes de l'intermittence ; c'est l'accès poussé à son maximum d'intensité, à son summum de gravité. Si on ne reste pas rigoureusement dans la limite de cette définition, on ne sait plus où s'arrête la fièvre intermittente simple, où commence la fièvre pernicieuse. Pour Jacquot, par exemple, la fièvre pernicieuse est caractérisée par une céphalalgie intense. Évidemment on peut avoir beaucoup d'accès pernicieux, en acceptant des définitions aussi élastiques. C'est surtout pour les formes congestives que la délimitation est nécessaire ; pour les formes algides, les différences sont manifestes. J'ai donc été très-sévère et très-précis dans la détermination des fièvres pernicieuses. Au début de mon séjour en Afrique, mes idées étaient moins arrêtées, et j'avais plus de succès ; aussi, à Batna, j'ai dans mes tableaux une proportion de décès moindre qu'à Sétif ; c'était trop beau. Je ne veux pas dire qu'aucun accès pernicieux ne guérit, ce serait exagérer ma pensée ; je dis seulement que le cas est tellement évidemment grave, que les chances de guérison sont incomparablement moins nombreuses que les chances de mort.

Presque toutes les formes où la perniciosité se montrait étaient congestives; une seule fois la forme syncopale, une fois la forme algide. J'aurais pu donner les observations de ces faits, mais elles n'offriraient rien de particulier.

Forme rémittente. La fièvre rémittente a été souvent représentée dans mon service ; elle est aux fièvres quotidiennes comme un est à quatre. Elle n'est pas observée toute l'année ; son époque de prédilection est le temps des premières chaleurs ; elle progresse et disparaît avec elles. C'est peut-être aux mois de mai et de juin qu'elle se dessine le plus nettement. Presque toujours les rémissions sont quotidiennes; je n'ai pas souvenir d'exceptions à cette règle.

C'est lorsque les troupes sont réunies ou qu'elles sont en expédition que les remittentes sont fréquentes et qu'elles offrent le plus de gravité, ainsi que cela s'est présenté pour l'année 1865, pendant l'expédition de Kabylie.

C'est la forme des maladies paludéennes qui guérit le plus facilement, et si les récidives surviennent, ce n'est que sous les apparences de fièvres d'accès distincts, quotidien ou tierce. La rémittente ne récidive pas sous cette forme. Cela veut dire que l'accès se dégage, s'isole des éléments qui pouvaient le compliquer.

C'est la forme rémittente qui est le plus souvent associée à la fièvre typhoïde. Cette apparence vient peut-être de ce que la maladie typhoïde ne permet pas de saisir nettement le type de fièvre paludéenne. Quoi qu'il en soit, cette complication amène des dangers pour les malades.

Je n'ai pas rencontré de fièvres larvées. Je ne parle pas ici de ces maladies mal définies qu'une dose de sulfate de quinine juge souvent dans les pays à miasmes.

La mortalité déterminée par les diverses formes de maladies à quinquina est en raison inverse de leur fréquence. Ainsi la forme pernicieuse, la moins souvent notée, donne une mortalité considérable : 14 décès sur 26 malades ; plus de la moitié.

La forme rémittente, la plus compliquée des fièvres paludéennes, est assez grave aussi : 17 décès sur 439 malades. Cependant ce chiffre n'a rien d'exagéré. C'est que la forme rémittente n'est jamais une atteinte pure de l'influence palustre ; indépendamment de la fièvre typhoïde, que je laisse de côté, en ayant fait un chapitre à part, il y a la complication des congestions de diverses natures, les anémies, le scorbut, etc., etc., et cette circonstance, toujours aggravante, que la rémittente se montre de préférence quand il y a agglomération de troupes et pendant les fortes chaleurs.

Quant aux fièvres paludéennes simples à types quotidien, tierce, quarte, on peut dire qu'elles n'occasionnent jamais la mort. Bien que dans mes cadres on lise le chiffre 3 à la colonne des décès, vis-à-vis du titre *fièvre intermittente*, ces trois décès n'appartiennent réellement pas à la fièvre primitive elle-même ; ainsi le premier, Rigal, du 6e chasseurs de France, a succombé à la suite d'un œdème de la glotte ; le deuxième décès, entré pour la troisième fois à l'hôpital, eût dû être classé aux anémies consécutives ; quant au troisième, à Biskra, je crains qu'il n'y ait eu erreur, je n'en trouve pas la relation dans mes notes.

Ces quelques mots suffisent à propos d'une question qui n'a plus besoin d'être résolue.

Je ne parlerai pas des complications; sous le titre anémie, je dirai quelques mots des maladies consécutives. Il n'y a rien de neuf à faire à ce sujet. Quant à l'hypertrophie de la rate, à l'état aigu, c'est un symptôme; à l'état chronique, c'est une maladie consécutive. On peut remarquer que le chiffre des malades entrés pour l'hypertrophie de la rate est très-restreint. Les raisons suivantes donneront une explication suffisante de la rareté de cette affection.

Chez les militaires, si l'engorgement de la rate, qui n'est qu'un épiphénomène dans l'état fébrile aigu, devient chronique, le malade est envoyé en convalescence; il disparaît ainsi. Quant aux civils européens qui ont fait un long séjour en Algérie ou aux indigènes, il faut qu'une affection aiguë les amène à l'hôpital; jamais ils ne se présentent dans les salles pour une affection chronique qui permet de pourvoir aux besoins de l'existence, à laquelle l'organisme est habitué. C'est une infirmité, non une maladie. J'ai vu souvent dans mon service des indigènes porteurs de rates énormes débordant de plusieurs travers de doigt l'ombilic, allant jusqu'à la fosse iliaque droite, occupant toute la surface des intestins et présentant à la palpation un énorme carré de substance durcie, sans que le malade parût se préoccuper de cette masse insolite, sans en être incommodé. Arrivée à cet état, la maladie est incurable. Ce qui est extraordinaire, c'est que je n'ai jamais eu l'occasion de faire l'autopsie de porteurs d'aussi formidables transformations.

Quant au traitement de la fièvre d'accès, cette partie si importante de la thérapeutique des médecins militaires a été si bien établie par nos prédécesseurs et nos chefs, qu'il est difficile d'y rien ajouter. J'employais, comme tout le monde, au début, les éméto-cathartiques et le quinine à haute dose. Pendant l'été, je débutais, pour les fièvres primitives, par des doses élevées, puis décroissantes. Dans les cas rebelles, je suis allé jusqu'à trois grammes par jour, jamais plus ; pour les cas pernicieux, j'ai poussé jusqu'à huit grammes. Mais on sait que dans ces cas le quinine, sous quelque forme qu'il soit administré, ne pénètre que difficilement l'organisme.

J'ai quelquefois tenté l'usage de l'arsenic, selon les formules Boudin, dans les cas où je croyais avoir le plus de chances de succès, quand le quinine échouait ; mais j'avoue n'avoir jamais obtenu de résultats. Je regarde l'arsenic comme très-peu efficace dans le traitement des fièvres palustres ; il peut être utile comme activant la nutrition dans les cachexies.

Je n'ai jamais employé la méthode hypodermique, que l'on veut appliquer maintenant à tous les médicaments ; voici mon opinion à ce sujet. Dans les cas graves où la perniciosité est prononcée, je n'hésiterais pas à me servir de ce procédé, qui porte rapidement le remède dans la circulation ; mais dans les cas ordinaires, où le péril n'est pas dans la demeure, je crois la méthode ordinaire suffisante, aussi efficace. Malgré ce que l'on dit de l'immunité des injections, je ne me suis pas laissé convaincre ; je n'ai vu que quelques cas où cette méthode avait été appliquée, et dans mon service je n'ai reçu qu'un malade traité ailleurs par elle, mais ce malade avait une récidive de fièvre intermittente, et sur ses bras existaient des plaies dont la guérison se fit longtemps attendre. Je ne vois pas la nécessité d'ajouter les chances d'une plaie, d'une ulcération à la maladie primitive. De plus, dans la pratique, il existe quelques difficultés auxquelles n'ont pas songé les propagateurs de l'injection : c'est l'exécution ; il faut du quinine très-pur, dissous dans des solutions parfaites, et des seringues particulières ; ces trois conditions sont toujours désirées par les praticiens, mais non toujours réalisées, même dans certains hôpitaux et surtout aux ambulances.

Il faut donc presque toujours suivre les préceptes des maîtres, traiter les accidents spéciaux qui compliquent la fièvre, et celle-ci très-énergiquement par le quinine à haute dose, sans craindre ses inconvénients, soit sur l'intestin, soit sur le cerveau. Je n'ai pas encore vu un seul accident quinique depuis que je fais de la médecine.

Pour compléter mes explications, il me reste à dire quelques mots des maladies consécutives à la fièvre paludéenne.

De l'anémie. — Ici, je dois donner quelques explications préalables au sujet du titre que je laisse à la réunion d'un nombre assez considérable d'affections, pour éviter de multiplier les titres déjà si nombreux des maladies, ainsi que le nombre des paragraphes. Chacun sait combien il est difficile de classer sans erreurs tous ces chiffres dans leurs colonnes respectives. J'ai quelquefois réuni sous un seul titre des affections analogues ; ainsi, sous la définition *anémie*, j'ai rangé les cachexies paludéennes, les anémies proprement dites, chloro-anémies, et même le scorbut. Il est vrai de dire que jamais le scorbut ne s'est montré dans nos salles que sous des formes légères, jamais sous formes graves. Tous ces délabrements de la constitution se ressemblent au fond et ont des causes communes. Que l'anémie soit causée par la fièvre paludéenne ou par une alimentation insuffisante, les faits acquis sont à peu de chose près les mêmes : c'est toujours diminution des éléments constitutifs du sang, moins de globules rouges, plus de sérum, prédispositions aux collections séreuses, aux hémorrhagies interstitielles, etc., etc. Ces quelques mots suffisent pour justifier mon titre, et cet englobement de différentes dénominations morbides sous un même nom était d'autant plus naturel et permis, qu'en Algérie la cause presque unique, absolue de l'anémie, est la combinaison de l'influence paludéenne et d'une nutrition insuffisante sur l'économie. Que se passe-t-il en général, soit que nous ayons à nous occuper de la population civile ou de la population militaire ?

Un sujet est atteint, au commencement de l'été, d'une fièvre intermittente peu grave; il sort guéri de l'hôpital. Mais le voilà déjà dans de moins bonnes conditions de résistance : la chaleur est un mauvais excitant de l'appétit, l'estomac fonctionne mal; le sujet mange peu, boit davantage, par conséquent ne lutte pas contre la déperdition progressive de ses forces, l'anémie commence. Qu'une récidive survienne et l'état général va toujours en dépérissant, les symptômes de faiblesse s'accusent de plus en plus. Il vient de nouveau à l'hôpital, et cette fois l'anémie ou la chloro-anémie est évidente. Contre cet état, ce ne sont plus les antipériodiques qui sont nécessaires, c'est un régime tonique qu'il faut employer; et, pour les militaires, lorsqu'il en est temps encore, c'est le congé de convalescence qui doit être largement administré, comme le meilleur, le seul remède. Pour les civils la marche est la même pour la succession des symptômes : de chutes en chutes ils tombent dans une anémie profonde; pour eux, les conditions sont beaucoup plus fâcheuses. Le militaire a son régiment qui le nourrit et le loge convenablement, et le congé qui le renvoie dans sa famille. Mais l'ouvrier malade, qui a été une première, une deuxième fois guéri de la fièvre, et qui reste forcément soumis à ces pernicieuses influences, se trouve dans une situation précaire : d'autant plus qu'à sa sortie de l'hôpital il lui faut gagner sa vie à la sueur de son front; ses aliments et les boissons, dont il abuse, souvent laissent à désirer; ce ne sont pas non plus les réduits mal tenus où il se retire, les lits mal soignés où il couche, qui peuvent aider à son rétablissement. Il arrive fatalement à une dernière entrée à l'hôpital, pour y terminer sa carrière. Il meurt alors d'ascite, d'hypertrophie des organes abdominaux, et quelquefois de simple épuisement. La constitution, ayant donné tout ce qu'elle pouvait fournir à l'entretien de la vie, ne peut plus se relever; l'estomac n'accepte plus rien; les nutritions interstitielles ne se font plus. C'est donc à juste titre que nous pouvons placer à la colonne des anémies les décès survenus par suite de fièvres d'Afrique : ce sont des décès par suite de maladie consécutive. Quoique j'aie donné une place à part aux ascites, on peut rapporter les morts survenues par elle à la somme des décès par suite de fièvre paludéenne. En réunissant les décès fournis par les fièvres d'accès simples, soit 3; par les fièvres pernicieuses, 14; par les rémittentes, 17; total, 34; ce total appartient aux fièvres paludéennes dans leurs périodes d'acuïté. Si nous y ajoutons les 6 décès militaires portés aux anémies, et les 4 décès par suite d'ascite, nous avons le nombre 10, indiquant les décès dus à la fièvre paludéenne dans ses formes consécutives; ce qui nous donne pour cette cause-miasme un total de 44 décès.

Le miasme paludéen a déterminé, soit directement, soit indirectement, 44 fois la mort sur 2,556 malades atteints.

Je borne mes chiffres aux contingents militaires; pour les civils, les indications sont à peu près les mêmes.

Nous avons un peu plus de 1 mort pour 100 malades entrés, et si nous comparons ce chiffre 44 à la mortalité générale, nous trouvons qu'il y entre à peu près dans la proportion de 20 pour 100.

Par un raisonnement analogue, j'ai fait pour le titre ascite ce que j'avais fait pour les anémies : j'ai englobé sous cette seule dénomination les œdèmes, les anasarques dus à la cachexie paludéenne. Toutes ces collections séreuses, identiques par leurs causes, ne différaient que par leur gravité. Chaque fois que l'ascite a nécessité la paracentèse la mort a été le résultat; je n'ai eu aucune guérison quand cette ascite était due à la fièvre paludéenne; cette terminaison, peu heureuse, ne m'empêchait pas de recommencer la ponction quand elle était commandée. D'abord elle n'est pas douloureuse, le malade est soulagé pour quelques jours, et on peut toujours espérer que des modifications imprévues surviendront, qui changeront la constitution du malade, relèveront l'organisme, arrêteront la tendance aux sécrétions, et qu'enfin la guérison se fera.

Il est inutile d'indiquer que pour le traitement de ces états anémiques on faisait tout ce qu'il est possible de faire : on donnait tous les reconstituants dont on pouvait disposer, on s'occupait très-activement du choix de l'alimentation. Mais, il faut le dire, dans les hôpitaux militaires les ressources alimentaires sont très-bornées ; les préceptes hygiéniques ne s'accordent pas toujours avec les prescriptions réglementaires, et ce sont celles-ci qui ont le pas. Il n'est pas facile de restaurer beaucoup avec un douzième de poulet ou un rôti imparfait. Il est vrai que des difficultés pratiques, difficilement surmontables, feront toujours obstacle à un régime alimentaire parfait, ne serait-ce que la distance des salles aux cuisines : forcément, les aliments arrivent froids ou tièdes aux malades, et perdent ainsi une de leurs meilleures propriétés ; ils ne sont plus si appétissants.

Pour les militaires, il va de soi que les sujets anémiés ne sont conservés dans les hôpitaux que lorsque, par suite de circonstances particulières, ils ne peuvent être dirigés sur France, et ces circonstances sont encore assez nombreuses. Malgré des améliorations considérables dans la vie militaire, et les facilités réellement très-grandes que l'autorité donne aux médecins, il se rencontre toujours de pauvres diables qui ne peuvent profiter des plus larges bienfaits. Parmi les causes fâcheuses qui retiennent les militaires malades à l'hôpital il faut noter les fatigues du voyage, qui sont d'autant plus grandes que le poste où se trouve le patient est situé plus loin dans les terres, et la traversée.

C'est vraiment une question à reprendre que celle de la traversée des militaires envoyés en France par congé de convalescence. C'est une question d'humanité : ce n'est pas bien de laisser exposer ainsi à toutes les intempéries des saisons, de pauvres soldats tombés malades au service. Le convalescent obtient, pour rentrer en France, une place sur le pont du navire (je parle de ce que j'ai vu sur les bateaux des Messageries impériales surtout) : il n'a pour le protéger que sa couverture, et le pont pour coucher ; quand la traversée est belle, sa durée est si courte, surtout pendant les bonnes saisons, que les inconvénients de cette situation ne sont pas très-sensibles; mais si la mer est mauvaise, que la pluie tombe, qu'une tempête s'élève, que voulez-vous que devienne le malheureux convalescent? C'est toujours avec une grande satisfaction que j'apprenais que des hommes, désignés par moi pour l'obtention d'un congé de convalescence, arrivaient en France sains et saufs; j'ai quelquefois éprouvé le regret de savoir qu'ils étaient morts en arrivant à Marseille, peu de jours après leur débarquement.

Aussi il m'est arrivé souvent d'hésiter à laisser sortir des convalescents, en prévision de ces fatigues et des dangers de la traversée. Mais je me trouvais dans une situation perplexe : si je refusais le départ, le malade pouvait tomber dans la nostalgie, et en tout cas j'augmentais son inquiétude par un séjour intempestif dans les salles de malades; il faut user, mais ne jamais abuser de ce séjour. Dans le doute, je comptais sur la satisfaction du départ, la joie de rentrer en France, le changement d'air, une bonne traversée, je laissais mon malade courir les chances de la fortune.

Avec un peu d'argent, quelques prescriptions, un mot de l'autorité supérieure, on remédierait à ces inconvénients sérieux, qui ne font pas honneur à notre philantrophie. C'est déjà pénible, quand on est bien portant, de faire malgré soi souvent une traversée, même courte ; c'est cruel quand on est malade.

Il est inutile de parler du traitement des cachectiques : chaque médecin ayant passé par les hôpitaux d'Afrique sait à quoi s'en tenir à ce sujet ; il se rappelle combien il est douloureux de voir s'éteindre de jeunes êtres malgré tous les efforts pour les sauver.

Les affections du cœur se montrent aussi dans ces conditions ; elles ajoutent un péril plus pressant aux dangers existants ; elles ne sont utiles qu'au médecin, qui peut suivre avec attention toutes les modifications qui se passent dans l'organe et réagissent sur les symptômes généraux. Dans un grand nombre de cas, les symptômes de chloro-anémie sont nettement accusés par des bruits de souffle dans les vaisseaux. Ces troubles se rapportent directement à l'influence de la cause première. Quand il y a des désordres plus complets, soit rétrécissements ou ossifications des valvules, ou concrétion, le diagnostic peut se compliquer, car ici nous pouvons rencontrer d'autres origines : les rhumatismes anciens, la syphilis et la vieillesse anticipée.

J'ai autant que possible éloigné de la classe des anémies les affections organiques du cœur caractérisées, bien que les sujets sur lesquels elles se montrent soient aussi des anémiques ou le deviennent très-rapidement.

Pour résumer, je dirai que les fièvres d'accès, soit primitives, soit par leurs phénomènes secondaires, ont une grande part encore dans la production des maladies en Algérie ;

que cette influence se fera très-longtemps sentir avec autant d'intensité; que certaines formes, les pernicieuses, par exemple, n'étant pas sujettes seulement aux causes palustres, on ne peut prévoir leur diminution; que pour les cachexies, les affections consécutives, grâce aux congés de convalescence, elles ne font plus un grand nombre de victimes; mais qu'il y aurait encore à apporter des modifications à l'état existant, surtout en ce qui tient aux moyens d'évacuation, aux installations des convalescents sur les ponts des navires.

MARCHE du CHOLÉRA en 1867, dans la SUBDIVISION de SÉTIF.

Observations médicales en Algérie, pl63.

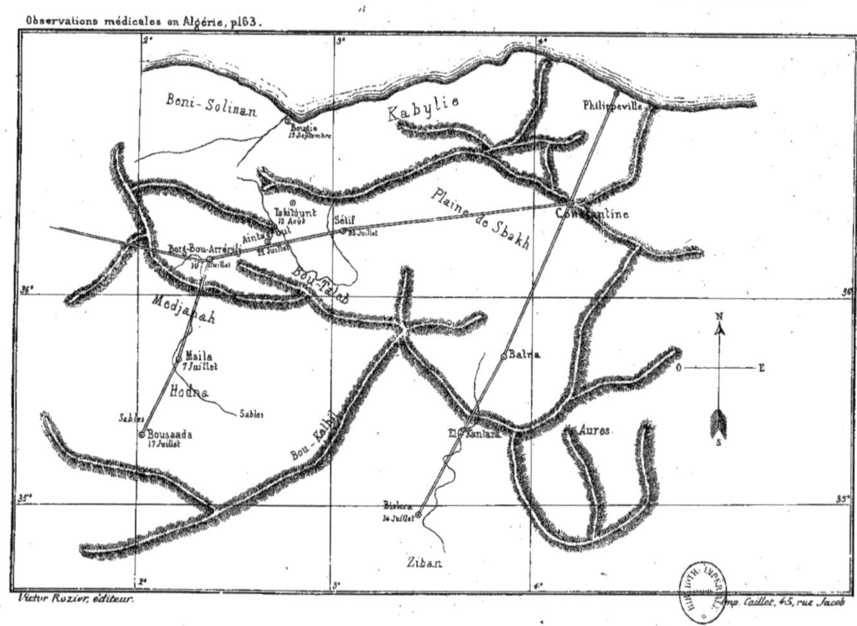

Victor Rozier, éditeur.

Imp. Caillet, 45, rue Jacob

LE CHOLÉRA DANS LA SUBDIVISION DE SÉTIF,

1867.

Nous étions en plein été, les chaleurs de juillet commençaient à se faire sentir, les orages étaient fréquents ; mais on ne prévoyait rien d'extraordinaire, quand des bruits lugubres circulent : le choléra est en Tunisie ; il a pénétré sur divers points de la province. Puis des nouvelles plus récentes nous apprennent qu'à Biskra une épidémie cholérique s'est manifestée avec la plus grande intensité. Il était à craindre que la ville de Sétif fût atteinte, et ces craintes étaient d'autant plus fondées que depuis plus d'un an des cas de choléra s'étaient manifestés dans différents points du cercle de Sétif, sans atteindre la ville.

Lorsque dans la nuit du 23 au 24 juillet, il éclata à Sétif d'une manière foudroyante. Pour beaucoup des habitants de Sétif, le choléra nous venait de Biskra, apporté par des voyageurs nous arrivant ainsi de la Tunisie.

Mais en compulsant les documents réunis à ce sujet par les bureaux de la subdivision qui m'ont été gracieusement communiqués, on se fait une toute autre idée de la marche de la maladie.

C'est cette marche que je vais indiquer, et, pour en faciliter la lecture, je joins une petite carte de la subdivision, avec indication des foyers principaux du choléra et la date de son apparition dans les diverses localités citées.

J'ai recueilli les renseignements que je donne, dans les rapports adressés à l'autorité par MM. les commandants supérieurs des cercles de la subdivision et par MM. les médecins des différents postes où le choléra sévissait. Ils ont donc tous les caractères de la vérité officielle, sinon toute la sévérité scientifique absolue.

D'après ces différents documents, la première apparition du choléra, pendant l'été de 1867, a eu lieu à Msila, petite ville du cercle de Bousaada, dans les plaines du Hodna.

Msila, cercle de Bousaada.

Rapport de M. Moussu, médecin aide-major, détaché à Msila pour y suivre le choléra.

M. Moussu constate que le choléra a éclaté à Msila le dimanche 7 juillet 1867, dans la tribu des Souamas, le lendemain du marché.

C'est la fraction habitant la rive droite de la rivière qui est la première atteinte et la plus frappée. Du 7 au 14, 72 décès arabes, 4 Européens sont atteints. Période d'état le 15, déclin le 22 ; total, 15 jours d'épidémie. En tout, d'après ce rapport, 144 décès indigènes, 3 pour les Européens. Le premier chiffre ne concorde pas avec les renseignements fournis par le commandant supérieur du cercle.

Causes. Sécheresse persistante, privation d'eau ; la rivière forme des cloaques, etc. Conditions ordinaires des infections.

Pas un mot de la densité de la population, ni de l'âge, ni du sexe des décédés.

C'est donc à Msila qu'est née l'épidémie cholérique de 1867, si elle a eu un lieu de naissance ; elle n'apparaît à Biskra que le 14.

Cette petite ville est situé sur la route de Borg-Bou-Arridji à Bousaada. La ville arabe est bâtie sur la rive gauche de la rivière, dont les berges sont très-escarpées. Les habitations européennes, un moulin français, le Borg, sont sur la rive droite ; c'est aussi de ce côté que se tient le marché. Je suis passé deux fois à Msila ; j'y ai vu un marché : c'est sale, mal tenu, infect ; ce qui m'a le plus étonné, c'est la quantité de moutons que l'on abattait sur ce marché ; c'était peut-être une fête musulmane ce jour-là. Ce n'était pas le nombre seul qui me frappait ; c'était la manière dont on abattait ces bêtes : tout se passait sur le marché, au bord de la rivière, à des distances plus ou moins grandes, au bon plaisir des bouchers ; les bêtes étaient saignées, vidées sur place et les détritus allaient où ils pouvaient. Si une épidémie doit naître quelque part, c'est dans un lieu pareil.

Le marché est assez fréquenté par les habitants du Hodna et peut-être par les hommes du désert.

De ce point, l'épidémie se dirige au sud et au nord ; nous n'avons pas de renseignements sur les autres points cardinaux, à moins qu'on ne rattache à l'épidémie de Msila celle de Biskra, située au sud-est de Msila.

Nous la trouvons le 10 à vingt lieues à peu près au nord, à Borg-Bou-Arridji ; le 17 au sud, à peu près vingt lieues aussi, à Bousaada.

Je prendrai d'abord l'épidémie à Bousaada, parce que Msila est du cercle de Bousaada et qu'à ce poste s'arrêtent nos renseignements sur la marche de l'épidémie au sud, à l'orient et à l'ouest.

Cercle de Bousaada.

Rapport de M. Deville, médecin aide-major.

Apparition du choléra le 17 juillet, par un cas bien constaté. Le 26, déclin de l'épidémie, qui disparaît le 8 août.

La cause est attribuée aux rapports des habitants de Bousaada avec ceux de Msila, *malgré un cordon sanitaire ;* pas de preuves à l'appui de cette assertion. Causes accélératrices, chaleur, sécheresse, recrudescence des jours de siroco.

Population de Bousaada :

Militaire : le commandant supérieur; les officiers du bureau arabe; un médecin, quelques infirmiers; une compagnie du 36e de ligne, casernée; une compagnie de tirailleurs, 95 hommes campés.

Population civile européenne :

Hommes	22
Femmes	21
Garçons	10
Filles	14
Total	77

Population de la ville arabe :

Hommes	1,918
Femmes	2,111
Enfants	2,066
Total	6,096

Je donne ces chiffres comme je les ai reçus, sans les garantir; ce sont les autorités les plus capables de les connaître qui me les ont confiés.

Décès. — Garnison :	Infirmier. . . . 1	Européens :	1 femme.
	34e de ligne. . . 1		2 maçons.
(Maladies, 6 cas.)	Tirailleur. . . . 1	Total. .	3
	Total. . . . 3		

Population indigène :

Israélites . . . . 15 cas. — 5 décès. — 300 âmes.
Musulmans. . . . . . . 133 décès, sans indication de sexe et d'âge.

J'ai une petite différence à signaler entre ces chiffres et ceux de M. le commandant supérieur.

Rapport de M. le commandant supérieur.

« Aucun indice n'a pu faire supposer que l'épidémie ait « été introduite dans le cercle par des voyageurs venant des « cercles voisins. »

Cette phrase semble affirmer la naissance sur place du choléra dans le cercle, c'est-à-dire à Msila. Répétitions des mêmes causes probables. Même marche de l'épidémie dans les tribus que dans les villes.

Nombre des décès à Msila, où l'eau est mauvaise. 249
Idem. . . . . . à Bousaada, où l'eau est bonne. 134

Pas un mot de la population du cercle. D'après les renseignements que j'ai obtenus du bureau arabe, la population du cercle serait de 55,000 habitants.

Cercle de Borg-bou-Arridji.

Avant d'abandonner le sud pour suivre au nord l'épidémie, je dirai qu'une plaine immense, le Hodna, sépare Msila de Bousaada, plus des sables ; que la rivière qui coule à Msila se perd dans les sables au sud-est ; qu'aucune communication par les vents n'a pu avoir lieu ; à cette époque, les vents persistants furent les vents du sud, sud-ouest; et la communication par les voyageurs n'est pas prouvée.

Je reviens à Msila pour suivre la marche du choléra vers le nord; les circonstances topographiques et météorologiques favorisant cette marche, la commandaient.

De Msila à Metgès, on suit la rivière encaissée entre des montagnes; de Metgès à Borg, la route suit les hauteurs, mais les vallons voisins communiquent.

De plus, sur les flancs de ces montagnes sont attachés des villages indigènes. Ces villages se composent de maisons grossièrement faites, véritables huttes en pierres mal liées. Dans ces régions, l'indigène abandonne la tente pour l'habitation fixe. Quel triste abri! quelle mauvaise installation, plus malsaine que la tente arabe, qui du moins est mobile et ventilée : quatre murs, un toit de boue, pas d'ouverture, pas de lumière, un trou au plafond pour cheminée et le sol pour plancher. Voilà ce que j'ai vu comme logement des indigènes de Msila à Metgès et Borg. Le choléra arrive à Borg-Bou-Arridji.

Cercle de Borg-bou-Arridji.

Rapport de M. Bouchardat, médecin aide-major.

M. Bouchardat rappelle le choléra de l'hiver, puis rattache la nouvelle apparition de l'épidémie à la fréquentation des habitants de Msila; la marche de l'épidémie va du sud au nord, de l'est à l'ouest (c'est la direction des vallons).

« Si la maladie a pu suivre le versant de certaines mon-« tagnes, la rive de certains ruisseaux, ne faut-il pas voir là « plutôt le résultat de communications plus faciles et par

« conséquent de rapports plus fréquents, que l'influence tel-
« lurique ou d'exposition. »

Les décès ont porté sur les valétudinaires, sur les Arabes indigents. Borg a été moins éprouvé : on avait établi un cordon sanitaire et expulsé les suspects. Ajoutons que Borg, situé sur la pente d'un coteau, est balayé par tous les vents.

Quatre militaires atteints. Trois venant de Msila ; ceux-ci figurent sur le rapport de Msila. Un officier atteint, guéri. Un infirmier mort ; notons que cet infirmier est le cuisinier et ne servait pas dans les salles.

Neuf cas à l'ambulance. Pas de détails sur la population.

On m'a donné les chiffres suivants comme représentant la population européenne de Borg :

Hommes	15
Femmes	59
Garçons	62
Filles	54
Total	170

Rapport de M. le commandant supérieur.

Ce rapport mentionne les deux épidémies successives, celle de l'année de 1866-67, attribuée aux communications avec Alger ; la maladie apportée de village en village par les contaminés. M. le commandant supérieur donne des exemples à l'appui de cette opinion. Cette première épidémie se termina le 8 avril 1867.

La nouvelle épidémie se relie-t-elle à cette dernière ? Je n'en trouve nulle part la mention. La date de celle-ci est le 10 juillet. Les foyers d'infection les plus apparents sont les villages les plus pauvres, les plus sales, les moins aérés. Les villages mieux installés sont épargnés ou peu frappés. Les victimes sont les malheureux, les pauvres, les faibles.

On établit un cordon sanitaire autour des lieux infectés, sans succès toutefois. Dans ce rapport, on trouve une curieuse opinion, c'est celle que les Kabyles se font du choléra : ce qui cause l'épidémie, « c'est une colonne de génies com- « mandée par un général ; les points où campe la colonne « sont les foyers d'infection, les villages peu éprouvés ne « sont attaqués que par les avant-postes. » Les Arabes assurent avoir vu les génies, entendu leur musique.

En résumé, dit le commandant supérieur, il a été impossible, malgré toutes les précautions, d'arrêter la marche de la maladie. La mortalité serait moindre si les recommandations hygiéniques étaient écoutées, etc., etc. Le rôle des médecins est impuissant contre le fatalisme. A ce rapport était annexé un tableau indiquant la population des villages envahis et le nombre des décès.

Population, 23,697 h. — Décès, 597. — En lisant un autre tableau où les décès sont indiqués par sexes, je trouve un chiffre différent, soit :

Hommes.	126
Femmes.	241
Enfants.	241
Total.	608

Mais ce tableau présente des erreurs manifestes ; aussi à certaines lignes le nombre des décès dépasse le nombre des malades. Ce que je conclus de ces erreurs, c'est la difficulté pour ne pas dire l'impossibilité de constater avec exactitude le nombre des décès indigènes, et à plus forte raison le nombre des malades. La population du cercle de Borg serait de 90,000 habitants.

Aintagrout.

Entre Sétif et Borg existe un caravansérail autour duquel sont des tribus arabes. La date de l'apparition de l'épidémie est fixée au 22 juillet. Aintagrout est à l'est de Borg, route d'Alger à l'ouest de Sétif. Pas de renseignement sur ce groupe.

Sétif.

Enfin, dans la nuit du 23 au 24, le choléra éclate à Sétif d'une manière foudroyante. J'entrerai dans plus de détails à ce sujet quand j'aurai exposé la marche générale du choléra dans la subdivision. Dans le cercle de Sétif il serait mort :

Hommes	1,886
Femmes	1,748
Enfants	1,660
Total	5,394

pour une population évaluée à 146,000 habitants. A ce chiffre de morts, il convient d'ajouter les décès pour la ville de Sétif, qui s'élèvent à 211, pour une population de 9,352 habitants de toutes nationalités.

Cercle de Takitoun.

Nous retrouvons le choléra à Takitoun à la date du 10 août.

Rapport de M. Liénard, médecin aide-major.

M. Liénard rappelle le choléra de l'hiver, différent de celui qui nous occupe. Pendant l'hiver, au mois de février, le choléra avait régné dans les chantiers des ouvriers du Chabet et dans un village voisin. A cette époque, 80 malades, 30 décès. Le second choléra date du 10 août, allant du sud au nord, a débuté par les O'Rgues, et frappe successivement toutes les fractions des Amouchas. Le fort est indemne. Dans les diverses tribus, 757 malades, 558 morts. Pas un mot de la densité de la population, ni des rapports de la mortalité par sexe, etc., etc. La population de ce cercle est évaluée à 30,000 habitants.

Le choléra se montre dans les lieux où la fièvre d'accès n'a jamais paru. M. Liénard admet la propagation du choléra par les communications humaines et les influences du vent (1).

Cercle de Bougie.

Rapport de M. le commandant supérieur.

D'abord indications relatives au choléra de l'hiver. Janvier 1867. Un homme sortant du chantier du Chabet, avait apporté la maladie dans les tribus voisines de Bougie. On interdit aux Souhalias l'entrée de Bougie. Les indigènes perdent 90 personnes. La maladie s'arrête.

Quand on apprend à Bougie la présence du choléra à Sétif, on établit des cordons sanitaires autour de la ville. Les environs non gardés sont atteints successivement. On retire les cordons dans toutes les tribus infectées. On avait établi des camps autour de la ville, vers la fin de septembre ; ces cam-

(1) Près de Takitoun se trouve une source d'eau gazeuse extrêmement agréable ; je n'en connais pas en France une analogue, pas même Saint-Galmier.

pements sont atteints. Enfin, dit M. le commandant supérieur, la maladie se déclare à l'hôpital militaire, apportée par un ouvrier venant par la route d'Aumale.

Réflexions générales. — Les mêmes que partout. Les lieux les mieux situés, les plus soignés, sont moins éprouvés que les autres. Les villages près des forêts sont favorisés.

M. Janvier, médecin aide-major, est envoyé visiter le village de Bou-Aich, à 8 kilomètres de Bougie, 20 septembre. Il raconte les ravages de l'épidémie cholérique. La première atteinte remontait au 9 septembre. Il constate l'inutilité absolue des conseils médicaux : les Arabes se débarrassent des malades en les éloignant de la maison, en les reléguant dans les écuries.

Dans ce cercle, 1,564 décès pour une population évaluée à 84,000 habitants.

Rapport de M. Fleury (Victor), médecin en chef à l'hôpital.

Pendant le mois d'août, fièvres graves pernicieuses. Variations brusques de la température, siroco, orages fréquents, écart entre les températures diurne et nocturne de 15 degrés au lieu de 23.

Hygromètre très-variable. Orages les 19, 20, 21, 22.

Le premier cas de choléra aurait eu lieu le 19 septembre; du 20 au 26, les cas se multiplient; le 26, un cholérique à l'hôpital, où déjà existaient des diarrhées. L'épidémie dure du 19 septembre au 1er octobre.

Deux ambulances sont installées aux environs de Bougie.

Sur 102 entrants à l'hôpital et aux ambulances, on inscrit 34 décès :

9 décès à l'hôpital.
23 *idem* à l'ambulance Clauzel.
2 *idem* à l'ambulance de l'Oued-Sahel.

Les hommes atteints sont les valétudinaires, les faibles ; conditions normales.

Avant d'abandonner Bougie, je dois dire que si dans cette ville on se mettait en garde contre le choléra de Sétif, on commettait une erreur manifeste. Le choléra était depuis longtemps en germe à Bougie ; car, le 9 août, je recevais à l'ambulance de Sétif un soldat du génie nommé Guyon, venant de Bougie. Ce malade est mort en entrant. Ce militaire avait donc contracté sa maladie à Bougie ou près de Bougie : il faut je crois cinq jours pour venir par étapes de Bougie à Sétif ; il faut admettre une incubation quelconque. Quelques jours après, un Arabe est entré à l'ambulance de Sétif dans les mêmes conditions, mourant à son entrée. Cet Arabe, sur lequel nous n'avons pu avoir d'autres renseignements que celui-ci, était venu de Bougie pour conduire un voyageur à Sétif. Donc, deux cas de choléra venant de Bougie à Sétif, longtemps avant l'apparition officielle du choléra dans cette première localité, et tous deux morts à leur entrée à l'ambulance.

Réflexions. — Ces différents rapports analysés, il nous reste à en faire le résumé.

D'abord sur une population indigène fixée à 305,000 habitants on a constaté les décès.

Dans le cercle de Bousaada :	Msila.	249
	Bousaada.	134
Idem. . . . . de Borg.		957
Idem. . . . . de Sétif.		5,394
Idem. . . . . de Takitoun.		588
Idem. . . . . de Bougie.		1,564
Total.		8,856

Dans tous les rapports nous trouverons les mêmes indications, les mêmes réflexions. Le choléra marche du sud au nord, les mêmes causes produisent les mêmes résultats. Les villages les plus frappés sont ceux où les conditions hygiéniques sont les plus mal entendues. Les décès atteignent les pauvres, les valétudinaires. Presque tous les rédacteurs de ces rapports, commandants supérieurs ou médecins, regardent comme prouvée la propagation de la maladie par les communications humaines. L'épidémie gagne de village en village, portée par un individu, et toujours une série de faits à l'appui de cette thèse. Ici c'est un homme arrivant d'un village infecté, qui empoisonne immédiatement son village; là, une femme arrive mourante, on l'enterre; le lendemain, les voisins du cimetière sont cholérisés.

Dans tous les cas signalés, c'est le jour même ou le lendemain ou le surlendemain au plus tard de l'arrivée d'un individu, venant d'un village atteint, que l'épidémie éclate. Voilà, je crois, une infection rapide, une incubation soudaine. Si ces faits étaient justifiés, le temps de l'incubation serait déterminé un jour ou 12 heures.

Mais l'affirmation de ces cas est extrêmement difficile; presque toujours ces faits reposent sur des on dit; on n'arrive presque jamais en France à la preuve évidente; qu'est-ce donc quand on interroge des Arabes qui ne comprennent pas la portée de vos demandes? Et puis, quand on se souvient de cette marche si régulière du sud au nord, on ne s'explique pas facilement la propagation de la maladie par les voyageurs seuls; les communications ne peuvent s'établir dans ce sens unique, les autres points cardinaux n'en peuvent être complétement privés.

Ce qu'il y a de plus évident, c'est que l'épidémie, dont le premier et principal foyer a été Msila, marche du sud au nord, pour Bousaada excepté; elle suit les courants des vents régnants, les vallons et le cours des rivières. Pour Bousaada, je n'ai pas d'explications à donner, si on suppose que la maladie a été portée de Msila à Bousaada, mais ce fait est-il exact? Mes renseignements s'arrêtent aux limites du cercle de Bousaada; l'épidémie existait-elle au sud de cette ville, ou dans toute autre direction?

Les recrudescences cholériques ont toujours coïncidé avec une température élevée, du siroco, fait très-naturel, l'influence de ce vent par sa chaleur et ses effets sur l'innervation, déprime assez pour que les influences morbides agissent avec plus de facilité.

Très-probablement, le choléra, pour parvenir à Bougie, n'a pas passé par Sétif; c'est de Msila ou d'Aumale que l'invasion est partie.

Les conditions au milieu desquelles naît le choléra sont toujours et partout les mêmes : marchés infects, localités malsaines, expositions mauvaises. Les victimes sont, comme toujours, les valétudinaires, les misérables.

Le traitement partout a été tenté de la même manière.

Tous les auteurs s'accordent sur un point : c'est que pour les indigènes, c'est se donner une peine inutile de les vouloir soigner. On ne peut lutter contre leur fatalisme et contre leur indolence. L'Arabe n'est pas humain ; il ne sait pas se dévouer pour ses semblables. Il possède l'égoïsme naïf des bêtes ; chez lui, aucune préoccupation pour la famille, ni pour l'espèce. Triste race, et encore nous nous trouvons ici en présence d'une des populations les plus intelligentes, la race kabyle. Je crois que l'on s'illusionne beaucoup si l'on pense attirer les Arabes à notre civilisation par nos bienfaits, par nos beaux raisonnements philanthropiques, notre humanité. On ne peut trouver la moindre fibre dans leur cœur pour vibrer à l'unisson de ces beaux sentiments. Si on les attire jamais, ce ne sera que par les vices qu'ils contracteront à notre contact, par les besoins multiples que nous développons chez eux, besoins d'une tout autre nature que les besoins moraux. L'expérience démontre tous les jours ces vérités pratiques.

Dans cette propagation de l'épidémie, je crois qu'il y a pu avoir diverses influences ; mais qu'il n'est pas besoin de vouloir trouver partout et toujours un homme apportant dans les plis de son burnous le germe du choléra. Depuis plus d'un an le choléra existait dans les divers points de la province à Msila, à Takitount, à Bougie, etc., etc. Quand les chaleurs intenses sont arrivées, les foyers cholériques sont devenus plus actifs, plus puissants, la maladie a pris un essor plus formidable, et toujours elle a débuté dans les pays les plus chauds et les localités les plus malsaines.

Certainement on objectera que mon explication n'est pas

suffisante, qu'elle recule la difficulté sans la résoudre, qu'il faut alors remonter à une cause antérieure, et nous arriverons ainsi au choléra d'Alger; de celui-ci on voudra aller à Marseille, puis à Alexandrie et de là à la Mecque. Pour certains contagionnistes cette marche devient en quelque sorte une loi.

Cela me conduirait trop loin de répondre à cette question; je renvoie aux preuves manifestes tirées des travaux de MM. Périer, Didiot, Cazalas.

Quant aux bons effets des cordons sanitaires tentés, on voit ce qu'ils ont produit; rien. On établit des cordons sanitaires à Bousaada, à Borg-Bou-Arridji, à Bougie; et ces trois localités sont atteintes du choléra. La valeur attribuée par notre défunt collègue Dukerley au cordon sanitaire de Batna perd un peu de sa valeur par cette comparaison. Et il ne faut pas insinuer que peut-être l'établissement de ce cordon a été bien fait à Batna, mal ailleurs, ce ne serait pas un argument, car on a été sévère à Borg et à Bougie dans l'application de cette mesure.

Quand on a traversé plusieurs épidémies de choléra, il est permis, je pense, d'avoir une opinion à ce sujet si controversé. Je suis dans ce cas; j'ai vu plusieurs épidémies, et par suite des circonstances j'ai été pendant près d'un an attaché comme aide-major au service des cholériques dans divers établissements, à Varna, à Constantinople, notamment sous les ordres de M. Cazalas Je ne crois pas à la contagion du choléra, et je crois avoir de bonnes raisons pour cela. A l'Ecole militaire de Constantinople, M. Cazalas envoyait aux bains turcs des cholériques; j'étais chargé de surveiller ces bains que chacun connaît; je devais suivre la marche du pouls, les progrès de la calorification, etc. Je commençais par entrer dans une étuve à 25 degrés, pour passer dans une autre étuve de 40 à 50. Si le choléra est contagieux, pouvait-il l'être plus que dans ces conditions? Je n'ai pas eu le choléra. Mais mes notes ont été perdues par suite d'autres circonstances indépendantes de ma volonté.

Comme je suis partisan des mêmes idées que M. Cazalas défend avec tant d'énergie, on voudra bien ne pas croire que le souvenir respectueux d'un chef est pour quelque chose dans mes convictions.

C'est par moi-même que je me suis confirmé dans mes opinions nettement arrêtées.

Il faut avouer, puisque le mot contagion est venu sous ma plume, que tout le bruit qui se fait autour de ces mots, *contagion* et *non-contagion*, vient de fausses définitions, et que les discussions qui en dérivent, subissent, oserai-je le dire? un peu les influences de la mode. Les opinions médicales, quand elles sont partagées même par les académies, sont sujettes à discussions et à révision. Un jour les contagionnistes triomphent, le lendemain ce sont leurs adversaires qui ont le dessus. Pour s'en assurer il suffit de parcourir les mémoires de l'Académie depuis 1830 surtout. Le malheur est que dans la pratique, les opinions médicales sur la contagion se traduisent par des faits; la répression, les obstacles, les entraves les plus sévères sont la suite nécessaire d'une opinion régnante. Qu'à un moment donné, des voix plus ou moins avouées murmurent; que de Marseille s'élèvent des plaintes fondées ou non, et voilà que la France est en éveil, et que les plus éclatantes invocations aux dangers se font entendre, que les sentiments de peur se font jour; alors par une suite naturelle, les responsabilités en évidence redoutent de se compromettre, l'opinion contagionniste domine, et les lazarets sont réclamés comme mesures utiles et bienfaisantes.

Si j'étais contagionniste, je pousserais la logique de mes opinions à ses conséquences nécessaires; je ne serais rassuré sur la valeur des moyens préservatifs qu'en prenant des mesures radicales. Ce ne serait pas un lazaret, vaine barrière contre les affections épidémiques; que cette épidémie soit le choléra ou la peste, me rappelant l'impuissance des mesures les plus sévères prises en des temps anciens, pour les pestes de Milan, de Florence, etc., je ferais ordonner que tout vaisseau venant de provinces infectées fût coulé bas, marchandises et passagers. En effet, c'est la seule conclusion logique, car voilà un navire qui vient d'Alexandrie, ville suspectée; il arrive à Marseille en cinq ou six jours; comme le temps de l'incubation n'est pas passé, vous ne lui donnez aucune patente, vous le reléguez au lazaret. Là les passagers sont surveillés; mais de deux choses l'une : ou quelques-uns sont atteints, ou aucun passager n'est sous l'influence morbide.

Si quelques personnes sont atteintes, en laissant réunies les personnes qui ont eu un contact avec les premières, vous exposez gratuitement, et l'on pourrait dire injustement, celles-ci aux dangers réels de l'infection. Si personne n'est atteint, par ce rassemblement vous créez une source de périls nouveaux.

Je ne connais que de loin le lazaret de Marseille; je le suppose très-convenable, très-bien entendu, mais il me sera permis de douter de ses bonnes conditions sanitaires en voyant les roches arides sur lesquelles il est bâti. Soit encore pour Marseille; mais dans les nombreuses villes où se trouvent des ports petits ou grands, que sont ces lazarets? nuls peut-être. Alors, il reste la condamnation barbare des passagers à un supplice sans nom : rester sur des navires encombrés dans certaines localités chaudes, surtout quand le nombre des voyageurs est trop considérable.

On les jette sur un rocher ou on les parque comme des troupeaux dans une maison fermée et mal installée, comme il est arrivé à Philippeville. Cependant Philippeville offre des ressources considérables en comparaison des ports moins fréquentés. Eh bien, je plains les infortunés voyageurs que leur mauvaise fortune amène à Philippeville aux mois de juillet et août, quand la ville exige une quarantaine et que le navire est chargé de passagers. Je me réjouis, toujours en étant très-étonné toutefois, de voir sortir sains et saufs les patients de cette prison préventive, bonne à créer une infection qui se développera au sortir de la quarantaine.

Il n'y a pas de moyens termes, il faut ou couler le navire, ou laisser libres les voyageurs qui sont moins dangereux par la dispersion. Il serait utile que les promoteurs de ces mesures soi-disant prophylactiques fissent l'expérience de ces moyens préventifs.

Cordons sanitaires, lazarets, sont des fictions qui n'ont qu'un résultat, celui de donner de fausses opinions aux masses. Qui peut arrêter les vents? aucune barrière. Qui peut créer des foyers d'infection? la réunion forcée des personnes humaines dans un point restreint : le lazaret. Et l'expérience prouve que ce ne sont pas ceux qui se dévouent et qui sont, pour me servir d'une expression vulgaire, au plus épais, qui succombent le plus.. La force morale est, en cas d'épidémie, une grande force protectrice.

De longtemps encore nous aurons à subir des épidémies de toute nature; pour les combattre, il faut la réunion des forces, l'opinion universelle, l'hygiène politique et internationale. Que l'on soit contagionniste ou non, les mêmes désirs doivent se réaliser en pratique dans l'avenir. Si l'on croit que c'est de l'Inde, de la Mecque, que nous vient périodiquement le choléra, il faut d'une part prier MM. les pèlerins de s'abstenir d'aller visiter la mosquée sainte et de faire leurs prières chez eux. Si c'est du Gange que l'épidémie s'élance sur le monde; que les nations européennes et autres se réunissent dans un but éminemment utile, et prennent des mesures efficaces pour endiguer ce fleuve et défendre aux populations riveraines de faire de ses eaux la sépulture des mourants. Si ces moyens ne réussissent pas, il faudra s'efforcer de bien pénétrer les populations de ce fait, que le choléra, bien traité, envisagé sans terreur, n'est pas plus effrayant que beaucoup de maladies auxquelles on s'est habitué.

A Sétif, à l'apparition du choléra, en 1867, j'ai vu comme ailleurs l'explosion de ces idées fatales, cette terreur insensée qui fait perdre tout sang-froid, qui nuit sous tous les rapports à la population. D'abord en frappant l'imagination de sorte que tout malade se croit perdu et peut succomber par suite de ces idées dépressives; ensuite que les cholérisés sont souvent abandonnés et succombent faute de soins. Si l'on était convaincu que le choléra n'est pas contagieux, il arriverait que le moral des populations serait meilleur, par suite, moins d'attaques. Personne ne fuirait les malheureux atteints. Il ne faudrait pas, en quelque sorte, faire un appel aux plus nobles sentiments pour soigner un malade dont on n'a pas à craindre la maladie.

Je sais que l'argument à mes paroles est toujours prêt; ce n'est pas ici une question de sentiment, mais de science. Mais alors il faut prouver les faits de la contagion, quand cependant on n'a pu en citer un positif.

Ce que je dis ne convaincra que les convaincus, il faut attendre que la mode revienne à d'autres idées.

En attendant ces moyens radicaux, il faut se contenter de donner des conseils généraux, qui sont toujours la sauvegarde de la santé dans toutes les épidémies (1).

Choléra à Sétif.

Apparition du choléra à Sétif.— L'apparition du choléra à Sétif date de la nuit du 23 au 24 juillet 1867.

Le 22, j'avais vu une marchande de légumes atteinte de cholérine assez intense; cholérine bien caractérisée par ses selles nombreuses et spécifiques. On pouvait en la voyant préjuger le choléra, mais les crampes n'existaient pas; la cyanose non plus; la voix n'a pas été éteinte; la peau était chaude.

Vers minuit, le 23, je suis appelé pour un malade, et je trouve un cas de choléra très-marqué. Mes collègues en

(1) On pourrait placer ici une variante d'une phrase du discours de M. Bousquet sur la vaccine : « Ce qu'il y a de singulier, c'est que lorsque l'on veut le choléra on ne l'a pas; quand on ne le veut pas, on l'a. »

constataient un autre cas très-grave vers trois heures du matin. Peu à près, j'en vois encore deux autres. En résumé, dans cette nuit quatre cas très-graves (tous ont été mortels) ne laissent aucun doute sur la présence du choléra à Sétif. Un cinquième cas, plus douteux, avait été vu. Nous étions en présence d'une épidémie dont les premiers efforts avaient été très-meurtriers.

Origines. — *Causes probables.* — Peut-on rattacher le choléra de Sétif au choléra en quelque sorte endémique de ses environs ? car depuis près de deux ans on constate la présence de cette maladie dans les tribus voisines.

L'opinion qui paraît la plus fondée est celle qui voit une corrélation dans ces faits. Il est si naturel de penser que les influences depuis longtemps actives aux environs de Sétif, multipliées par la température, ont déterminé ou apporté dans la ville la cause morbide.

J'avais, pendant l'hiver 1866-67, un malade venant du Chabet, offrant les signes manifestes d'un choléra vrai ; mais alors ce cas était resté complétement isolé.

Les faits que j'ai pu observer ne prouvent ni pour ni contre cette manière de voir, qui me semble très-logique. Car bien qu'anti-contagionniste autant qu'on peut l'être, j'admets la théorie qui suppose que les influences créatrices ou déterminantes, développées à leur maximum d'intensité par la chaleur, sont transportées par les vents, les courants; mais il est aussi impossible de réfuter par des faits l'opinion qui ferait naître le choléra sur place à Sétif, regardant comme inutile l'intervention du vent et des courants humains.

Les habitants de Sétif ont des rapports continuels avec la population arabe, et le samedi et le dimanche de chaque semaine, il y a une véritable accumulation d'indigènes venant au marché. Les rues de la ville en sont encombrées. Cette masse humaine, dont les membres n'obéissent qu'en de très-faibles limites aux préceptes de la propreté, apportent avec eux mille causes d'infection et de miasmes délétères. Donc tout naturellement de cette quantité d'indigènes, dont quelques-uns sont tombés malades ou morts à des marchés différents, a pu naître la cause directe et déterminante du choléra.

Cependant il est à remarquer que les premiers sujets atteints n'ont eu aucun rapport connu avec les indigènes.

Le premier cas est un Français venu à Sétif pour chercher à s'y établir. Ayant été mordu par un chien, il gardait la chambre depuis quelques jours. Il était en outre asthmatique, mais demeurait au-dessus d'un boucher dans la cour duquel ne régnait pas une propreté parfaite.

Le second cas fut présenté par une femme entretenue, en grande vogue, qui menait gaillardement la vie ; elle n'avait aucun rapport avec la population arabe, mais elle avait fait une grave imprudence, en s'asseyant, par bravade, dans le bassin d'une fontaine, étant à l'époque cataméniale.

Pour le premier cas, on peut invoquer comme cause la présence de peaux dans la cour du boucher ; dans le second cas, il n'y a pas de causes directes à citer ; un troisième cas aurait eu lieu dans la même maison où succombait la femme entretenue ; on eut à signaler le décès d'une femme âgée, arrivée en ville pour se soigner d'une maladie déjà ancienne ; mais je n'ai pu avoir de renseignements positifs sur la cause du décès.

Un quatrième cholérique est reconnu dans une maison de la même rue; c'est une femme arabe cette fois qui est atteinte, mais une femme sédentaire, n'ayant de rapport avec la population arabe que par son mari.

Dans la journée du 24 et les jours suivants, les atteintes cholériques se multiplièrent dans les différents quartiers de la ville, sans que l'on puisse voir une filiation régulière dans la progression de la maladie. Il est vrai que Sétif est très-petit, et que la propagation d'un quartier à un autre est facile.

Peut-on indiquer, même d'une manière approximative, la distance d'influence épidémique, ce qu'on pourrait appeler la puissance d'émission d'un foyer, la longueur de l'onde cholérique? La manière dont l'épidémie s'est révélée à Sétif, la présence simultanée des malades dans tous les côtés de la ville, dans les maisons les plus éloignées et les plus opposées, ne permit pas de rien supposer à ce sujet. Dans les campagnes, dans les fermes isolées, sous les tentes, il serait peut-être possible de faire quelques remarques à cet égard ; mais en ville c'est impossible.

Maintenant, dans la même maison, des malades ont été atteints simultanément ou successivement ; des personnes ayant soigné des malades ont succombé aux atteintes du choléra, notamment une fille entretenue, ayant surveillé sa camarade, morte le 24 juillet. Ces faits ont-ils une portée réelle? Prouvent-ils quelque chose? Evidemment non; car l'explication qu'on en tirera répondra aux opinions personnelles de l'interprétateur.

Ainsi, pour moi, anti-contagionniste, je dis : est-il étonnant que des cas se succèdent dans une même maison? Il est aussi rationnel que deux, trois, quatre cas se présentent qu'un seul, de même que l'on ne trouve pas étrange que plusieurs atteintes de fièvres intermittentes se montrent dans un lieu palustre. Qu'un miasme épidémique existe dans une maison, tous les habitants sont exposés à contracter la maladie, avec une chance défavorable de plus; il est logique de penser que la présence de malades cholérisés développera plutôt qu'elle n'éteindra la force morbide.

Que dans une chambre mal tenue, et c'est surtout chez les pauvres que ces remarques se font, un père, une mère et deux enfants succombent, comme cela s'est vu à Sétif, rien d'extraordinaire, rien que de normal. Il n'est pas nécessaire d'invoquer la contagion comme cause, l'infection suffit.

Qu'une personne demeurant loin de la demeure d'un cholérique, soigne ce cholérique et meure plus tard, le lendemain, comme cela s'est encore vu à Sétif, les partisans de la contagion trouveront là une preuve en leur faveur.

Ce fait ne prouve encore rien; car la théorie que j'accepte l'explique très-bien autrement. Quand le choléra est dans une localité, tous les habitants indistinctement sont soumis à cette influence, tous sont cholérisés; qui plus, qui moins. Donc toutes les personnes qui donneront prise aux doses nociques, soit en donnant des soins aux cholériques, soins très-fatigants, soit en commettant des excès, soit en se laissant aller aux idées de peur, ces personnes, affaiblissant les forces de réaction, seront plus facilement atteintes.

Il ne faut pas oublier que pour le choléra, comme pour toutes les maladies, il y a un temps d'incubation ; bien que cette période ne soit pas déterminée rigoureusement, il est permis d'admettre qu'il faut plus d'un jour pour passer de la santé la plus parfaite à la mort cholérique.

On pourrait citer mille faits analogues, que la question ne serait pas résolue : et parmi eux on pourrait noter l'infirmier-major de l'ambulance, atteint du choléra. Mais, quoique très-zélé, très-bon serviteur, il obéissait à d'autres passions que les beaux sentiments de dévouement ; il était jeune et se fatiguait bien plus qu'il n'eût dû le faire dans sa position.

Dans la petite épidémie de Sétif, les faits connus se sont renouvelés. Cette étude ne fournira aucune raison nouvelle aux opinions en présence.

Ce que l'on peut dire, c'est qu'il n'y a pas eu une preuve positive de la communication de la maladie par contact, malgré des expériences qui auraient pu être probantes pour la contagion, mais qui sont plutôt contre elle. L'infection dans tous les cas rend raison des phénomènes observés.

Cependant Sétif est une ville remarquablement saine, bien située, très-ventilée. Pendant l'année 1867, les vents régnants ont été les vents du sud et sud-ouest. La chaleur a été persistante et les orages fréquents, soit à Sétif, soit dans les environs. Le siroco a été plus fréquent que d'habitude. Le jour de l'invasion et les jours d'exacerbations de l'épidémie ont été marqués, par le siroco et des orages. Ainsi, 22 juillet, siroco, orage; température +32°; 23 juillet, siroco, température 32. Le 28 juillet, une des journées les plus tristes de cette période, siroco, orage; température 34. Bien qu'en réalité la température moyenne ne soit pas excessive, il y a eu persistance dans les degrés élevés. L'année précédente, aux mois correspondants, il y avait moins de continuité dans la température et les vents chauds plus variables.

L'été a été sec et chaud; la végétation a été détruite, les récoltes ont complétement fait défaut.

Donc, avec les causes auxquelles on peut attribuer la formation de l'épidémie, on doit ranger la persistance de la chaleur et les vents régnants du sud-sud-ouest. Ces vents relient l'épidémie de Sétif à l'épidémie de la province, dont nous avons indiqué la marche générale.

Causes aggravantes. — Les fièvres intermittentes ont été moins fréquentes, en raison de la sécheresse et du manque de travaux des champs. Mais la cause la plus aggravante que l'on puisse invoquer, c'est la misère, qui, pour les indigènes surtout, est venue apporter son contingent à la mortalité. Il y a même de fortes raisons de croire que beaucoup d'Arabes ont été enlevés par une anémie profonde, dont les derniers moments ont été attribués au choléra. En temps d'épidémie, surtout en temps de choléra, tous les décès sont rapportés à cette cause, et quelquefois sans preuves.

Pour avoir une idée aussi exacte que possible du chiffre des malades et des morts, je me suis adressé à la mairie, qui a bien voulu me donner tous les renseignements avec lesquels j'ai pu établir les tableaux suivants. Ces documents sont ce que j'ai cru avoir de plus officiel; mais, malgré leur origine, je n'ai pas une confiance absolue en leur valeur. Il aurait fallu, pour être bien fixé, avoir les bulletins de décès, signés des médecins, et l'indication du nombre des malades soignés par chacun d'eux.

Mais ici surgissent des difficultés presque insurmontables. D'abord, pour les indigènes, il s'est trouvé des cas où la mort n'a été constatée par personne, bien que la cause accusée fût le choléra. Puis, pour pouvoir indiquer le nombre réel des malades, il eût fallu que chaque médecin inscrivît ses clients et que le nom d'un malade, vu par plusieurs médecins, ne fût pas répété. Chacun sait qu'en temps d'épidémie, les médecins sont accaparés, si j'ose me servir de cette expression, par tous les malades, et l'un après l'autre se suivent sans que le dernier venu soit averti de la visite du premier. Cette manière de faire, qui s'explique par le désir que les parents ont de bien soigner les leurs, est très-mauvaise en soi. D'abord, elle a pour résultat de fatiguer extrêmement les praticiens, sans bénéfice réel pour les malades, qu'ils ne peuvent voir qu'un instant, pressés qu'ils sont par toute une population effarée.

Mais il y a, pour l'Afrique, une cause d'erreur manifeste; avec la meilleure volonté du monde, il n'est pas facile à un médecin pressé de connaître le nom d'un isréalite, de l'inscrire, et celui d'un Arabe; quelquefois ces noms sont inconnus aux assistants. Donc beaucoup de causes d'erreur dans les comptes rendus officiels. On ne peut avoir des donnés sérieuses qu'à l'hôpital.

Nombre des décès par le choléra, comprenant les différentes populations :

Population française. .	civile. 56	militaire. 8	64
Idem. . . européenne	. . . .		12
Idem. . . israélite	. . . .		14
Idem. . . musulmane	civile. 114	militaire. 5	119
Comprenant les spahis et les tirailleurs indigènes.			
Idem. . . nègres	. . . .		2
Total	. . . .		211

En décomposant ces chiffres et donnant le nombre des décès par sexe et par âge, on a les tableaux suivants :

Disons que, pour les âges, j'ai mis dans la catégorie d'enfants tous ceux des décès dont l'indication de l'âge ne dépassait pas dix ans. Mais je n'aurais pas toujours pu trouver le sexe précis par le nom de la personne. J'ai confondu les enfants des deux sexes.

Je n'ai pas cru devoir donner les âges de tous les décédés, par cette raison qu'il n'y a pas eu de préférence pour un âge quelconque. Il y a eu des représentants de tous les âges. Les enfants de deux mois à quatre ans sont en nombre considérable, surtout dans la population indigène ; ce qui me fait craindre que l'on n'ait attribué au choléra des décès qui pouvaient avoir pour cause une autre affection, surtout à l'époque des chaleurs et à la période de la dentition.

Population française :	Hommes (militaires compris). . .	30
	Femmes.	16
	Enfants.	18
	Total.	64

Les hommes sont le plus frappés, les enfants ensuite, puis les femmes.

Population européenne de toutes nationalités autres que française	Hommes	6
	Femmes	5
	Enfant	1
	Total	12
Population israélite	Hommes	4
	Femmes	4
	Enfants	6
	Total	14
Population musulmane	Hommes (militaires compris)	59
	Femmes	26
	Enfants	34
	Total	119
Population nègre	Hommes	
	Femmes	0
	Enfants	0
	Total	2

Pour donner plus de valeur à ces chiffres, il faut les comparer au chiffre de la population.

A l'époque du choléra la population totale de Sétif se décomposait ainsi :

Militaire		2,458
Française	2,129	9,452
Européenne	429	
Israélite	762	
Nègre	132	
Musulmane	6,000	
Habitants de la ville et des environs, considérés comme étant sur le territoire.		
Total		11,910

Le nombre des décès étant de 211, on a donc un décès

pour 56 habitants et une fraction. La population militaire a très-peu souffert, car en réunissant les décès fournis par les militaires français et indigènes, soit 13, nous avons un décès sur 200 militaires.

La population française, déduction faite des militaires français, a une proportion plus forte, un pour 37, 6.

La population européenne, un pour 35.

La population isréalite, un sur 84, 6.

La population musulmane, déduction faite des militaires, a eu un décès par 52 habitants.

Enfin, la population nègre, un pour 66.

D'où il résulte que ce sont les populations française et européenne qui ont été les plus éprouvées par l'épidémie, malgré toutes les apparences ; car pendant tout le temps de la maladie régnante, on croyait à une proportion inverse. Evidemment, il y a là des causes d'erreur, qu'il est difficile de saisir. Peut-être le recensement des décès de musulmans est-il d'une sévérité douteuse.

Cependant il n'y a pas possibilité de faire des travaux statistiques ayant pour base des chiffres plus officiels que ceux fournis par la mairie. Où donc trouver la raison de cette différence, quand le défaut de récoltes devait avoir pour effet d'augmenter la mortalité parmi les indigènes ?

On peut invoquer, comme cause prédisposante pour les Européens, les périls de l'acclimatation. Mais ces périls, pour la plupart, sont bien diminués par les améliorations du sol en Afrique, et puis, parmi ces émigrés, beaucoup sont Italiens ou Maltais. Je parle pour la province de Constantine; dans la province d'Oran, les Espagnols dominent.

Les climats de Malte et du sud de l'Italie ne sont pas bien différents de celui de l'Algérie.

La véritable cause est ailleurs, c'est dans la manière de vivre qu'il faut la chercher. Il ressort évidemment de la supputation des décès que beaucoup d'ivrognes parmi les hommes furent atteints, et parmi les femmes plusieurs filles galantes. Certes, quelques individus des deux sexes, très-honnêtes sous tous les rapports, ont pu succomber, mais ils avaient une constitution appauvrie par l'âge et la profession.

La population arabe était de son côté très-affaiblie par la misère commençante ; cette condition devait égaliser les dangers et les pertes. Je cherche en vain ailleurs que dans les causes possibles d'erreurs, d'expliquer l'écart si considérable qui existe entre les proportions mortuaires.

La population militaire se trouvait dans les conditions les plus heureuses pour échapper aux périls de l'épidémie : elle a été peu atteinte; tous les cas ont été isolés, fournis par différents corps, et jamais le choléra ne s'est implanté dans une caserne.

Professions. — Il m'est tout à fait impossible de donner quelque chose de précis pour indiquer quelles furent les professions les plus atteintes. Ceci provient de ce qu'une grande partie de la population est à peu près flottante; ses membres, selon les cas, accusent une profession : aujourd'hui maçon, demain cuisinier. Presque tous, surtout les femmes, sont cotés sous la rubrique : sans profession. Le rapport le plus général, entre toutes les catégories, est le goût commun pour les liqueurs alcooliques, et la ruine égale des tempéraments.

Pouvons-nous établir des rapports entre la mortalité et les cas observés? Ici nous tombons dans une inextricable confusion, par les motifs que j'ai dits plus haut. A l'ambulance seule on peut établir ces proportions.

Cependant, ne tenant compte que des cas confirmés, je ne crois pas m'éloigner beaucoup de la vérité en donnant la proportion de trois guérisons sur dix cas. Je répète que ce sont des impressions, des souvenirs, et non des chiffres.

Constitution médicale. — La constitution médicale à Sétif a été bonne. Si le choléra ne fût venu, on aurait eu une année exceptionnelle. Peu de malades, jamais si peu d'entrées militaires et civiles à l'hôpital. La population enfantine était la seule soumise aux influences pénibles de la chaleur, surtout ceux qui étaient éprouvés par la première évolution dentaire.

Il n'y avait aucune maladie prédominante. Ni fièvres intermittentes, ni diarrhées, ni dyssenteries; seulement, quelques jours avant l'apparition du choléra, quelques diarrhées, d'après ce que m'ont dit MM. les médecins civils. J'avais vu une cholérine la veille de la première crise. Je ne parle pas des diarrhées dites prémonitoires, qui ne sont que le premier acte du drame cholérique.

Prédispositions. — Immunités. — Je n'ai vu aucun cas qui puisse laisser croire à une immunité quelconque, ou à une prédisposition spéciale; car souvent on pourra voir (et quelquefois théoriquement) des individus, des populations ouvrières, des cités même braver l'épidémie. On a spécialement invoqué la classe des ouvriers en cuivre comme prédestinée. Il faut attendre avant de se prononcer, pour ne pas s'exposer à perdre une illusion. Combien d'espérances de ce genre, accueillies avec bonheur, se sont trouvées déçues avec le temps ! A Sétif, rien qui puisse faire naître l'idée qu'une classe ait été privilégiée ; pas une non plus n'a paru plus atteinte. On pourrait dire qu'il n'y a pas eu de prédisposition en dehors des prédispositions personnelles ; ce sont les constitutions fatiguées, usées ou surmenées qui ont payé le plus fort tribut. C'est normal, et encore bien des valétudinaires ont traversé bravement le péril sans éprouver la moindre incommodité.

Récidives. — Je n'ai vu ici aucun cas de récidive ; du reste, dans ma carrière, je n'ai vu qu'un cas évident de récidive, c'est à Constantinople (hôpital de Maltepé) : un sergent infirmier a été atteint deux fois dans l'espace de deux mois.

Incubation, ses limites. — Aucun fait ne m'a permis de répondre à cette question. Les malades auxquels j'ai dû donner des soins ne me sont peut-être pas assez connus, et les renseignements obtenus n'ont pas été assez clairs, assez précis pour me permettre d'émettre une opinion motivée sur la durée de l'incubation. Presque tous ou tous n'ont pas eu le moindre malaise jusqu'au jour où la diarrhée s'est présentée ; mais la diarrhée est déjà un phénomène qui indique une incubation de durée quelconque ; et l'extrême limite de la durée de la diarrhée avant l'appel du médecin a été quatre jours.

Diarrhée prémonitoire. — Dans un grand nombre de cas, il m'a été impossible de savoir si la diarrhée avait précédé l'attaque cholérique. Mais quand je pouvais obtenir des réponses; que l'intelligence des malades ou le langage le permettaient, j'ai pu m'assurer que, dans la grande majorité des cas, il y a eu diarrhée avant l'attaque grave; quelquefois cette diarrhée ne datait que d'un jour, de la veille.

Symptômes généraux.—Dans les cas où j'ai pu suivre la marche de la maladie depuis ses débuts jusqu'à sa terminaison, voici dans quel ordre se succédaient les phénomènes :

D'abord malaise général, selles liquides copieuses, d'abord noires, puis riziformes; ces selles manquaient quelquefois. Quand les selles étaient extrêmement abondantes, les vomissements ne se montraient pas. Dans le cas contraire, après une sensation de froid général, les vomissements bilieux arrivaient parfois très-abondants. La teinte bistre se répandait sur la figure, sur les membres, sur le corps; la langue se refroidissait; la peau perdait son élasticité, se plissait; la voix s'éteignait; la circulation se ralentissait; enfin la mort arrivait par une lente asphyxie.

Les crampes se faisaient sentir quelquefois au début des phénomènes; quelquefois quand la période algide commençait. Quand les phénomènes d'asphyxie étaient assez prononcés, les crampes disparaissaient; il ne restait plus qu'une anxiété précordiale extrême.

Je n'ai pas vu de choléra sec.

Dans certains cas la marche de la maladie a été excessivement rapide. Le frisson se faisait sentir quelques minutes, puis, les vomissements, les crampes; enfin, la cyanose se répandait comme un voile sur le malade, sans que rien pût l'empêcher, et la mort n'était retardée que par la résistance physiologique individuelle.

Les urines se supprimaient immédiatement quand les selles étaient extrêmement abondantes, dans les cholérines, comme dans les choléras. Elles disparaissaient aussitôt l'apparition de la cyanose. Dans les cas heureux de guérison, les urines reparaissaient très-vite dans les cholérines. Sitôt les selles arrêtées, l'urine était abondante, effet tout physiologique. Dans le choléra elles étaient plus lentes à revenir. Indiquer l'heure de la réapparition de l'urine, ne me paraît pas facile, ni très-utile, car l'urine suit les phénomènes généraux de réaction, et ceux-ci sont plus faciles à constater. Quand la chaleur était un peu revenue, que le pouls s'était relevé, que les selles avaient cessé, les urines ne reparaissaient pas encore, quelques gouttes seulement; mais quand une réaction franche sans exagération s'établissait, l'émission des urines devenait plus abondante, et n'était naturelle que le lendemain ou le surlendemain.

J'ai dit sommairement l'ordre des symptômes généraux; voici l'ordre ordinaire des phénomènes de réaction:

Dans les cas où la cyanose avait été peu prononcée, où les phénomènes gastriques prédominaient, les selles cessaient les premières; la peau redevenait ensuite assez promptement naturelle, moite. Les vomissements persistaient, c'est du moins ce que j'ai vu dans quelques cas graves heureusement terminés. La voix demeurait faible, éteinte, et un peu de céphalalgie persistait. Quand les vomissements cessaient, il ne restait plus qu'une fatigue extrême, de l'anxiété. Si le sommeil arrivait alors, l'économie reprenait son équilibre. Dans les cas où l'algidité était considérable je n'ai vu guérir aucun malade. La marche de l'asphyxie a été, en quelque sorte, la marche de la maladie.

Complication.—Dans la grande majorité des cas, presque tous, je n'ai constaté aucun indice de complication, surtout dans les cas graves. Dans les cas légers, il m'a semblé voir quelquefois des indices de rémittente ou d'intermittente, alors j'ai donné du quinine ; mais ce moyen a échoué parfois, et dans les cas heureux je n'ose lui attribuer la guérison.

J'ai eu occasion d'observer, en ville, une complication évidente de la maladie épidémique. Voici ce cas sommairement exposé :

Madame X*** revenait de Constantine à mulet par une grande chaleur. Elle se plaignait à son arrivée d'une céphalalgie intense, elle portait au front des traces d'un érythème léger causé par le soleil. En arrivant à Sétif, elle trouve son enfant mort du choléra ; elle est elle-même atteinte le lendemain. Diarrhée, crampes, céphalalgie intense, vomissements, yeux cernés, langue presque normale, voix conservée, peau presque normale, assez chaude. Je traite ces phénomènes cholériques. Les vomissements persistent plusieurs jours. Anxiété précordiale. Agitation extrême, délire.

C'est alors que l'on me raconte les incidents du voyage. Je modifie la médication. Madame X*** guérit du choléra. Elle était en convalescence quand, étant chez elle, je m'aperçois que cette dame a des convulsions; ses mains se crispent, sa tête se renverse en arrière, on eût dit un commencement d'épilepsie ou de tétanos. Cette dame n'ayant pas eu d'attaques antérieures, j'ai pensé que l'influence du soleil avait déterminé chez elle des congestions vers le cerveau qui avaient donné une allure spéciale à la maladie épidémique.

La réaction, quand la convalescence s'établissait, a toujours suivi une marche normale; elle s'est presque toujours établie doucement. Une légère congestion, quelquefois vers le cerveau, mais si faible, qu'il n'a pas été nécessaire d'agir activement pour la modérer.

Ambulance. — Dans la prévision d'une épidémie, les diverses autorités avaient désigné l'emplacement d'une ambulance en dehors de la ville.

Le lieu choisi fut une maison dite Bel Air, au nord, à l'extrême limite du champ de manœuvre. Près de cette maison un plateau assez bien exposé permettait de donner un développement suffisant aux tentes nécessaires aux besoins ultérieurs. Un puits donnait de l'eau très-bonne. D'un seul côté des immondices pouvaient, par le vent du sud-ouest, être un inconvénient. Du reste, emplacement convenable, dès que l'on admet qu'il faut éloigner les cholériques des centres et des hôpitaux, et que de plus l'installation sous la tente est préférable.

M. le maire, m'avait-on dit, demandait que les malades civils fussent placés dans la maison. L'autorité militaire demandait que les soldats malades fussent sous la tente. Quand le service médical me fut confié, je demandai que nul malade ne fût placé dans la maison; que celle-ci fût réservée pour le service : cuisine, pharmacie et personnel. Et cela pour les motifs suivants : 1° les débuts font craindre que l'épidémie ne soit grave; elle fera beaucoup de victimes. Or, en ce cas, la maison est trop petite pour recevoir beaucoup de lits ; n'étant pas construite pour sa destination nouvelle, elle sera promptement infectée. Il faudra diviser les malades civils en deux catégories, les uns sous la tente, les autres dans les chambres. Si l'on regarde la tente comme bonne, il faut y loger tous les malades; 2° le personnel qui doit demeurer longtemps en activité se trouvera mieux du logement dans la maison. Les services culinaires et pharmaceutiques y sont plus faciles. De plus, les hommes qui ne seront pas de garde reposeront mieux la nuit. Pour qu'un personnel puisse remplir tous ses devoirs, et longtemps, il faut le placer dans les meilleures situations possibles ; sinon, on arrive à des désastres.

Ce n'est pas que je trouve l'installation sous la tente bonne ; au contraire, rien de mieux, quand on ne peut faire autrement. A Varna on l'a fait, c'était une très-bonne mesure, d'ailleurs la seule possible à prendre. A Constantinople on l'a essayé, et remplacé ce mode par des baraques.

Dans une tente, le service est extrêmement difficile, la surveillance impossible et le traitement très-compromis, surtout quand il s'agit du choléra. Ce qu'il faut à un cholérique, ce sont les soins perpétuels, c'est la chaleur permanente. Dans une salle on peut arriver à d'assez bons résultats, avec force aides. Dans une tente c'est impossible ; on ne peut mettre que trois lits par tente (dite à seize) et encore c'est beaucoup ; il faudrait, pour tâcher de bien faire, au moins un infirmier par tente occupée; d'où l'on peut se faire une idée du personnel nécessaire.

Je ne crois donc pas que l'on doive, surtout pour le choléra, préconiser le système des tentes. Une caserne transformée ferait mieux l'affaire, selon moi.

Quant à la question d'éloigner les cholériques des centres, je la réserve; ce n'est pas le lieu de la traiter. Je ne connais pas encore un fait certain de la contagion du choléra développée par un hôpital.

Quoi qu'il en soit de ces questions théoriques, l'ambulance établie a fonctionné le 26 juillet pour être fermée le 9 septembre. Elle n'a reçu que 66 malades, chiffres très-bas comparés aux craintes inspirées par les premières atteintes du choléra.

Toutes les populations ont été représentées dans ce chiffre: militaires, civils européens, indigènes. Le chiffre des décès est de 48 d'où 18 guérisons; soit un peu plus de 2/3 de mortalité sur le chiffre des entrées.

C'est une proportion d'autant plus satisfaisante que l'on apportait le plus souvent à l'ambulance les malades à la période ultime.

La garnison se compose de différents corps; tous n'ont pas donné de malades. Les zouaves, les tirailleurs algériens, le 36e de ligne et les spahis ont eu des pertes à déplorer. Le génie compte un mort, mais ce militaire venait de Bougie et n'est arrivé à Sétif que pour y mourir, ou plutôt, il mourait en arrivant.

Le train des équipages a eu un mort: un soldat arrivant de Borg-Bou-Arridji. L'artillerie ni le 6e chasseurs à cheval n'ont pas eu de malades.

Parmi les officiers, un seul cas contracté en ville, M. Vieus, médecin aide-major. Aucun cas n'a pris naissance à l'hôpital; un seul à l'ambulance.

Sur les 48 décès, vingt-trois ont eu lieu dans les dix premières heures : de trois à dix heures.

Onze cas de 10 à 20 heures.
Six cas de 20 à 30 heures.
Huit cas de 30 à 40 heures et au delà.

Le décès le plus tardif a eu lieu après 96 heures.

Ce tableau montre combien étaient graves les maladies apportées à l'ambulance, et que la mort a toujours eu lieu avant la période de réaction. Par conséquent, aucun décès des suites, des complications, etc.

Le décès survenu après 96 heures a seul offert quelques différences. Le malade a pu se remettre, la réaction s'établir, mais sans énergie. Les selles ont persisté, bien que les urines se soient montrées; mais la peau est devenue froide, les yeux injectés, le regard vide. Les tentatives pour relever le sujet furent vaines.

Dans les cas heureux, la guérison ne s'est pas fait attendre. La réaction eut lieu sans accident, sans exagération. Les phénomènes se déroulaient lentement, les selles cessaient, la chaleur venait peu à peu relever la circulation; la teinte brune s'éteignait; les urines recommençaient à couler généralement le deuxième jour. La convalescence a été bien établie dans tous les cas du quatrième au dixième jour. Les forces n'étaient pas toujours rétablies, mais l'état général était assez satisfaisant pour que les malades quittassent l'ambulance sans inconvénient. Ainsi trois convalescents sortent au quatrième jour ; trois au cinquième jour ; les autres du sixième au dixième jour.

Traitement. — J'ai d'abord pour principe de ne croire à aucun traitement spécifique. Dans tout le cours de l'épidémie, soit en ville, soit à l'ambulance, je n'ai employé que les médications nécessitées par les symptômes, les remèdes dont l'action physiologique est déterminée.

Dans la période de diarrhée, ce qui a le mieux réussi, c'est le sous-nitrate de bismuth à haute dose et l'opium. Quand il y avait langue saburrale, envies de vomir ou vomissements, nous employions l'ipéca, dose vomitive ; et nous le répétions quelquefois. Quelquefois les boissons acidulées, l'eau de Takitount, etc., etc.

Dans la période algide, on déployait tout l'arsenal des excitants internes et externes..... Quelquefois l'emploi des ventouses sèches, ou une ventouse scarifiée seule me paraissait utile pour donner un coup de fouet à la circulation.

Dans la période de réaction, même attention de suivre les phénomènes, de les guider. Par conséquent, rien que de très-vulgaire dans notre traitement. Saisir l'indication, voilà le point capital et difficile du traitement. La quantité des remèdes ne prouve rien et ne produit rien quand l'indication n'est pas saisie. Il ne faut pas se dissimuler que, quoi qu'on fasse, le résultat souvent n'est pas entravé.

Je crois, dans les cas graves, que l'agent thérapeutique qui m'a rendu le plus de services a été l'ipéca, soit que ce médicament agisse comme vomitif ou comme perturbateur.

Après des efforts de vomissement, la réaction s'établit souvent d'elle-même et avec plus de franchise.

Dans les vomissements persistants, la glace m'a paru plus utile que l'opium ou la belladone.

En résumé, mon traitement était, pour les diarrhées prémonitoires ou cholérine, le bismuth comme agent principal.

C'est le moment de son succès:

L'ipéca quand les symptômes gastriques se présentent. Par son action on peut esquiver parfois les accidents consécutifs.

La glace, les boissons gazeuses peuvent être utiles après, quand la chaleur se conserve.

Dans la période de refroidissement, il faut tout essayer, car c'est souvent un hasard heureux qui vous donne un succès. Il ne faut négliger aucun moyen d'excitation interne et externe.

FIÈVRES TYPHOIDE ET RÉMITTENTE TYPHOIDE.

De la fièvre typhoïde.

Comme on peut le voir par la lecture du tableau que je présente, la fièvre typhoïde est extrêmement fréquente dans l'armée d'Afrique. Je trouve cinquante cas de fièvre typhoïde et vingt-neuf de fièvre rémittente typhoïde; soit un total de 79. En déduisant les trois fièvres attribuées aux populations civiles, il en reste 76 propres aux militaires, et 28 décès.

Si l'on compare ces deux nombres au chiffre des malades, 4,747, ou au chiffre des décès, 156, on trouve dans les deux cas une proportion considérable de maladies dues à cette cause et une grande mortalité. C'est environ 1 typhoïde sur un peu plus de 60 malades, 1 mort sur 5 décès à peu près.

Il y a loin de ces chiffres aux présomptions que l'on avait autrefois de la rareté de la fièvre typhoïde en Algérie. On ne peut ici se retrancher devant la possibilité d'une erreur de diagnostic. Presque toutes les autopsies des malades morts dans mon service ont été faites par moi, ou sous mes yeux, et toujours la lésion pathologique a démontré la vérité de l'affirmation clinique.

Je néglige ici les trois cas de fièvre typhoïde, attribués aux populations civile et indigène, non parce que je doute de la réalité du fait, surtout en ce qui concerne les Européens, on ne peut trouver aucune raison valable d'en douter, mais parce que je n'ai aucune note écrite de ces trois cas. Du reste, ce chiffre si faible prouve que dans nos hôpitaux nous avons très-rarement l'occasion de constater la fièvre typhoïde chez les Européens, et encore plus rarement chez les indigènes. Dans la pratique civile, il n'en serait pas de même, et l'on trouverait assez d'affections de cette nature.

Etiologie. — Si l'on veut chercher une cause à cette fièvre en Afrique, on ne sort pas des suppositions vagues et banales ; ce qu'il y a de plus certain, c'est que les mêmes raisons qui en France déterminent la fièvre typhoïde, la font naître en Afrique. C'est pour les jeunes gens une vie nouvelle, un changement d'habitudes, la perturbation de l'économie à un âge où toutes les fonctions sont en pleine activité.

D'autres causes en Afrique peuvent activer, par leur présence, ces prédispositions fâcheuses : les fatigues des expéditions, la nostalgie, l'affaiblissement produit par les maladies endémiques.

Depuis longtemps dans notre colonie, la vie militaire diffère très-peu de la vie de régiment en France. En Algérie, les casernes sont généralement saines, la nourriture du soldat est aussi surveillée que possible, les aliments aussi bons, aussi abondants, et quand il y a augmentation de fatigues, on ajoute du vin et du café aux rations de vivres ordinaires.

Restent les marches et le séjour sous la tente. Quand les marches ne sont pas prolongées et se font dans une saison convenable, elles sont loin d'être nuisibles aux soldats, elles les distraient, les amusent plus qu'elles ne les fatiguent. L'inverse finit par avoir lieu, si les colonnes restent trop longtemps en expédition, si les temps sont mauvais, les chaleurs trop fortes, ou les terres détrempées par les pluies. Mais aujourd'hui, lors même que les nécessités de la politique retiennent nos colonnes le plus longtemps en marche, celles-ci n'éprouvent pas les peines et les privations auxquelles nos soldats étaient soumis il y a vingt ans. On n'est plus au temps où Lamoricière ou d'autres indiquaient un champ de blé comme ravitaillement de luxe. Les compagnies n'emportent plus le lourd moulin pour broyer le blé et faire la farine nécessaire à la confection de leur pain. Maintenant les colonnes rayonnent toujours autour des centres de ravitaillement, où tout ce qui est nécessaire à une bonne alimentation est concentré. De plus, des convois de mulets et de chameaux suivent toujours les colonnes mobiles, portant le biscuit, le pain et l'eau même si l'on est au désert. Les fatigues sont donc bien moins grandes et plus supportables pour la masse des militaires ; il y a de notables améliorations sur le passé ; aussi la mortalité a-t-elle diminué sensiblement parmi nos troupes, mais ce mieux ne veut pas dire qu'il n'existe plus, pour le jeune soldat, ni peines ni dangers.

La fièvre typhoïde en Afrique, comme en France, frappe le jeune soldat, et le soldat nouvellement arrivé, comme il sera facile de s'en assurer en lisant quelques observations que je donne ici.

L'âge des décédés a presque toujours été de 22 à 23 ans, par conséquent presque tous jeunes soldats et depuis peu en Afrique ; une fois, j'ai noté 27 ans, une seule fois, l'extrême limite 30 ans.

De cette fréquence si remarquable de la fièvre typhoïde,

on peut, il me semble, conclure à d'heureuses modifications dans les conditions hygiéniques générales de la colonie; indépendament des modifications utiles apportées au logement et à la nourriture du soldat, l'assainissement des localités a diminué considérablement le nombre des foyers d'infection et l'intensité des miasmes. Les fièvres paludéennes n'ont plus dès lors masqué les fièvres typhoïdes; celles-ci se décèlent plus facilement derrière les premières, et les symptômes se distinguent nettement. Il ne peut y avoir d'autres explications de ce changement de rapport dans la nosologie africaine. Avec les progrès continus le climat de l'Algérie se rapprochera de plus en plus de celui du midi de la France.

L'action de la chaleur ne paraît pas avoir d'influence sur l'éclosion de la fièvre typhoïde; ce dont on peut se convaincre en lisant dans mes tableaux la manière dont se présente cette maladie selon les mois de l'année. Ainsi pour une période déjà longue, si l'on fait la décomposition des 47 cas de fièvre typhoïde, par mois, on trouve : janvier, 5; février, 4; mars, 5; avril, 7; mai, 4; juin, 1; juillet, 2; août et septembre, 0; octobre, 1; novembre, 11; décembre, 7.

Ainsi pas un cas en août et septembre, très-peu en juin et juillet, mois chauds; les mois les plus chargés sont les mois d'hiver.

Je ne vois pas de raisons à donner pour expliquer ces faits que celle-ci : les soldats arrivent en général en Afrique avant les fortes chaleurs, en hiver, au printemps, en automne; de sorte que pour le mois d'août suivant, tous les jeunes soldats ont subi les influences de changement de lieu; ils ont été atteints ou acclimatés.

Quant aux fièvres rémittentes typhoïdes, elles ne suivent pas cette même progression ; c'est la forme rémittente qui domine, qui donne l'impulsion à l'économie, et les fièvres rémittentes sont fréquentes aux mois de mai, juin et juillet. Notre tableau indique pour les mois de juin et juillet une grande quantité de ces fièvres ; ici nous trouvons des causes actives nouvelles ; nous avons reçu à Sétif presque toutes ces fièvres, par évacuation, des colonnes nombreuses expéditionnant alors dans la Kabylie. Cette indication suffira pour rendre compte du nombre exceptionnel des rémittentes typhoïdes en 1865.

Il n'en reste pas moins un fait curieux, c'est celui de l'absence de fièvres typhoïdes pendant deux mois de l'année dans une période de huit ans et dans un service de fiévreux fait dans quatre hôpitaux différents. Il serait peut-être utile de vérifier cette observation, car il peut très-bien se faire qu'on ne trouve là que des hasards, comme il s'en rencontre souvent dans la carrière d'un médecin.

La marche de la maladie en Afrique est la même qu'en France. Les symptômes se succèdent et se déroulent comme partout. La durée est égale. Dans les relevés que j'ai pu faire je trouve pour moyenne de journées de traitement 13 jours dans les cas mortels.

Le diagnostic offre les mêmes difficultés, avec cette cause d'erreur en plus que les rémittentes étant fréquentes, il est plus facile de confondre ces deux maladies qui se compliquent si souvent, rémittente et fièvre typhoïde.

Le pronostic est toujours grave, toujours incertain, et je me suis souvent rappelé, en présence de mes malades, une portion de phrase d'un de nos anciens chefs : « La convalescence de la fièvre typhoïde est comme un vaisseau désemparé qui vogue au sein des mers. » Au lieu d'appliquer cette métaphore à la convalescence seule, je me disais que la fièvre typhoïde, dans toute sa durée, est pour le médecin un sujet de perplexité et d'incertitude.

Peut-on jamais être certain d'un résultat favorable, lors même que les symptômes paraissent bénins ? C'est qu'il se passe dans l'économie des phénomènes que l'œil du médecin ne peut voir, ni son oreille entendre ; aucun instrument ne peut lui en donner les indices. Il ne peut que formuler des calculs de probabilité ; il ne peut jamais savoir à quelle période en sont les ulcérations intestinales, pas plus qu'il ne peut prévoir les accidents imprévus dérivés de l'anémie consécutive, résultat de la maladie. J'ai vainement cherché, depuis que je fais des autopsies pour moi, ou pour mes chefs, et il y a longtemps, à trouver une corrélation entre la période apparente des symptômes et l'âge probable des ulcérations intestinales.

Tous les médecins ont fait cette remarque.

Quand je considère la proportion formidable des décès, pour le nombre de malades, 28 sur 76, je me demande si j'ai lieu de me féliciter, si cette mortalité n'est pas trop forte, malgré les complications déterminées par les marches en Kabylie. Devant une liste funèbre aussi grande, qui ne serait pris d'inquiétude ? Aussi c'est incité par ces brûlantes interrogations de la conscience, que je ne manquais jamais d'aller à l'amphithéâtre ; là je pouvais trouver le calme et la tranquilité d'esprit. C'est là, nous disait un jour M. Michel Levy, à Constantinople, que le médecin trouve ses encouragements et ses consolations. Si je ne cite les paroles textuelles du maître, j'en exprime la pensée.

De la justification du titre rémittente typhoïde.

Le titre que je donne ici n'a rien de neuf, et il paraîtrait banal de vouloir innover à ce sujet; tout médecin en France et en Europe admet très-bien une fièvre typhoïde rémittente. C'est-à-dire que dans certaines formes typhoïdes, les rémissions du soir sont plus marquées; souvent même elles sont diurnes et périodiques. Ce n'est donc pas de cette forme morbide qu'il s'agit. Je veux parler, avec tous nos camarades qui ont fait de la médecine en Algérie, de la complication de la fièvre rémittente pure, c'est-à-dire de cette forme de maladie d'accès qui s'appelle rémittente, avec la fièvre typhoïde. Il y a non pas une affection que l'on peut appeler fièvre typhoïde rémittente; mais deux maladies qui marchent ensemble, se succèdent, ayant chacune leurs symptômes propres.

Ces deux affections, en effet, se rencontrent très-souvent réunies sur le même sujet: mais leur réunion n'obéit pas à des combinaisons fortuites, indéterminées; il y a une marche certaine, invariable dans leur mode de combinaison. C'est toujours la fièvre rémittente qui ouvre la scène, qui suit ses phases, et seulement après, les symptômes typhoïdes apparaissent et prennent leur cours régulier. De plus ces affections combinées n'apparaissent, comme on doit s'y attendre, qu'aux époques de l'année où les fièvres d'accès priment la pathologie, ce sont les premiers mois des chaleurs; et les fièvres paludéennes à forme rémittente sont celles qui se présentent les premières.

La chaleur a été un des déterminants de la fièvre rémittente. Pour la fièvre typhoïde, nous l'avons vu, cet élément est indifférent.

La durée moyenne de la fièvre typhoïde rémittente a été 13 jours, comme nous l'avons dit plus haut; car pour former ce chiffre nous avons réuni les deux maladies; dans un certain nombre de typhoïdes simples je trouve 10 jours, ne faisant mes relevés que d'après les calculs des décès.

Quelques observations succinctes de fièvres typhoïdes et de rémittentes typhoïdes. — 1° Rouleau, du bataillon d'Afrique (l'âge n'est pas noté, mais n'est que depuis 7 mois en Algérie); entré à l'hôpital le 4 novembre, mort le 5 novembre. Fièvre typhoïde rémittente. — A l'autopsie, congestion hypostatique des poumons, foie normal, rate triplée de volume, friable; près de la valvule, toutes les variétés de l'altération spécifique.

2° Fleurisson, 3e chasseurs de France; jeune soldat nouvellement arrivé en Afrique. Entré à l'hôpital le 29 octobre, mort le 8 novembre. — Fièvre typhoïde hémorrhagique.

Autopsie. — *Cœur*, sang noir non fibrineux dans les oreillettes; les deux cœurs mous, très-hypertrophiés, surtout le droit. — *Aorte* remplie de sang. — *Poumons* engorgés de sang fluide. — *Bronches* remplies de muscosités sanglantes. — *Foie* ramolli, friable. — *Rate*, *idem*. — *Intestins*. Près de la valvule, un nombre considérable d'altérations typiques, muqueuse ramollie dans une grande partie de la longueur de l'intestin grêle, sang fluide dans quelques circonvolutions, gros intestin rempli de sang, muqueuse ramollie.

3° Larcher, 3e zouaves, 23 ans. En Algérie depuis trois ans. Entré le 22 octobre, mort le 16 novembre. — Ulcérations spécifiques dans l'intestin grêle, 10 plaques et une vingtaine de follicules hypertrophiés.

4° Payre, jeune soldat du 4e de ligne. — Parotidite double, ulcérations spécifiques. Entré à l'hôpital le 13 février, mort le 21.

5° Bœuf, 24 ans, du 4e de ligne. Entré à l'hôpital le 28 juillet, mort le 2 août. A eu des accès quotidiens. — Dix grandes plaques conglomérées, un grand nombre de follicules isolés.

Ces cinq autopsies furent faites à Batna, et voici le résumé des notes écrites en regard : Voilà donc les preuves évidentes de la fréquence de la fièvre typhoïde à Batna; mais il faut ajouter que les formes ne sont pas pures, qu'elles sont plus ou moins associées à l'élément intermittent, et cet élément donne le change au début en masquant momentanément la nature typhoïde.

Il y a lieu de supposer qu'autrefois des fièvres rémittentes très-accentuées ont enveloppé sous leur dénomination des fièvres typhoïdes réelles. C'est une question à résoudre pour la régularité d'un diagnostic parfait. Mais au point de vue clinique, cette distinction précise n'a rien d'absolument nécessaire. La thérapeutique n'en est pas beaucoup modifiée.

Pour formuler le diagnostic il faut tenir compte de l'âge du sujet, de son arrivée en Algérie, puis s'informer des localités où les maladies se sont montrées; car la forme intermittente a probablement une gravité d'autant plus grande que le lieu de sa provenance a un mauvais renom. Mais la méthode thérapeutique, le mode d'évolution de la maladie, c'est toujours l'élément palustre qui accuse les premiers symptômes; c'est toujours lui qu'il faut attaquer le premier.

Voici en général comment, dans les fièvres rémittentes typhoïdes, les symptômes se succèdent. D'abord, fièvre d'accès simple, généralement nous avons dit rémittente, céphalalgie, chaleur, agitation, etc. Rémission nette et distincte chaque jour; après quelques jours les rémissions cessent, la fièvre d'accès cède, alors apparaissent les signes typhoïdes; il y a des modifications dans l'état général, la face prend une physionomie spéciale; la stupeur a des degrés très-variés, l'épistaxis survient, la langue devient fuligineuse; le ventre, qui avait été jusqu'alors muet, devient sensible; gargouillement, peu de délire, pouls très-variable, rien de fixe. A Batna je n'ai jamais vu de sudamina ni de pétéchies. Après quelque temps de pratique, et lorsque le diagnostic me paraissait douteux, je n'ai jamais trouvé de signe plus précis que la bronchite, surtout de la base.

Voilà le tableau, que je crois exact, de la fièvre rémittente typhoïde à ces deux périodes. 1re période : fièvre rémittente ; 2e période : fièvre typhoïde.

Dans les cinq cas que j'ai donnés, la mort est arrivée une fois le premier jour. Comme épiphénomènes, on peut citer une parotidite double avec suppuration considérable.

Dans le cas de Fleurisson, eut lieu une hémorrhagie nasale extrêmement abondante, qui ne fut que momentanément suspendue par le tamponnement des fosses nasales ; conjointement avait lieu une hémorrhagie intestinale.

Chez un de nos malades, les accès quotidiens étaient tellement distincts que l'on eût pu croire à une fièvre quotidienne. Du reste je n'ai jamais rencontré de rémissions tierces.

Le délire a été peu violent dans les fièvres typhoïdes à Batna ; c'est à peu près ce que je constate dans les autres localités.

A Biskra, pendant un séjour de 22 mois, j'ai eu 13 fièvres typhoïdes, dont 5 en novembre 1863. A cette petite épidémie je ne vois aucune cause, si ce n'est celle-ci :

Tous ces cinq malades appartenaient au 66e de ligne, arrivé directement de Strasbourg ou de Lyon, je crois, à Batna et à Biskra, à l'époque des grandes chaleurs. Ces cinq militaires étaient tous jeunes soldats. A leur propos je retrouve cette note : Ce qu'il y a de plus particulier à signaler pendant le mois de novembre, c'est l'entrée à l'hôpital, à quelques jours de distance, de cinq militaires du 66e de ligne, tous atteints de fièvre typhoïde. Les billets d'entrée portaient le nom de maladies diverses ; à l'hôpital, chez tous se sont développés les symptômes de fièvre typhoïde, bénigne dans trois cas, grave et de forme adynamique dans deux autres. Stupeur, épistaxis, râle muqueux, etc., et parotidite.

L'un de ces deux militaires, Chevret (Joseph), du 66e de ligne, 21 ans, remplaçant. Entré le 12 novembre, meurt le 13 décembre après 30 jours de maladie.

Autopsie.— *Cœur* sain.—*Poumons.* Broncho-pneumonie hypostatique. — *Foie* volumineux. — *Rate* ramollie. —

Intestins. Plaques et follicules hypertrophiés nombreux, quelques-uns gangrenés; quatre plaques d'aspect dit *barbe rasée*. Traces de dyssenterie; était mort par le poumon; dans un état de débilitation extrême; les mouvements d'expectoration impossibles; luette paralysée.

L'autre malade grave finit par succomber après 112 jours de maladie. Merle (Joseph), 66e de ligne, 22 ans. Entré à l'hôpital le 16 novembre 1863, mort le 6 mars 1864. Parotidite au début, scorbut, sept abcès ouverts dans les membres supérieurs et inférieurs et dans le flanc; diarrhée; mort épuisé. Pas d'autopsie.

Dans les cinq cas que je viens de signaler, je n'ai pas remarqué la forme rémittente; c'était la fièvre typhoïde ordinaire. A Batna et à Biskra, c'est la forme abdominale de la fièvre typhoïde qui domine; la forme pectorale est moins fréquente de beaucoup. Dans deux cas seulement elle eut lieu; c'est-à-dire que la maladie débute par une bronchite simple qui se généralise, puis viennent les symptômes typhoïdes.

Je ne parle pas des fièvres typhoïdes observées à Boussâda, n'en ayant pas fait l'autopsie. Elles offraient les caractères généraux que nous allons rencontrer à Sétif.

Nous avons eu beaucoup de fièvres typhoïdes simples ou composées à Sétif, et surtout pendant les mois de juin et juillet 1865.

Cette quantité de maladies de cette forme tenait à ce qu'à l'hôpital de Sétif on recevait les malades envoyés par évacuations d'une forte colonne qui expéditionnait dans la Kabylie. Là étaient réunies des troupes venues de trois provinces;

cette accumulation de militaires nous donnait naturellement un nombre plus considérable de malades, et des formes plus graves.

1° Fièvre rémittente typhoïde. Debernard (François), soldat au 63e de ligne, entré à l'hôpital par évacuation de la colonne de Kabylie, le 21 juin; mort le 25 juin. — 15 jours d'invasion. Fièvre rémittente bien caractérisée; état typhoïde douteux. Le malade avait à son entrée une rougeur très-marquée à la cuisse se dirigeant vers l'anus; gonflement considérable de la partie; pas de fluctuation. J'hésite entre une lymphangite ou un phlegmon diffus; le malade succombe.

Autopsie : — *Cœur*. — *Poumons*, rien. — *Abdomen*. Quelques plaques et quelques follicules hypertrophiés; pas d'ulcérations. Arborisation dans le gros intestin. Phlegmon diffus profond entre le droit interne et les adducteurs, occupant toute la longueur de la cuisse.

Je rapproche de ce cas le fait d'un autre militaire qui, décédé à l'hôpital de fièvre typhoïde, offrit à l'autopsie un abcès de la fosse iliaque; pénétration du pus le long du muscle iliaque. Le muscle est à l'état qu'un de nos collègues, M. Dauvé, je crois, a appelé apoplexie musculaire; le droit et le transverse offrent le même aspect. Notre collègue regarde cette altération comme résultat de la fièvre typhoïde; je pense que c'est plutôt au scorbut qu'il faut la rattacher. Dans deux cas où j'ai constaté ce phénomène, les malades venus de la colonne de Kabylie avaient présenté les taches caractéristiques du scorbut.

2° Kolarq (Auguste), trompette au 2e régiment d'artillerie, 26 ans, évacué de la colonne de Kabylie. 8 jours d'invasion; entré le 22, mort le 30 juin. — Ce militaire entre à l'hôpital avec les caractères les plus francs d'une fièvre rémittente : céphalalgie continuelle avec exacerbations quotidiennes à heures fixes, etc. Sur cette maladie, comme fond, viennent se dérouler successivement tous les symptômes de la fièvre typhoïde : épistaxis, stupeur, délire, gargouillement iliaque, carphologie, coma.

Autopsie : Cœur, rien. — *Poumons* : congestion de la base. — *Intestins*. Dans l'intestin grêle, un nombre très-considérable de plaques de Peyer très-hypertrophiées; l'hypertrophie est égale sur toutes ; elle indique évidemment le commencement de l'évolution. Près de la valvule, nombre de follicules dans le même état. L'ulcération commence à se montrer sur quelques points. — *Rate* énorme convertie en bouillie.

3° Allier, 22 ans, 12e bataillon de chasseurs à pied. — 8 jours d'invasion; entré à l'hôpital le 25 juin, décédé le 2 juillet. — Colonne de Kabylie. — Homme amaigri. — Tous les signes d'une fièvre rémittente, puis les symptômes typhoïdes. *Autopsie : — Poumons. — Cœur. — Foie*, rien. — *Rate* développée en bouillie. — *Intestins*. Follicules et glandes hypertrophiés, ulcérés près de la valvule. Gros intestin épaissi ; muqueuse ramollie.

4° Laborie, 66e de ligne, 22 ans, venu de la colonne; entré le 27 juin, décédé le 4 juillet. — *Autopsie : — Cœur*. — *Poumons* sains. — *Foie* anémié. — *Rate* en bouillie.—

Intestins. Légères traces d'entérite à la partie supérieure ; 12 plaques et beaucoup de follicules ulcérés. Dans beaucoup de points la muqueuse a disparu, la perforation est imminente.

5° Bignon, 63° de ligne, venant de la colonne, 22 ans. — 6 jours d'invasion ; entré à l'hôpital le 27 juin, mort le 8 juillet. — Sujet très-anémié. —*Autopsie :* Deux plaques près de la valvule, et de nombreux follicules.

6° Fayard, 66° de ligne, 23 ans, venu de la colonne. — 8 jours d'invasion ; entré à l'hôpital le 4 juillet, mort le 10. — *Autopsie : — Cœur. — Poumons. — Foie*, rien. — *Rate* doublée, ramollie. — *Intestin* grêle depuis la valvule, et, en remontant très-loin, une grande quantité de glandes de Peyer à l'état dit de barbe rasée.

7° Varnet, 66° de ligne, 22 ans, venu de la colonne. — 8 jours d'invasion ; entré le 7, meurt le 13 juillet. — Ce malade offre des signes cérébraux très-prononcés ; céphalalgie persistante, carphologie.

Autopsie : — Cerveau. Méninges congestionnées, aspect laiteux des hémisphères cérébraux, sérosité sanguinolente assez abondante dans les ventricules latéraux. Congestion de la base et du cervelet. — *Intestins.* Cinq plaques de Peyer très-développées, dont deux ulcérées près de la valvule ; follicules isolés nombreux.

8° Thomas, 63° de ligne, 24 ans, venu de la colonne. — 4 jours d'invasion ; entré à l'hôpital le 27 juin, décédé le 13 juillet.

Marche de la maladie d'abord régulière, puis adynamie profonde; hémorrhagies multiples; parotides énormes des deux côtés, venues sans douleur, etc. — *Autopsie* : — *Cœur* volumineux. —*Poumons.* Adhérences des plèvres difficiles à rompre; à droite splénisation pulmonaire par hypostase. Tubercules gros comme des noisettes à la base du lobe moyen droit; plaques ecchymotiques à la périphérie de ce côté, et entre le poumon et la plèvre; congestion à gauche. — *Foie* exsangue. — *Rate* doublée, friable, pas de tubercules. — *Intestin grêle.* Onze plaques; ganglions mésentériques volumineux, *tuberculisés.*

9° Pommier, 66e de ligne, 22 ans, venu de la colonne de Kabylie, entré après 20 jours de maladie à Sétif, le 8 juillet, meurt le 15. — Forme céphalique; contraction musculaire; céphalalgie; *éruption roséolée sur le tronc et sur les membres.* —*Autopsie :* Huit plaques ulcérées.

1° Chapelle, 24 ans, 66e de ligne, venu de la colonne. — 6 jours d'invasion; entré le 27 juin, meurt le 18 juillet. — *Autopsie :*— *Cœur* légèrement graisseux. — *Poumons* hypostatique. — *Foie* anémié. — *Rate* bouillie. — *Intestins.* 20 plaques à divers degrés.

11° Langlade, 66e de ligne, 22 ans, venu de la colonne; entré le 2 juillet, mort le 8 août. — *Autopsie :* Vaste épanchement à gauche; le cœur refoulé vers le sternum; le poumon comprimé entre les côtes et la colonne vertébrale; quelques points du poumon en suppuration; foie volumineux, gras; rate petite; un tubercule considérable sur l'un des bords; œdème des extrémités. — *Intestins*. Nombreuses ulcérations spécifiques.

12° Grimaud, 63e de ligne, 30 ans; entré le 21 juillet, mort le 11 août. — Entré pour une fièvre intermittente simple, régulière. La maladie suit un cours normal. Le malade entre en convalescence; il a toutes les apparences de la guérison; lui-même affirme qu'il est guéri. Le 9 août, soit 18 jours après son entrée à l'hôpital, le malade est pris d'un accès grave, le soir; dans son délire, il se jette par terre; contusion violente de la tête sur la table de nuit; bosse frontale; hémorrhagie nasale et buccale. Le matin, stupeur, fuliginosités, embarras de la parole. Le malade succombe le 11 août. Avant sa chute, nul signe typhoïde. — *Autopsie*: — *Cœur* facilement déchirable, valvule mitrale épaissie, cartaligineuse. — *Poumons*. Adhérences légères; engouement de la base. — *Foie* volumineux; teinte grisatre; commencement de transformation. — *Rate* triplée. — *Intestins*. L'intestin grêle; quelques bandes congestionnées, une vingtaine de plaques à diverses périodes, depuis l'hypertrophie jusqu'à la gangrène; beaucoup de follicules; le cerveau n'a pas été vu. Cas curieux compliqué.

13° Leydet, infirmier militaire, 22 ans, venu par évacuation de Takitount; entré le 9 août, mort le 15. — Le billet d'entrée porte : convalescent de fièvre typhoïde. On constate en entrant que les accidents n'ont pas cédé. Bronchite généralisée; céphalalgie intense; délire aigu; mouvements désordonnés; après un accès grave, la rémission se fait un peu, mais le délire persiste; mouvements involontaires. — *Au-*

topsie: le cerveau n'est pas vu ; les camarades du défunt me prient de ne pas faire son autopsie. Je tiens seulement à constater les lésions intestinales qui sont pathognomoniques.

Ce cas et le précédent rappellent l'un et l'autre des accès pernicieux, fièvres méningitiques.

14° Perminguy, 63° de ligne, 27 ans ; bonne constitution ; entré à l'hôpital le 4 août, mort le 26. — La fièvre rémittente s'amende assez vite ; anémie. Le 15 août, parotidite et érysipèle des deux côtés ; le malade s'éteint presque subitement ; intelligence conservée. — *Autopsie :* 25 plaques, toutes à la période de réparation.

15° Virard, 66e de ligne, 23 ans, bonne constitution ; entre à l'hôpital le 26 août, meurt le même jour. — 21 jours de maladies antérieures.

Autopsie :— Intestins. Cinq énormes plaques gangrenées. Renseignements obtenus du corps : (fièvre continue, épistaxis, stupeur, délire).

Je crois avoir assez donné d'observations probantes pour que le diagnostic porté soit exempt de suspicion. Pour les malades guéris, je pourrais citer des cas extrêmement graves et compliqués. Ainsi :

Mouniosse, 66e de ligne, 22 ans, venu de la colonne, entre à l'hôpital le 2 juillet, en sort par convalescence. Les accidents les plus graves ont été une épistaxis très-abondante, une hémorrhagie intestinale. Le malade offrait sur tous les membres les taches caractéristiques du scorbut.

Simon, 66e de ligne, 22 ans. Scorbut manifeste. De

même, Loyel, 22 ans. Auvergne; plusieurs épistaxis, hémorrhagies intestinales, œdème des extrémités, anémie profonde. — Trois autres cas encore où le scorbut était évident.

Tous ces hommes sont sortis par convalescence, tous dans un état très-satisfaisant.

Il résulte, je crois, de ces observations sommaires, que j'ai lieu de maintenir le titre de fièvre rémittente typhoïde, non pas comme je l'ai dit plus haut, comme une indication particulière de la fièvre typhoïde, mais comme la combinaison des deux maladies. Il s'agissait d'établir par le diagnostic la réalité de ces faits, et les autopsies l'ont suffisamment démontrée.

Mais les fièvres rémittentes, même lorsqu'elles offrent cette apparence de rémission qui leur a fait donner un nom spécial, n'offrent jamais à l'autopsie les altérations intestinales spécifiques.

Pendant les huit années de mes services en Algérie, j'ai dû faire souvent cette distinction, et spécialement pour l'année 1865, où j'ai rencontré, par la force des choses, une série considérable de ces affections. Si l'on veut bien jeter les yeux sur le tableau de l'année 1865, on verra que pour les mois de juin, juillet, en raison de la réunion des forces considérables en Kabylie, nous avons eu un grand nombre d'affections, particulièrement pour le mois d'août. Le chiffre est sérieux, 106 fièvres rémittentes simples et 20 remittentes typhoïdes.

La mortalité n'a porté que sur ces dernières, et cela se conçoit; la fièvre rémittente simple n'est pas une maladie grave par elle-même, c'est une des formes de la fièvre paludéenne, qui cède le plus volontiers à la médication quinique. Il n'en est pas de même de la fièvre typhoïde, qui, toujours grave par elle-même, n'a pas à bénéficier d'une cause accélératrice.

Nous pouvons résumer en deux mots la question : — en Afrique, beaucoup de fièvres typhoïdes; et cette affection se complique très-souvent des fièvres endémiques du pays, surtout de la forme rémittente.

Les fièvres composées succèdent aux fièvres rémittentes et apparaissent avec les époques propices aux fièvres d'accès.

Les fièvres typhoïdes pures ne sont en rien influencées par la chaleur, soit dans leur apparition, soit dans leur marche. Maladies tout à fait personnelles, si l'on peut dire ainsi, elles sont déterminées par les troubles fonctionnels survenus dans l'organisme des jeunes soldats ; les circonstances extérieures n'ont qu'une influence sur la marche et la forme de la fièvre, elles ne la déterminent pas.

Un mot du traitement.

Deux indications à remplir, traiter la fièvre rémittente, traiter la fièvre typhoïde.

Comme nous savons que toujours la première précède la seconde dans son évolution, c'est comme si l'on avait à traiter deux maladies successives.

Or, la fièvre remittente demande impérieusement, 1° la préparation de l'organisme à recevoir les médicaments ; 2° emploi de la médication. On remplit les deux temps de cette formule en donnant un émétique au début de la maladie, et la quinine à haute dose.

Ces deux indications remplies, il reste à suivre les symptômes et diriger son traitement selon les évènements qui surviennent, et que la constitution individuelle réclame. Lors même que la fièvre typhoïde est simple en apparence, il ne faut jamais négliger d'administrer la quinine, mais à dose modérée ; il ne faut pas oublier que l'on traite des malades dans un pays où la fièvre paludéenne domine, où on peut la trouver dans toutes les affections.

Ces deux points cardinaux remplis, il reste à employer prudemment les ressources médicamenteuses et surtout les reconstituants ; car si la fièvre est dans toutes les maladies, l'anémie est dans toutes les constitutions.

Quant au traitement de la fièvre typhoïde en elle-même, quand on s'est fait une idée raisonnée sur sa nature, on marche selon ces idées. Pour moi, partageant les opinions les plus générales à ce sujet, sachant que mon intervention n'arrêtera en rien l'évolution, je cherche à ne pas la contrarier, je travaille à maintenir mon malade, de manière qu'il arrive à la période finale, dans un état de forces suffisant pour bénéficier d'une convalescence méritée.

Je combats donc les symptômes de mon mieux ; symptômes pectoraux, symptômes cérébraux et abdominaux ; par les moyens les plus inoffensifs. Toute mon attention est portée sur la constitution, et en Algérie, il ne faut pas craindre d'user largement des toniques : quinquina, vins, bouillons ; nourrir rapidement le malade.

Dans certains cas de rémittente typhoïde, sur des sujets anémiés et scorbutiques, aux astringents et aux toniques je joignais avec le plus grand succès, les acides, le citron surtout, soit en limonade, soit simplement en nature, donné à la manière d'une orange.

Autrefois, avant surtout d'avoir la direction d'un service médical, je jugeais avec une certaine sévérité la doctrine des éléments de Forget. Je disais théoriquement qu'une maladie doit être envisagée dans son essence, sa nature, et par conséquent traitée d'une manière logique ; que la cause doit être combattue nettement, carrément; celle-ci, vaincue, tout l'échafaudage symptomatique tombait de lui-même. Maintenant, après une pratique déjà longue, je prends les choses de moins haut, je sais que la même cause peut produire plusieurs effets, que beaucoup de causes peuvent produire le même effet, et que nous savons si peu de la cause, qu'il nous est commandé d'être réservé dans nos affirmations; je sais que nous sommes très-impuissants dans nos luttes contre la maladie; que dans un tel état d'ignorance, il est bon d'agir prudemment, de faire le mieux possible, et par conséquent, pour me servir d'une comparaison, si nous ne pouvons emporter la place de haute lutte, il nous est non-seulement permis, mais commandé d'y entrer par ruse, en renversant ses défenses peu à peu. Et puis, comme le dit fort bien Forget, guérir un symptôme, ou élément de la maladie, c'est déjà beaucoup. C'est presque guérir la maladie elle-même.

Je fais donc de la médecine d'expectation, je traite des symptômes et une constitution ; cela fait, j'attends avec patience la marche régulière de l'évolution typhoïde.

Il est très-évident que dans mes chiffres je ne fais entrer que les fièvres typhoïdes confirmées ; je n'y ai pas adjoint ces états indécis, que l'on rencontre souvent, et que l'on caractérise dans la pratique en ajoutant au nom de la maladie principale le mot état typhoïde.

Il serait impossible de faire une statistique rigoureuse si l'on acceptait ce sous-titre ; évidemment il y a un nombre considérable de ces états, qui bien certainement appartiennent à la fièvre typhoïde, mais ils guérissent d'eux-mêmes, compliquent seulement une autre maladie qui est la principale, et l'autopsie ne les démontre pas. La nomenclature a ses exigences.

Le théoricien ne peut faire qu'un cadre défini, qu'un chapitre dont le titre est bien déterminé ; le praticien sait qu'il y a des sous-titres. Mais, s'il les constate au lit des malades, il est presque impossible d'en former un nombre ; car bien que tous rappellent une origine commune, ils ne se ressemblent pas assez pour en faire une famille.

ÉPIDÉMIE DE MÉNINGITE CÉRÉBRO-SPINALE.

Sétif.

Pendant le mois de janvier 1868, une épidémie de méningite cérébro-spinale se montre dans les compagnies du 3e tirailleurs algériens, casernés à Sétif. La relation sommaire de cette petite épidémie peut offrir quelque intérêt et apporter son appoint à l'histoire de cette singulière affection, qui semble spéciale aux militaires.

Rappelons les conditions dans lesquelles nous nous trouvions. Comme je l'ai dit à propos du choléra, la colonie avait passé, pendant plusieurs années de suite, par de rudes épreuves; les opérations militaires, les récoltes singulièrement diminuées par des causes multiples, dont il est inutile de reparler, avaient eu pour résultat fatal la misère chez les Arabes, la gêne chez les Européens. Les troupes, qui étaient dans de très-bonnes conditions relatives, avaient, comme tous les habitants, ressenti les atteintes de ce malaise général. Les vivres avaient singulièrement augmenté de valeur, surtout la viande; malgré tous leurs efforts et la plus stricte surveillance, les soldats ne pouvaient mettre à la marmite une quantité de viande aussi considérable que par le passé. De plus, les animaux, fatigués et privés de nourriture, étaient de mauvaise qualité; beaucoup restaient étendus sur les champs couverts de neige, et les survivants ne valaient guère mieux. Il résulte de cet état de choses que l'anémie, qui est habituelle aux soldats, avait augmenté dans tous les régiments, et cet affaiblissement de la constitution touchait au scorbut dans quelques cas, et allait s'aggravant jusqu'après le typhus et les récoltes nouvelles.

Le mois de janvier avait été exceptionnellement froid, humide. La neige était tombée en quantité considérable et persistait. Voilà les conditions générales de toutes les troupes. Voyons ce qui était particulier aux tirailleurs algériens; car ce sont eux seuls qui ont été atteints par la maladie.

Le casernement était le même pour eux que pour tous les militaires. Ils habitaient une fraction d'une grande caserne. Les chambrées n'étaient pas encombrées de lits; au contraire, il y en avait moins que le règlement n'autorise à en placer. Et quand l'épidémie apparut, on fit encore disséminer les tirailleurs.

Il est donc difficile de trouver dans le casernement, dans l'encombrement des militaires, l'ombre d'une raison sérieuse déterminante de la méningite.

Nous étions, ai-je dit, en plein hiver froid et humide; de plus, cette année, le ramadan, carême des musulmans coïncidait avec le mois de janvier. Or on sait que les musulmans pieux suivent rigoureusement, en apparence du moins, les préceptes religieux; pendant toute la journée, depuis le lever jusqu'au coucher du soleil, jeûne absolu; non-seulement on ne mange pas, on ne boit pas, on ne doit pas même fumer la plus mince cigarette. Mais quand le canon de la place ou la voix du prêtre annonce le coucher du soleil, chaque véritable croyant ne songe plus qu'à oublier les ennuis de la journée au milieu des plaisirs nocturnes. On mange gaîment, on fume, et les nuits se passent presque tout entières dans la joie et les festins.

Les musulmans militaires ont toute latitude pour suivre avec rigueur leur religion. Ils jeûnent le jour, le soir et la nuit ils se livrent aux voluptés permises; ce qu'ils oublient le plus volontiers, c'est de dormir.

Le carême musulman strictement suivi a, comme le carême chrétien, bien des inconvénients : il contribue à affaiblir des constitutions déjà pauvres par la mauvaise direction du régime alimentaire et la privation du sommeil. Les tirailleurs plus que tous les autres militaires étaient donc placés dans des conditions favorables à l'éclosion des maladies.

Nous venons d'énumérer les seules circonstances regardées comme possibles de déterminer une épidémie ; le froid humide, la débilitation, causes que l'on peut retrouver partout, et qui sont spécialement invoquées pour l'affection qui nous occupe : seulement nous ne pouvons y ajouter l'encombrement. C'est ainsi que je résumais les causes probables, quand je cherchais à étudier l'étiologie de la méningite à son apparition.

Depuis lors, de nouveaux événements sont survenus, qui ont en quelque sorte jeté un jour nouveau sur cette question. C'est vers cette époque, où naît la méningite chez les tirailleurs, que l'on commence en ville les quêtes pour les musulmans, qu'on se dispose à les réunir sous des abris ; c'est alors encore que l'on commence à amener à l'hôpital des Arabes dans un état d'inanition très-avancé. Un médecin seul peut préjuger l'arrivée du typhus dont il n'est pas encore question ; au lieu du typhus, c'est la méningite qui se montre ; aucun symptôme douteux ne laissait place à l'indécision. Le diagnostic n'a jamais hésité, les symptômes ont toujours été formels, et les autopsies ont toujours confirmé les données cliniques.

Cette apparition de la méningite précédant le typhus offre tout au moins une coïncidence curieuse dont il faut prendre note. Plus loin, je reviendrai sur ce sujet.

1° Amar-ben-Mohamed, 3e tirailleurs algériens, entré à l'hôpital le 16 janvier, mort le 19. Pas de renseignements antérieurs ; apporté le soir sans connaissance dans un coma profond ; quelques plaintes, pas de réaction fébrile ; peau normale au toucher ; pouls régulier et naturel. Le 17, même état ; pupilles dilatées, plaintes, constriction de la mâchoire, roideur des muscles postérieurs du cou, sueurs ; le soir, même état, *herpes labialis;* le 18, même état, selles involontaires, persistance du coma.

Traitement : on essaie un émétique qui n'est pas admis ; sangsues à demeure aux jugulaires, deux par deux, remplacées à mesure de leur chute, sinapismes sur la nuque et la colonne vertébrale ; eau froide sur la tête, lavements purgatifs, puis opium à haute dose. Voilà la série des moyens de traitement mis en œuvre.

Autopsie. — *Cerveau* : Engorgement des sinus ; les membranes incisées, il s'échappe une grande quantité de sérosité lactescente ; l'arachnoïde, épaissie, est adhérente à la pie-mère ; exsudation laiteuse et pseudo-membraneuse, substance cérébrale non modifiée, piqueté rouge ; à la base du cerveau il s'échappe une assez grande quantité de sérosité purulente ; il en est de même du canal rachidien, moelle non altérée ; *poumons* sains ; péricarde, un peu d'épanchement séro-purulent ; *cœur* sain ; *foie* volumineux ; *rate* triplée de volume, anciennement malade.

2° Amar-ben-Saïd, 3e tirailleurs ; entré à l'hôpital le 21, mort le 23 janvier ; apporté à l'hôpital sans connaissance. On avait constaté au corps, fièvre et vomissements. A l'hôpital, mouvements convulsifs, plaintes ; peau normale ; pouls rapide mais faible ; chaleur à la tête ; paupières fermées ; yeux convulsés ; strabisme convergent de l'œil gauche qui est proéminent, comme exophthalmique ; constriction de la mâchoire ; roideur caractéristique de la tête et du dos ; difficulté de la déglutition.

Traitement : ipéca stibié ; vomissements noirs dans lesquels le microscope dénonce des globules de sang (on ne trouve pas la cause de ce sang). Sangsues aux apophyses mastoïdes à demeure ; sinapismes à la nuque ; opium à haute dose ; on essaie le sulfate de quinine, non supporté ; lavement. A la contre-visite du lendemain, ce qu'il y a de plus caractéristique, c'est le pouls à 120 ; chaleur prononcée, continuation de l'opium ; nuit assez tranquille, plaintes ; meurt le matin.

Autopsie. — Sinus engorgés, dure-mère injectée ; arachnoïde adhérente à la pie-mère ; grande quantité de sérosité ; exsudats pseudo-membraneux et purulents sur les circonvolutions ; notable quantité de pus à la base, près de la selle turcique ; sérosité purulente provenant de la colonne vertébrale, piqueté de la substance blanche, rien dans les ventricules. — *Cœur*, *poumons foie*, rien. — *Rate*, anciennement malade.

3° Seliman-ben-Boudjema, tout jeune tirailleur algérien. Entré à l'hôpital le 19 janvier, mort le 25. A son entrée, embarras gastrique bien caractérisé, peu de céphalalgie ; deux jours après, délire, puis coma ; roideur de la nuque. Médication dirigée dans le même sens que les précédents, émétocathartique au début, révulsifs, opium à haute dose.

Autopsie. — Dure-mère injectée, arachnoïde adhérente, sérosité et produits purulents sur les circonvolutions, piqueté dans la substance blanche qui paraît un peu ramollie, rien dans les ventricules, rien à signaler dans les autres organes, un foie volumineux.

4° Ali-ben-Ahmed, 3e tirailleurs, jeune homme entré à l'hôpital le 26, mort le 28 janvier ; apporté dans le coma, plaintes, roideur des mâchoires et du cou, peau normale ; pouls sans caractère ; je n'ai signalé aucun autre symptôme saillant dans mes notes.

Traitement : vésicatoire à la nuque, saupoudré de morphine. On ne peut lui faire prendre quoi que ce soit par la bouche, lavements opiacés.

Autopsie. — Sur les circonvolutions, sérosité purulente, altérations analogues à celles relatées plus haut ; un peu de sérosité dans les ventricules, près de la base et dans le rachis ; substance cérébrale normale, un peu de piqueté.

5° Ali-ben-Salah, 3e tirailleurs, de 25 à 28 ans, entré à

l'hôpital le 14 février, meurt le même jour; apporté sans connaissance; deux heures après son entrée, sueurs profuses, mort.

Traitement : ne peut rien accepter par la bouche; sangsues à demeure, révulsifs.

Autopsie. — Commencement d'épanchement sur les circonvolutions, légère adhérence des membranes, sérosité purulente à la base et dans le rachis, cerveau sain, les autres organes sains.

6° Salah-ben-Tahar, 3e tirailleurs, 18 ans; entré à l'hôpital le 18 février, meurt le 19. Ce malade se distingue des autres, en ce qu'il n'a pas de contracture des muscles du cou, de roideur, ni de trismus, pas de fièvre, céphalalgie persistante douloureuse. — Traitement non indiqué.

Autopsie. — Adhérences des membranes cervicales au sommet du cerveau, sérosité purulente à la base et dans le canal rachidien, piqueté, rien dans les ventricules. — *Rate* énorme. — *Foie* commençant à jaunir.

7° Messaoud-ben-Boulares, tirailleur, 20 ans; entré le 18, mort le 24 février. Ce qui distingue ce malade des autres, c'est qu'il y a une complication du côté du poumon, bronchite et engouement pulmonaire manifeste.

Autopsie. — Dans le cerveau, lésions caractéristiques; dans le poumon, constatation de l'engouement.

8° Mohamed-ben-Salem, 3e tirailleurs, homme âgé, entré le 12 janvier, meurt subitement le 24 mai. Ce malade, après avoir traversé les périodes graves de la méningite, parut se rétablir, l'intelligence lui revint. Les mouvements généraux ont de la peine à se rétablir. Il est porté pour un congé de convalescence ; on l'exerce à la marche par des exercices modérés ; il est nourri abondamment, frictions sur les membres, etc. Il conservait en marchant une grande roideur des membres inférieurs, marchait en écartant les jambes, comme pour chercher une base plus large, peu de sûreté dans le pas, marche comme un homme légèrement ivre. Le 24 mai, il meurt subitement, probablement d'un abcès du cerveau. Quand il succombe, l'hôpital était transporté à Bel-Air. L'autopsie n'a pu être faite.

Près des notes que je cite, je trouve les deux suivantes :

« Ne pas oublier le caractère des facies de la plupart des « malades atteints de méningite. On dirait un masque de « typhique, œil hagard, face étonnée, teinte particulière, « stupeur profonde, inconsciente. »

Et plus loin : « Toujours les sujets sont dans une anémie « profonde, qui ne promet aucune résistance. »

Si j'ai donné ces observations, tout écourtées qu'elles sont, c'est pour apporter une preuve décisive à la réalité du diagnostic. Comme je ne songeais pas alors à les réunir, je ne notais que ce que je croyais intéressant pour moi, dans le cours des maladies que j'avais à soigner. J'inscrivais le signe capital, qui décidait mon diagnostic, ou le symptôme différentiel.

Cependant, quoiqu'elles soient incomplètes toutes, on peut, en reprenant les symptômes observés dans les cas présentés, reconstituer le diagnostic complet de la méningite cérébro-spinale, dans ses formes les plus nettement accusées.

Quoique lorsqu'il s'agit d'Arabes on ne puisse connaître exactement leur âge, il est à peu près certain que, le dernier excepté, tous ceux qui ont été atteints étaient des jeunes gens de 18 à 25 ans. L'Arabe n'ayant pas d'état civil, ne connaît pas le jour de sa naissance, et les inscriptions mises sur le livret des tirailleurs n'apprennent pas toujours la vérité même approximative. Cela se conçoit : certains individus qui désirent s'engager, ont quelquefois des raisons pour déguiser la vérité sur leur naissance. On ne peut en effet être accepté comme soldat avant 17 ou 18 ans, et après 35 ans.

Dans presque tous les cas qui ont été mortels, les malades ont été apportés à l'hôpital sans connaissance, ce qui démontre une invasion rapide, presque foudroyante. Pour tous ces cas on n'a pu au corps nous donner les moindres renseignements sur les sujets atteints. Il est encore plus difficile d'aller aux sources que pour les militaires français ; les indigènes vivent à côté les uns des autres sans trop s'occuper de leurs voisins ; ils sont indifférents à ce qui se passe autour d'eux. Dès lors, si l'on cherche à connaître ce qui a pu advenir à un militaire indigène, ses camarades ne peuvent rien dire, de sorte que la question d'invasion demeurera souvent obscure.

Parmi les signes qui n'ont jamais fait défaut, et suivant leur ordre de fréquence, nous avons la roideur du cou, le coma, les plaintes (ce symptôme est un bon caractère de la méningite, il aide au diagnostic différentiel), l'immobilité des yeux, soit que les pupilles soient dilatées ou resserrées, mouvements convulsifs des membres ou de la mâchoire.

Dans les cas les moins graves, voici comment en général

apparaissaient les symptômes : embarras gastrique, céphalalgie, délire, coma, plaintes et convulsions, roideur du cou ; une seule fois nous avons constaté des vomissements, une seule fois un *herpes labialis*.

Mais on peut voir par la rareté des annotations à ce sujet que le pouls a presque toujours été normal ; il n'a pas fourni d'indications ; caractère très-important de la méningite. Une seule fois, il s'est élevé pendant quelque temps à 120, mais il était petit, serré.

La chaleur de la peau n'a pas offert au toucher de différence avec la chaleur ordinaire ; les symptômes de réaction fébrile ont toujours fait défaut, excepté dans un cas ; comme complication, nous n'avons rencontré qu'une bronchite, avec engouement du poumon.

Si nous voulions faire le diagnostic différentiel, il nous faudrait comparer la méningite cérébro-spinale à la méningite simple, à certaines formes de la fièvre paludéenne, au typhus. Je ne veux ici que rapporter la méningite du typhus et de la fièvre thyphoïde ; car dans l'apparition de la première affection précédant de quelques jours le typhus, il pourrait y avoir plus qu'une coïncidence.

L'histoire de la méningite cérébro-spinale est en quelque sorte nouvelle. Ce n'est guère que depuis les épidémies de Versailles, Strasbourg, etc., que des travaux très-remarquables nous l'ont fait connaître, et les historiens appartiennent presque tous à la médecine militaire. MM. Forget et Tourde ne font qu'une moitié d'exception à cette assertion, car l'un fut aide-major et l'autre médecin de marine. Tous ces auteurs consciencieux ont fort bien fait connaître la marche et les symptômes de la maladie, décrit les altérations pathologiques. Mais pour tous il reste une inconnue à dégager. Un grand nombre d'observateurs seraient disposés à trouver une des formes du typhus dans cette affection bizarre, qui se développe presque exclusivement dans les casernes, qui revêt les allures d'une épidémie. La dénomination a été donnée, et je crois que Boudin l'admettait. Qu'on ne m'accuse pas de laisser ces affirmations indécises ; je n'ai qu'une prétention en faisant le travail que je donne ; exposer ce que je crois avoir vu personnellement ; je ne veux en rien faire œuvre de bibliophile, travail qui me mènerait trop loin.

Je ne me rappelle avoir vu nulle part la narration de faits aussi fortuits que ceux dont je parle. On n'a indiqué ni à Versailles, ni à Strasbourg, ni à Nancy, ni ailleurs, une épidémie de typhus succédant à une épidémie de méningite ; à Sétif, la coïncidence a été telle que l'on pourrait y trouver autre chose que de la contemporanéité. Cette coïncidence serait peut-être utile pour éclairer l'étude de la question de la nature de la méningite, tout en laissant de côté beaucoup d'obscurités à approfondir. Pour moi, je crois légitime de penser que la méningite épidémique est une des formes que l'on appelle, selon les cas, fièvre typhoïde, typhus. Reste toujours à expliquer sa cause première, sa nature intime.

Pour le typhus, l'expérience a tranché la question ; la cause étant donnée, l'effet s'ensuit inévitablement. La cause du typhus est une des causes les plus claires que l'on puisse invoquer en pathologie.

Pour la méningite on reconnaît certaines conditions premières, nécessaires à produire un typhus : l'appauvrissement de la constitution, le froid humide, l'encombrement.

Pour la fièvre typhoïde, il y a des difficultés plus grandes à vaincre, pour arriver à une cause probable, car cette fièvre se montre partout, parmi les privilégiés de la fortune, comme parmi les moins favorisés de ce côté.

Certains rapports communs frappent les yeux les moins prévenus ; mais certaines dissemblances gênent pour ne voir dans ces trois affections que des modifications d'une affection *mère*, pour me servir d'un mot assez malheureux du reste, dont abusent les botanistes et les anatomistes se servant du microscope.

Il est toujours permis, jusqu'à preuve contraire, de supposer que ces affections se touchent par leur origine. L'une et l'autre de ces maladies se portent de préférence sur les jeunes gens, sur les personnes affaiblies ; l'une et l'autre se présentent chez des individus qui, pour une raison ou pour une autre, ont modifié leur manière de vivre, soit en passant des champs à la ville, ou de la vie libre à la vie de caserne, ou que des malheurs ont renfermés dans une prison.

Toutes trois ont pour effet principal d'agir sur toute la constitution : ce sont des maladies *totius substancia*. Les manifestations principales de la méningite se font sur le cerveau, on ignore le pourquoi. La fièvre typhoïde porte sa marque sur les intestins ; on ne sait pas davantage pourquoi. Le typhus, plus général, moins localisé, a son exanthème pour manifester ses effets.

Ces idées seront sujettes à discussions et à révision, mais

elles naissent toujours de l'observation des faits, et de la corrélation des symptômes.

Essayons d'appuyer ces données par l'analyse et la comparaison des signes communs et des symptômes différentiels.

Puisque je parle de la méningite épidémique, commençons par elle. Dans cette affection nous avons : embarras gastrique, céphalalgie, troubles de la vision, délire, mouvements convulsifs, coma.

Dans le typhus nous avons : embarras gastrique, céphalalgie, troubles de la vision, délire, typhomanie, coma.

Dans la fièvre typhoïde nous avons : embarras gastrique, céphalalgie, délire, carphologie, coma.

Voilà pour les troubles cérébraux.

Dans la méningite, nous n'avons pas de réaction fébrile. Les signes fournis par le pouls sont indifférents ; ils ne sont utiles au diagnostic que par la négation.

Dans le typhus nous avons : variabilité du pouls telle que l'on ne peut tirer aucun signe de son interrogation.

Dans la fièvre typhoïde : le pouls très-variable suivant les époques et les formes. Signes donnés par lui incertains.

La chaleur cutanée offre les mêmes caractères de nullité. Ici je n'ose me prononcer catégoriquement, car, ne m'étant pas servi du thermomètre, je ne puis trouver une affirmation suffisante dans le témoignage du toucher manuel.

Ces trois affections ont cela de commun qu'elles apportent de grands ravages dans l'organisme, sans grand retentissement sur la circulation et la température.

Toutes les trois paraissent naître des modifications survenues par les éléments de nutrition générale, soit par intoxication, soit par obstacle au développement normal de la fonction.

Car ce sont les jeunes militaires qui sont spécialement atteints par la méningite ; ce sont les jeunes gens, militaires, étudiants, ou tous les dépaysés qui sont prédisposés à la fièvre typhoïde ; pour le typhus, ici le rapprochement cloche : mais ce sont toutes les constitutions fatiguées qui sont le plus exposées.

Mais pour la méningite et le typhus nous avons un rapprochement qui n'existe plus pour la fièvre typhoïde : c'est l'encombrement ; ce sont les conditions fâcheuses d'une température humide et froide.

Les dissemblances proviennent des organes atteints ; dans la méningite ce qui domine, ce sont les troubles fonctionnels des organes de la sensation ; compression du cerveau, douleur tensive, plaintes sourdes, délire pesant, moins intellectuel que dans le typhus ; contractions musculaires plus vives, se rapprochant des contractions tétaniques, bornées généralement au cou, aux membres supérieurs. L'expression anatomo-pathologique est le pus dans les membranes enveloppantes du cerveau.

Dans la fièvre typhoïde, les troubles sensoriels appartiennent plus aux perversions du système nerveux ; le délire sous une forme moins lourde ; la typhomanie, moins de mouvements convulsifs ; l'anémie est plus la cause de ces troubles. Les signes capitaux se trouvent dans l'intestin ; gargouillement, ulcération spécifique.

Dans le typhus qui semble servir de trait d'union entre

les deux maladies citées, rien de précis, rien de spécial, un seul signe de sa généralisation, l'exanthème.

Il y a donc beaucoup de raisons pour rapprocher ces trois maladies qui comptent tant de signes communs et qui naissent dans des circonstances analogues, et il y a très-peu de dissemblance pour combattre la croyance à l'identité relative.

Aussi, pour moi, en me rappelant ce que j'ai vu à Sétif, cette série de causes générales qui ont amené à quelques jours et même ensemble deux affections si semblables dans leur expression symptomatologique, je ne puis me refuser à penser qu'il y a pour ces trois maladies un lien commun ; ce sont trois affections différentes que l'on ne peut confondre l'une avec l'autre quand on pose un diagnostic; mais ce sont trois maladies bien rapprochées quand on cherche à saisir les causes au milieu desquelles elles naissent et qu'on analyse à part chacune de leurs manifestations. Ce ne sont pas des maladies identiques, mais elles sont du même genre.

La marche de la méningite est progressive ; sa durée dans tous les cas graves que j'ai reçus dans mon service a été très-courte : quelques jours. Je ne veux pas faire entrer en ligne de compte le séjour prolongé du dernier tirailleur décédé qui, entré au mois de janvier, succomba au mois de mai, près de quatre mois de durée.

Quant à la terminaison de la méningite épidémique à Sétif, le chiffre de mes insuccès comparé aux succès démontre d'une manière péremptoire sa gravité. Pendant quelque temps j'avais cru à trois malades sauvés sur dix ; et si mon dernier mort tardif était sorti de mes salles, même quelques jours, pour aller succomber ailleurs, j'aurais pu conserver cette proportion comme vraie. Malheureusement, il m'a fallu la réduire, et je ne puis inscrire que deux guérisons sur huit décès; soit 1 sur 5 (1). Je dois aussi dire que tous les malades sur lesquels j'ai porté le diagnostic méningite étaient vraiment très-gravement atteints. J'aurais pu ajouter deux malades à ce nombre dix ; mais chez ces derniers la terminaison rapide des premiers accidents qui n'offrirent qu'une céphalalgie intense, douleur persistante, ne m'ont pas permis de classer ces deux *céphalalgies* dans le chiffre des méningites. Sans ces deux circonstances, j'aurais eu, au lieu de succès fort médiocres, une belle proportion de guérisons : cinq guéris sur 12 malades, presque la moitié.

Tant il est vrai que l'on peut parfois faire très-honnêtement des statistiques fausses (et entre parenthèses qu'il ne faut croire que médiocrement aux statistiques, hormis la sienne), et l'on offre des résultats brillants là où d'autres recueillent des déceptions. Erreur pour erreur, exagérations pour exagérations, j'aime mieux me renfermer dans les plus strictes réalités; autant que possible, je ne donne que ce que l'on peut appeler des certitudes. Quand l'autopsie a confirmé le dignostic, on peut l'accepter comme définitif, et les cas identiques peuvent être rangés sous la même dénomination.

---

(1) Dans mon tableau général j'ai treize cas, mais je ne parle ici que l'épidémie de 1868.

En présence de ces deux succès, je ne pourrais sans ironie poser cette question : Guérit-on la méningite cérébro-spinale épidémique ? Il ne faut pas se faire beaucoup d'illusion à ce sujet. Si le malade est dans nos salles aux premiers symptômes, alors par un heureux concours de la médication ou autrement, on peut espérer sauver le malade. Mais si par n'importe quelle cause, l'évolution de la maladie n'est pas enrayée, si la transformation si rapide des sécrétions cérébrales en fausses membranes, ou le pus n'est pas arrêté, on ne doit pas compter sur un succès. Qui oserait espérer la disparition du pus, quand il se développe au milieu des membranes transformées du cerveau? Il n'y a rien sans doute d'impossible. On voit guérir des adénites sans ulcérations, sans intervention chirurgicale, mais au milieu de sérosités plus ou moins abondantes, de tissus de nouvelle formation, peut-on espérer la résorption du pus, quand il se trouve dans le rachis ou la base du cerveau? Pour moi, je voudrais le croire et l'espérer.

Il est donc évident que je crois peu à la curabilité de la méningite, lorsque le malade est apporté sans connaissance, avec des symptômes convulsifs, dans le coma, et surtout lorsque la marche de la maladie a été extrêmement rapide, presque foudroyante.

Qnant à la médication, j'ai essayé les moyens les plus propres à débarrasser le cerveau de sa congestion; mais comme la compression cervicale, l'épanchement séreux est probablement un effet, non une cause. Lors même que j'eusse agi avec plus d'énergie, je ne serais pas plus parvenu à guérir l'épanchement cérébral que l'on ne guérit dans la fièvre typhoïde les congestions pulmonaires, les éruptions intestinales.

Les sangsues à demeure, deux par deux, me paraissaient le meilleur moyen pour obtenir ce résultat. On agit directement sur l'encéphale ; et la spoliation sanguine est moins prompte, il y moins à craindre pour l'avenir.

J'ai employé l'opium à haute dose, non comme spécifique, mais pour tâcher de mettre un terme à la douleur, aux convulsions. J'ai aussi administré la quinine. Dans la discussion que j'ai faite précédemment, je n'ai pas songé à dire que l'on pouvait encore prendre une méningite isolée pour un cas de fièvre pernicieuse. Quoique l'erreur soit peu probable il se pourrait qu'un accès pernicieux fût pris pour une méningite; la variété des symptômes offerts par les fièvres d'accès est telle que l'on peut tout craindre et tout confondre. C'est l'étude des causes des maladies régnantes qui dirigera le médecin pour un diagnostic, plus que l'ensemble symptomatologique.

Quand le spécifique des typhus en général et de la méningite en particulier sera trouvé, on aura de légitimes espérances de guérir souvent. Je dis souvent et non toujours. Quelques médecins, les jeunes surtout, quand ils sont encore à l'âge des longs espoirs, supposent que l'on doit trouver un remède à chaque maladie; les personnes étrangères à l'art médical ne sont-elles pas convaincues que la nature place toujours le contre-poison à côté du venin? Il suffit d'un peu de réflexion pour perdre ces illusions. Lors même que l'on aurait un spécifique vrai, bien meilleur que la quinine (ce médicament si supérieur), on ne guérirait pas toujours, pas plus que l'on ne réussit toujours avec les meilleurs antidotes. Il faut, avant tout, l'opportunité de l'emploi d'un remède, comme il faut administrer le contre-poison avant que le poison ait produit ses effets.

Que les médecins praticiens veulent bien se souvenir dans quelles circonstances on les appelle près des malades, ou que le malade est apporté à l'hôpital ; je n'excepte pas même les malades militaires, qui ont toujours près d'eux un médecin qui *ne leur coûte rien*. N'est-il pas certain que lorsque le malade vous appelle, ou vient à vous, il y a déjà quelques jours qu'il est indisposé ; et ce n'est que fatigué de son état qu'il se décide à consulter un médecin. Or, que veut dire ce malaise ? C'est la période d'incubation, pendant laquelle la maladie a pénétré dans l'organisme, l'a infecté. Si c'est une maladie par intoxication, elle a troublé les fonctions. Si c'est une maladie organique, à cette époque, le mal est à peu près causé. Il ne s'agit plus alors de donner un contre-poison, un spécifique, mais de guérir les résultats de ce poison, les troubles des fonctions ; et souvent il est impossible d'arriver à ce but, on ne remet pas facilement un ressort neuf dans une organisme humain détraqué.

Le résultat d'une médication dépend surtout de la constitution du malade, et de la période pendant laquelle la médication a commencé.

J'abandonne cette longue parenthèse pour en revenir au traitement de la méningite. Si le hasard me met encore en présence d'une épidémie de ce genre, je recommencerai les mêmes tentatives, peut-être avec plus d'énergie. Je promènerai des révulsifs puissants le long de la colonne vertébrale, et au lieu d'administrer par la bouche des médicaments presque jamais absorbés, je me servirai de la méthode hypodermique, plus rapide et moins incertaine.

DU TYPHUS A SÉTIF.

L'Algérie a été très-éprouvée pendant plusieurs années consécutives. L'insurrection de 1864—65 a été le point de départ d'une série de malheurs, pour les indigènes surtout. Les récoltes des Arabes et leurs ressources, toujours maigres, furent très-compromises par les luttes d'alors. La gêne se fit d'abord sentir, puis vint la misère. La faute des hommes a été la première cause de cette misère ; les chaleurs, les sauterelles ne furent que des causes accélératrices. La fin de l'année 1867 fut une des plus tristes périodes que l'Afrique ait éprouvées depuis plus de cinquante ans. La colonie européenne a eu à souffrir au contact de ces calamités, mais elle a très-vaillamment supporté la crise. Elle a été atteinte dans sa richesse, elle a payé son tribut au typhus, mais son avenir n'a pas été compromis. Cette période n'a fait que prouver sa vitalité, affermir son existence.

Au commencement de l'année 1867—68, les Arabes se trouvaient dénués de tout. Quand le froid et les neiges arrivèrent, ils furent dans une position désastreuse ; la faim se faisait sentir, et la mort commençait ses ravages. Les femmes, livides, ne pouvant plus allaiter leurs enfants, les laissaient mourir d'inanition, et quelquefois hâtaient leur mort. On a vu des mères, pour exploiter la charité publique, porter de porte en porte les cadavres d'enfants à elles, ou empruntés à d'autres. La misère prenait pour les témoins de ces scènes des teintes d'autant plus tristes que la population arabe, féminime et masculine, offre sans le moindre scrupule à tous les yeux, sous les haillons les plus sordides, les plus laides nudités.

C'est en présence de ces misères que les beaux sentiments humanitaires des colons s'enflammèrent et que de tous les points de l'Algérie on se mit à rivaliser d'une philanthropie plus estimable que réfléchie. Les entraînements du cœur ont leurs excès. Il y eut comme une contagion de bienfaisance que rien ne put modérer. Depuis les plus hauts degrés de la hiérarchie sociale jusqu'aux plus humbles échelons, la colonie tout entière voulut se montrer compatissante pour les malheurs des indigènes ; contraste touchant et formel avec l'égoïsme et l'indolence des races indigènes. Quand les Européens se dévouaient corps et biens, pour des infortunes étrangères, grandes, c'est vrai, mais jusqu'à un certain point méritées, les Arabes restaient passifs ; quand les chefs faisaient un simulacre de philanthropie, ils obéissaient à un ordre des bureaux arabes. Le fatalisme brutal, l'égoïsme bestial de cette race, se montraient dans toute leur naïveté.

A Sétif, comme dans tous les centres européens, quelques personnes actives se mirent à la tête des souscriptions de bienfaisance, et l'on voulut rendre pratiques et efficaces les aumônes recueillies. Le digne curé de Sétif, l'abbé Bizet, aussi dévoué, aussi aimé que digne, était partout où la bienfaisance devait agir. Il surveillait l'installation des malheureux, leur distribuait le pain ou la soupe; toujours au milieu d'eux, il doublait par ses soins discrets, ses paroles aimantes, le prix du peu qu'il pouvait distribuer.

Sa conduite eut sa récompense : le premier il succomba, et si sa mort ne fut pas occasionnée par le typhus, la maladie qui le menaçait depuis longtemps fut compliquée par lui. Sa perte fut un deuil public : musulmans, israélites, chrétiens se pressaient autour de son cercueil, et les regrets les plus vifs ne partaient peut-être pas du cœur de ses coreligionnaires.

Dans la ville de Sétif, on recueillit plus de 10,000 francs ; la ville, en outre, faisait ses œuvres de charité, et le bureau arabe distribuait dans les tribus ce qu'il pouvait de pain, avec l'argent que le Gouvernement avait mis à sa disposition.

Pour que l'aumône fût plus efficace, on eut la malheureuse idée de réunir dans une espèce de vaste grange tous les malheureux sans asile ; on les protégeait ainsi contre le froid et la neige, et ils pouvaient avoir une part assurée à la nourriture commune. Des représentations avaient bien été faites contre cette dangereuse façon d'opérer, mais comme il était naturel, recommandations et recommandeurs n'avaient pas été entendus ; oiseaux de mauvais augure, ils troublaient les fêtes de la charité.

Quelques jours se passent ; bientôt les hangars où se trouvaient les affamés, et leurs alentours, ne furent plus qu'un cloaque infect. Il fallut songer à mettre ordre à tant d'impuretés. Les indigènes furent peu à peu renvoyés à leurs tribus respectives et l'asile provisoire placé au grand marché.

Beaucoup de dévouement fut manifesté, beaucoup d'argent fut dépensé, et la mort enlevait chaque jour un nombre considérable de misérables.

Un seul résultat évident fut acquis, le typhus; et il ne pouvait en être autrement. On ne réunit jamais impunément une grande quantité d'hommes malades ; c'est les exposer à des morts certaines ; c'est vouloir créer des épidémies.

En même temps que la charité recueillait les malheureux, l'autorité, militaire et civile, envoyait à l'hôpital les plus malades; j'allais dire les plus mourants. De sorte, qu'après quelques jours, nos salles étaient encombrées de ces moribonds.

Le résultat le plus clair de cette mesure était l'infection forcée de l'hôpital. L'Arabe vraiment a tous les défauts : indolent, paresseux, sobre quand il est dans sa tente, gourmand et insatiable chez autrui, malpropre au plus extrême degré ; les chefs font exception à cette règle, en la confirmant. A l'hôpital, la présence d'un Arabe est une calamité pour tout le monde, pour les infirmiers, pour les médecins ; un danger pour le mobilier. On comprend des enfants qui s'oublient dans leur lit, ou les grands malades inconscients, non responsables des malpropretés qu'ils commettent ; ce qui est repoussant, c'est de voir de robustes gaillards satisfaire à tous leurs besoins naturels dans leur lit ou à côté. Et nos pauvres infirmiers, qui soignent ces êtres avec une résignation bien méritante, sont obligés de subir toutes les turpitudes de cette saleté. Avec de tels malades les salles deviennent bien vite inhabitables. Cependant je dois dire que nous n'avons pas eu de cas de typhus à l'hôpital dans les salles arabes.

Constitution médicale.—Au moment où le typhus naquit, il n'y avait pas de constitution médicale prononcée. C'est l'époque de l'année où les fièvres d'accès rémittentes commencent à naître. Les maladies d'hiver cessent pour être remplacées par les maladies d'été. Déjà nous avions un assez grand nombre de fièvres rémittentes dans nos salles.

La fièvre typhoïde avait aussi ses représentants, la méningite disparaissait.

J'avais dans mon service des rougeoles, et dans les infirmeries régimentaires, notamment au 6e chasseurs de France, cette affection avait été constatée.

Quand les chaleurs commencent, dans tous les pays possibles, il y a apparition sur le corps de beaucoup de formes d'affections cutanées : des acnés, des érythèmes, en Afrique cette curieuse éruption dite la gale bédouine. On dirait que la peau, se préparant à fonctionner avec plus d'énergie, subit une véritable crise, pendant laquelle prennent naissance plusieurs phénomènes, sans importance en temps ordinaire, mais qui ont une valeur relative lorsque le typhus est imminent. Toutes les taches, dans ces circonstances, offrent un intérêt, sans oublier les taches possibles nées de l'usage du copahu ou les piqûres de puces. Je signale simplement ici ces circonstances dues aux influences saisonnières ; plus loin, quand j'énumérerai les symptômes, je développerai ce que je pense des *taches*, phénomènes qui troublent quelquefois les idées de quelques praticiens.

Mode de propagation du typhus. — S'il est une maladie dont la cause a une évidence absolue, c'est le typhus. On peut vraiment dire que cette affection est le produit industriel de l'homme. Quand il y a encombrement d'hommes sains, le typhus naît après un certain temps. Si ce sont des hommes malades qui sont réunis, l'éclosion est plus rapide. C'est la seule différence. Chaque fois que l'on a fait de ces expériences malencontreuses, le résultat a été assuré ; on est moins sûr d'une expérience de chimie dans un laboratoire, que de cette expérience d'hygiène humaine. Citer les exemples est inutile.

A Sétif, l'effet n'a pas manqué à la cause, et il n'est pas besoin de remonter à des épidémies antérieures. Mais ici le mode de propagation a offert quelque chose d'insolite.

D'abord on n'a constaté parmi les affamés réunis par la charité, aucun cas de typhus. Mais cette observation mérite peu d'attention ; voici pourquoi : les Arabes ont été dispersés. Combien sont morts? je l'ignore ; mais il est probable que toutes ces morts ont été mises sur le compte de l'inanitiation ; et il faut avouer que lors même que l'on se fût occupé de cette question médicale, il était bien difficile, pour ne pas dire impossible, de la traiter ; car il faudrait décider quels sont les symptômes de l'inanitiation qui ne peuvent appartenir au typhus et réciproquement.

J'ai déjà dit que dans mes salles, je n'avais pas constaté un typhus. Peut-être doit-on faire pour mon service les mêmes réflexions que je viens de donner à propos des centres créés par la philanthropie. Cette question mise de côté, j'indiquerai les anomalies que j'ai cru devoir signaler dans la marche du typhus.

D'abord le typhus ne fait son apparition que quelques jours après la dispersion du foyer producteur ; il s'établit, à petit bruit, comme la calomnie, essayant ses forces, multipliant ses atteintes et englobant enfin la ville entière sous ses funestes influences.

Quand je parlerai du diagnostic, j'établirai la difficulté de l'affirmer à la période naissance de l'épidémie de typhus. Mais, avec le temps, les cas s'éclairent par comparaison, se précisent mieux et rendent le doute impossible.

C'est par suite de cette déduction postérieure que j'indique comme le premier atteint l'abbé Bizet. Les fatigues auxquelles son dévouement l'entraînait hâtèrent l'apparition d'une maladie sous l'imminence de laquelle il vivait depuis longtemps; mais le typhus,en apportant son influence, eut une grande part à la terminaison fatale.

Pour M. Bizet, il est facile de voir que le typhus a dû l'atteindre avant tout autre. Dans une maison voisine de la cure, un jeune homme fort et robuste, épicier, fut atteint, vers le même temps, d'une affection ayant tous les symptômes de la fièvre typhoïde : hémorrhagies graves, congestions pulmonaires, gargouillements, diarrhées, etc., etc.; pas de taches. Il meurt. Ce jeune homme, loin du foyer miasmatique, n'avait aucun rapport avec les Arabes, mais vivait dans un recoin obscur de sa boutique.

Dans tous les quartiers de la ville se déclarèrent des maladies à formes insidieuses, mais où le typhus se dégageait de plus en plus. Aucun quartier ne fut épargné : les maisons les mieux habitées, les mieux soignées, comme les maisons négligées, les riches comme les pauvres, et dans presque tous les quartiers, les premières atteintes furent des personnes dans une aisance réelle et n'ayant aucun rapport avec les indigènes. Le cas en ville le plus typique est donné par M. R..., propriétaire ayant tout le confortable dans son intérieur, et d'habitudes hygiéniques irréprochables. Sa maison n'était séparée de celle des indigents que par une butte et une distance d'une cinquantaine de mètres. Ma propriétaire, femme robuste et bien logée, est atteinte dans un quartier très-éloigné du premier réputé infecté.

Ainsi donc, à Sétif, les premières victimes du typhus, ne sont pas les personnes qui ont un rapport direct avec les indigènes, l'abbé Bizet excepté.

Mais, en grandissant, l'épidémie reprend en quelque sorte une marche plus normale, si je puis dire ainsi. Elle pénètre alors dans les maisons peuplées, juives ou maltaises, surtout juives. Elle frappe un grand nombre d'individus, mais fait peu de victimes relativement. J'ai vu une famille maltaise tout entière atteinte, la mère d'abord, une fille, trois enfants et le père. Dans cette maison, pas d'autres cas (il est bon d'ajouter que le 4e cas de choléra avait été constaté dans cette même maison, mais dans une chambre voisine), et toute cette famille offre les indices de pauvres constitutions.

Quant aux israélites, ils habitent par familles nombreuses dans de petites maisons à un rez-de-chaussée, sortes de petites cases formées souvent d'une seule pièce ou deux. Pendant le jour, quand les tapis sont relevés, les fenêtres et les portes ouvertes, ces chambres ont une apparence de propreté; mais la nuit, quand elles renferment un nombre considérable de dormeurs, ce sont des foyers d'infection au premier chef.

C'est dans ces maisons que le typhus se maintenait par une transmission successive. A un premier cas en succédait un autre, un troisième; quelquefois plusieurs ensemble existaient; l'infection était évidente.

Ce n'est que très-tardivement que l'influence typhique a

pénétré dans les prisons, et dans la prison civile les cas ont été très-bénins sur les prisonniers ; mais deux cas graves sur les gardiens. Un d'eux guérit à l'ambulance ; l'autre, le chef de la prison, mort chez lui. Mais il faut ajouter que tous les deux étaient adonnés à la boisson ; le chef âgé et très-usé.

La prison militaire, qui fut transportée en un camp sous la tente, offrit quelques cas combinés de misère et de typhus.

Combien a duré l'incubation du typhus ? Je crois cette question très-aventurée toujours, car il est bien difficile de trouver à propos des cas déterminés. Ainsi, pour l'épidémie de typhus, voilà un foyer manifestement créé, et quelque temps après des cas plus ou moins évidents de typhus apparaissent. Mais quand même la date des premières infections serait nettement déterminée, cela ne donnerait pas l'âge du miasme. Ce qu'il y a de vrai, la seule cause évidente dont on doit tenir compte, c'est que le typhus se crée, et, créé, il répand ses influences comme une ombre sur un pays, en multipliant ses foyers d'infection. Toute la population placée dans ce centre infectieux peut être atteinte, en raison de prédisposition. Mais les locaux, la disposition des lieux, les vents, les soins, font éteindre ou multiplier cette influence, qui tombe d'elle-même après un certain temps. La durée de la puissance du miasme serait peut-être plus facile à déterminer que la période de développement de l'épidémie.

D'après ce que j'ai vu, malgré l'absence de preuves irrécusables, je pense que l'opinion d'Hildebrand sur la durée de la puissance du miasme est assez vraie : quelques semaines. Mais la durée de l'épidémie de Sétif ne permit pas de vérifier si cette persistance est de trois mois. Dans ces questions il faut encore séparer le temps qui appartient à la persistance du miasme, et le temps de l'incubation de la maladie. Ainsi, ma propriétaire est une des premières atteintes; elle guérit après avoir traversé toutes les phases du typhus, elle va à la campagne; environ un mois après, son mari lui succède et meurt. Voilà un cas de longue incubation.

Quant à la contagion par le contact, par les vêtements, je n'en trouve aucun cas délimité où la preuve de la contagion soit évidente; toujours on peut invoquer l'infection, qui rend suffisamment compte de tout.

Dans mon service de fiévreux, soit à l'hôpital, soit sous la tente, je n'ai jamais constaté un fait de typhus né parmi mes malades. Un infirmier de l'ambulance contracte la maladie, mais l'a-t-il contractée aux typhiques ? Je ne sais. Dans les salles des blessés et des femmes, on a constaté quatre cas de typhus : l'infirmière morte, deux vénériens et un blessé envoyés dans mon service. Les deux vénériens très-légèrement atteints, très-douteux.

Ces questions, qui peuvent être importantes à certains points de vue, n'ont pas un grand intérêt pratique. D'abord, malgré les prévisions de quelques personnes, les épidémies surprennent toujours, même celles du typhus; elles sont fatales, car dans le cas d'épidémie, les prédictions médicales sont rarement écoutées à temps, et quand le mal éclate il n'est pas opportun de discuter de son origine et de ses causes. Il faut s'efforcer de diminuer les ravages par les mesures hygiéniques les plus sévères.

Quand le typhus à Sétif fut imminent, les recommandations autrefois négligées furent écoutées; une commission fut réunie qui dut indiquer les mesures à prendre en cas de typhus, mais alors l'ennemi était dans la place.

La date officielle de l'apparition du typhus est le 22 avril 1868, comme le 20 août indique l'extrême limite de sa présence.

Avant le 22 avril, des cas avaient été vus en ville, mais douteux, discutables, possibles; depuis, la constitution médicale s'était prononcée et la forme épidémique était devenue irréfutable. M. le curé Bizet peut être regardé comme la première victime, comme notre chef et collègue M. Castaing, médecin-major de 1re classe, en est la dernière. Après le 8 août, un infirmier mourut, mais sa maladie était antérieure à celle du médecin chef.

La présence du typhus fut affirmée par l'évacuation totale de l'hôpital et l'installation des malades sous les tentes avec formation d'un service spécial de typhiques.

L'ambulance fut installée dans le lieu dit Bel Air, où l'année précédente avait été installée l'ambulance des cholériques. La maison fut réservée au personnel, aux cuisines, pharmacie, etc. Les tentes furent placées en lignes parallèles sur le mamelon à l'est; les blessés d'abord, les vénériens, puis les fiévreux et, un peu plus loin à l'est du camp, les tentes destinées aux typhiques.

M. le médecin chef conservait dans son service les vénériens, blessés, femmes et officiers. J'avais pour le mien les fiévreux, les typhiques et les consignés. Je dois dire que M. le médecin chef eut quelques cas de typhus fournis par les femmes et les officiers, ou malades traités comme tels, en tout sept cas. Le reste des malades se trouvait dans le service à ce destiné.

J'ai dit, à propos du choléra, mon opinion à l'endroit des tentes considérées comme abris à donner aux malades. J'ai dit que la tente est toujours une mauvaise habitation, trop chaude en été, froide, humide en hiver. Le service y est d'une extrême difficulté pour le médecin d'abord. Qui n'a pas fait le service des fiévreux sous la tente, ne peut s'en faire une idée, surtout quand les malades dépassent la centaine. Pour les infirmiers, c'est l'occasion de négligences ou d'oublis involontaires. La nuit, la surveillance des malades est presque nulle, la surveillance générale impossible. Pour les blessés, c'est un véritable supplice d'être pendant les heures chaudes de la journée sous ces toiles peu protectrices, sous lesquelles la chaleur s'accumule quoi que l'on fasse. Mêmes inconvénients pour les fiévreux. Pour les cholériques, c'est une grave erreur de les placer sous la tente; ils ne peuvent avoir assez de surveillance.

Pour les typhiques, les inconvénients sont moins graves; car pour eux les soins assidus, perpétuels, sont moins nécessaires; ce qu'il leur faut surtout, c'est de l'air, de l'isolement.

Les variations de température n'ont pas pour eux les mêmes désavantages que pour les cholériques. Pour ces questions, j'en appelle à la pratique, non à la théorie. La théorie peut être séduisante, et ne se traduire en pratique que très-imparfaitement. La tente a son rôle indiqué, utile: c'est la campagne, en marche, c'est à la suite d'une armée, et quand on ne peut faire autrement. Mais dans des stations fixes, où il est permis de prévoir et d'agir à temps, le système des baraques isolées me paraît mille fois supérieur; car dans une baraque on peut se tenir debout, soigner un malade et l'entourer des ustensiles indispensables. Il est peut-être permis de donner son opinion quand on a passé l'hiver sous la tente et qu'on l'a subie pendant les fortes chaleurs de l'été. Evidemment, je parle des tentes telles qu'elles existent. Il ne faut pas oublier aussi qu'un coup de vent les enlève facilement.

Les malades admis à l'ambulance, de différentes races, ont offert à peu près les mêmes symptômes généraux.

Les militaires atteints avaient contracté le typhus dans les fermes du voisinage ou en marche, quelques-uns l'avaient apporté de Constantine. Il faut dire que la garnison de Sétif avait envoyé des détachements disséminés dans les fermes et les villages du territoire pour protéger les récoltes contre les déprédations des indigènes affamés; ceux-ci, pressés par la famine, obligés de manger l'herbe des champs, comme les hommes dont parle La Bruyère, préféraient naturellement les champs de blé.

Les militaires ainsi dispersés, couchés dans des lieux mal aérés, en rapport avec des typhiques, eurent leur part de la maladie, mais très-faible.

Le typhus n'a jamais pénétré dans les casernes.

La population civile européenne fut victime de l'infection créée par les Arabes. Nous avons indiqué le foyer principal organisé à Sétif par la charité. Dans les environs on aurait pu trouver mille foyers d'infection, cadavres d'animaux abandonnés, tribus arabes infectées, etc. etc. Partout le typhus régnait. Je n'ai pas de renseignements précis sur les malades atteints dans les fermes et les villages : ce que je sais seulement, c'est que, conjointement avec le typhus, les fièvres d'accès graves existaient et des cachexies paludéennes.

Les malades des campagnes étaient très-anémiés, et quand le typhus survenait, il compliquait presque toujours une fièvre intermittente ; le typhus ne fut quelquefois qu'une complication peu grave.

Quant aux israélites, ils sont presque tous d'une constitution peu heureuse où la lymphe domine. On aurait pu croire, le tempérament donné, que ces malades seraient souples et résignés ; il n'en est rien : la majorité des malades fournie par la population juive était inquiète, excitée, l'imagination troublée. Le délire arrivait rapidement, mais peu intense. (En ville, les israélites, parents des malades, contribuaient beaucoup à cette excitation par leurs réunions intempestives autour des patients). Cependant l'épidémie fit peu de ravages parmi les juifs : beaucoup d'atteints, peu de décès.

La population arabe a donné le plus de malades à l'ambulance, c'est naturel ; ces malades provenaient soit des prisons civiles ou militaires, soit des indigents du territoire. Tous anémiés, tous d'une constitution très-appauvrie. Les morts furent peu nombreuses. Ici je dirai d'eux ce que j'ait dit des israélites ; malgré leur réputation de résignation aux coups du destin, les musulmans font des malades indociles, inquiets, impatients, timorés. L'Arabe à l'hôpital a toutes les appréhensions des petites-maîtresses. Aucune de ces races n'a la fermeté réfléchie des races européennes.

Toutes ces catégories ont donné 90 entrées à l'ambulance, qui se décomposent ainsi :

Militaires (spahis et tirailleurs compris). . . .		20
Civile européenne : Hommes.	22	24
Femmes.	2	
Civile indigène : Musulmans, Israélites :		
Hommes.	46	46
Femmes.	3	
Dont un officier parmi les militaires. Total.		90

Les décès dans les deux services sont,

Pour le mois de mai :

Européens. . .	Hommes	1	3
	Femmes.	1	
Indigènes. . . .	Hommes.	0	
	Femmes.	0	
Militaires :	Un soldat du 3ᵉ spahis.	1	

Pour le mois de juin :

Européens. . .	Hommes.	1	6
	Femmes.	1	
Indigènes. . .	Hommes.	3	
	Femmes.	0	
Militaires:	Un soldat du 6ᵉ chass. à cheval.	1	

Pour le mois de juillet :

Européens. . .	Hommes.	3	7
	Femmes.	0	
Indigènes. . . .	Hommes.	2	
	Femmes.	0	
Militaires :	Un soldat du 3ᵉ d'artillerie. .	1	
	Un soldat du 3ᵉ spahis. . . .	1	

Pour le mois d'août :

Européens. . .	Hommes.	1	5
	Femmes.	0	
Indigènes. . . .	Hommes.	3	
	Femmes.	0	
Militaires :	Un infirmier.	1	
	Totaux.		21

Récapitulation. — Européens :	Hommes......	6
	Femmes......	2
Indigènes :	Hommes......	8
	Femmes......	0
Militaires............		5
	Total.......	21

Dont trois décès dans le service de M. Castaing : un employé civil, traité comme officier, et deux femmes.

Nous avons donc un total de 21 décès pour 90 malades, soit 1 mort sur 4 entrants et quelque chose, 4,28. En déduisant les 7 malades de M. Castaing et les 3 décès de ce service, il reste pour mon compte 83 malades, 18 décès, soit une proportion un peu plus faible.

Je n'essaie pas ici de donner les chiffres approximatifs des décès dans les populations réunies, par rapport aux malades atteints et aux populations ; je n'aurais pas assez de confiance aux chiffres les plus officiels qui me seraient communiqués. Tout médecin ayant habité l'Afrique comprendra ma réserve ; car il sait combien il est difficile d'obtenir des renseignements vrais sur la population indigène, sur la nature des maladies et des décès. Et dans le cas particulier qui nous occupe, qui dira, dans les nombreux décès survenus parmi les tribus arabes, quelle est la part du typhus, quelle est celle de la misère ?

Ce dénombrement est impossible.

Je vais entrer dans quelques détails sur la marche de la maladie à l'ambulance, ses symptômes généraux, sa durée, sa terminaison. Comme je ne veux pas refaire un traité spécial de pathologie à propos de ce typhus, je dirai sommairement ce qui s'est passé en indiquant les phénomènes les plus fréquents.

Quand l'ambulance fut ouverte, l'épidémie s'était, on peut dire, constituée ; il n'y avait plus de symptômes contradictoires, d'hésitation dans leur évolution ; le typhus suivait une marche régulière, sa marche normale. Ainsi, après quelques jours de malaise, de lassitude, d'inquiétude, l'embarras gastrique se prononçait, la céphalalgie se faisait sentir, puis la période d'état, la stupeur, l'éruption, le délire, la conjonctivite, etc., etc.

Me servant des quarante-sept cas dont j'ai relevé les symptômes principaux sur mes cahiers de visite, j'indiquerai d'une manière à peu près certaine la marche de la maladie. Bien que les observations particulières soient incomplètes, leur réunion constituera un tout acceptable pour mes déductions. En effet, je ne signalais que les signes les plus caractérisés dans chaque observation ; quand je n'indiquais rien sur mon cahier, c'est que le cas était régulier, bénin. Chez un malade, le délire paraissait plus intense; je le notais ainsi de tous les autres signes fortement accusés.

C'est en faisant ce relevé que je puis donner des chiffres comparatifs, qui n'ont, d'ailleurs, qu'une valeur relative.

Ainsi, j'ai pu établir par ordre de fréquence le tableau suivant : sur 47 cas les taches spécifiques non douteuses se sont montrées 33 fois, la conjonctivite 25, la céphalalgie 23, le délire 16, typhomanie 2, somnolence 2, coma 3, hoquet 2, pupilles contractées 7, pupilles dilatées 6. — Pouls maximum, 100, 2 fois ; 90, 5 fois ; 80, 3 fois ; 70, 2 fois. Epistaxis, 5 ; douleurs des membres, 4 ; contracture des tendons,

1 fois; bronchites, 3; sueurs profuses, 1 fois; syncope, 1 fois; érysipèle, 1 fois; érythème, 2 fois; parotidite, 2 fois; gangrène du scrotum, 1 fois; purpura, 1 fois. Peau très-variable, langue très-variable dans ses états; diarrhée, 2 fois; gargouillement iliaque, 1 fois.

Je reprends ces symptômes et j'en cherche la valeur en les suivant par leur ordre de fréquence, non par leur ordre d'apparition dans la hiérarchie pathologique.

Eruption cutanée. — Avant de parler de ce sujet, rappelons que c'est l'époque des chaleurs, que nous avons des rougeoles, que les éruptions cutanées de toutes sortes sont fréquentes, etc.

Beaucoup, presque tous les praticiens attachent une grande importance comme preuve du typhus à l'apparition d'un exanthème spécial; beaucoup de médecins même, préoccupés de ce fait important, ne songent, pour poser le diagnostic, qu'à trouver des *taches* sur le corps du malade soupçonné. Une telle préoccupation est fâcheuse, parce que l'on arrive à voir des typhus partout; on oublie si facilement que cet exanthème ne peut exister dans la maladie qu'en ayant sa place normale, et qu'en définitive toutes les taches vues sur le corps n'appartiennent pas au typhus!

Il serait donc très-utile d'avoir une bonne définition de cette tache qui appartient au typhus; mais la définition est très-difficile, car il s'agit de trier cette importante apparition du nombre considérable des petites éruptions qui peuvent survenir sur la peau. Très-préoccupé de cette question, je voulus me rendre compte de ce qui avait été dit à ce sujet, et m'assurer de ce qu'était vraiment ce signe spécifique. Voici ce que je crois être la vérité.

Cette tache a deux aspects : le premier jour de son apparition, on dirait une papule; en passant le doigt sur cette tache, elle est manifestement élevée, d'une teinte rose, et à son sommet un petit point blanc comme une tête d'épingle. Le lendemain, la forme n'est plus la même, le point blanc a disparu, il ne reste plus qu'une teinte rosée d'une couleur tendre généralement, quelquefois un peu plus vive; en passant le doigt dessus, on ne sent plus de proéminences. D'une largeur variable, mais d'au moins deux millimètres ; arrondies plus ou moins régulièrement, ces taches se montrent d'abord aux flancs et sous les clavicules, sur les pectoraux, puis se répandent sur tout le corps. Mais quand il y en a sur un point quelconque du corps, on peut en retrouver sur les flancs et pas sur l'abdomen ; et cet exanthème n'apparaît pas sur le corps à un moment quelconque de la maladie; il a son ordre, il n'apparaît qu'après certains symptômes. Je ne crois pas qu'il naisse avant le sixième ou après le treizième jour ; et tant que l'éruption n'est pas faite, l'état fébrile persiste ; l'exanthème est donc réellement une manifestation du typhus, comme la pustule l'est de la variole. Par conséquent, si l'on constate des taches douteuses sur des sujets n'offrant pas de symptômes généraux prononcés, il n'y a pas de typhus, et ces taches ne sont pas des taches spécifiques. Cette petite tache, sorte de strophulus arrondie, se distingue des pétéchies par sa couleur, sa grandeur, sa position. Les pétéchies sont plus petites, moins vives, d'une couleur moins nette, disparaissent mieux au toucher, et leur siége de préférence est aux parois abdominales ; elles se montrent rarement sur le tronc, jamais sur le membres. La durée de la tache typhique est variable,, depuis son apparition jusqu'à sa desquamation ; cela dépend du nombre et de la quantité. Quand l'exanthème est très-étendu, sa desquamation est un des meilleurs signes d'une vraie convalescence.

Je n'ai signalé que 33 fois l'éruption, non pas qu'elle fît défaut, mais dans 33 cas sur 47 elle était très-marquée; quelquefois il arrive que l'on ne constate que quelques points rosés sur la poitrine ou les flancs. On peut dire que dans aucun cas il n'y a eu absence de la tache spécifique.

La piqûre de puce ressemble assez à la tache typhique, moins son centre, qui est marqué presque toujours par un point plus noir. L'exanthème de la rougeole offre des taches plus petites, moins bien circonscrites, et quelquefois plus réunies en groupes ; cette réunion donne comme une couleur pourprée à la partie atteinte. Quand elles sont dispersées, les taches forment plutôt des demi-cercles que des cercles complets.

Quant à la tache due au copahu, je n'ai pu faire de différence ; quelquefois, quand il existe un érythème, on peut dans son voisinage trouver comme de petits îlots qui pourraient induire en erreur, si l'on ne voyait l'érythème, et si les taches n'étaient plus larges et d'un reflet plus sombre.

Boudin dit quelque part que le typhus n'atteint pas les scorbutiques ; je ne sais pas les raisons qu'il pourrait donner à l'appui de sa thèse, quand on se rappelle dans quelles conditions naissent scorbut et typhus. Il peut se faire que, dans la relation d'une grande épidémie de typhus, on ne signale pas conjointement les scorbutiques; cela se comprend: le nom de typhus a, dans le compte rendu, absorbé le nom de scorbut, comme dans la réalité l'épidémie a absorbé les malades scorbutiques. Mais on ne peut conclure à l'impossibilité des affections.

J'ai eu parmi mes typhiques un Arabe, entre autres, qui offrait les caractères du scorbut; ces taches sont faciles à distinguer. J'ai de même vu des taches de purpura, état analogue au scorbut.

Conjonctivite. — La conjonctivite a été un des symptômes les plus fréquents, et les plus certains du typhus. Quand il y a un peu de stupeur et de conjonctivite, on pourrait se prononcer sans crainte de se tromper. Le regard a quelque chose de particulier, dû à l'affection oculaire. Les pupilles, dans 13 cas, ont pris une fixité remarquable, 6 fois dilatées, 7 fois contractées. Ce phénomène indiquait évidemment quelque congestion dans le cerveau.

Ces signes rappelleraient la méningite, la méningite cérébro-spinale; mais ces maladies ont des allures différentes du typhus; il est assez difficile de s'y tromper, bien que cela soit possible quand l'épidémie n'est pas régulière. N'a-t-on pas dénommé typhus la méningite cérébro-spinale? Je dois dire que nous avons eu des représentants de cette affectation pendant l'hiver; et dans le service de M. Castaing, est morte une femme, crue typhique, dont l'autopsie a fait voir les lésions caractéristiques de la méningite. C'est encore là le sujet d'un diagnostic différentiel à établir.

Céphalalgie.—La céphalalgie n'a été signalée que 23 fois,

mais, à vrai dire, ce signe n'a jamais fait défaut; elle arrive au début de la maladie. La céphalalgie peut être plus ou moins intense, plus ou moins persistante; elle peut revêtir les aspects de la douleur des affections cérébrales ; elle précède toujours la conjonctivite et le délire. Si je l'ai notée 23 fois, c'est qu'elle a offert dans le cours de l'épidémie un des symptômes les plus saillants. Mais comme valeur diagnostique, la céphalalgie n'a pas d'importance; elle se montre dans trop d'affections pour qu'elle puisse aider à formuler une opinion nette : dans beaucoup de maladies, la céphalalgie existe, et existe au début.

Pouls. — J'ai noté un certain nombre de fois le pouls; il est fort irrégulier dans ses allures, varie avec les malades et avec les phases de la maladie.

Deux fois j'ai constaté 100 pulsations, chiffre le plus élevé atteint; cinq fois 90, trois fois 80, deux fois 70. Les autres cas m'ont paru se rapprocher tellement de la normale, que j'ai négligé de les inscrire. C'est donc un des caractères du typhus de porter peu de trouble dans la circulation. Le pouls est très-mobile; jamais dans aucun cas je n'ai vu un pouls indiquant une réaction inflammatoire, pour me servir d'une expression démodée. Mais où il offre un caractère plus saillant, c'est dans la période de terminaison, quand la maladie marche vers la convalescence, que celle-ci s'établit bien ; c'est la lenteur et le peu de force de la pulsation. Je l'ai trouvé plusieurs fois à 45. J'ai voulu comparer ce pouls à celui de convalescents d'autres maladies; j'ai pu constater des coïncidences curieuses ; deux fois mes termes de comparaison avaient de

45 à 50 pulsations, d'où j'en ai conclu que la lenteur du pouls n'appartient pas à la convalescence du typhus, mais à l'anémie consécutive dans toutes les maladies dont la marche plus ou moins lente permet l'appauvrissement du sang ou une dénutrition rapide.

Peau. Température. — Je ne me suis assuré de la température que par le toucher, moyen infidèle, et par l'examen des qualités de la peau, ce qui donne peu de valeur aux observations que je pourrais me dispenser de citer, d'autant plus qu'avec les Arabes il y a des causes d'erreurs tirées des modifications anciennes produites sur leur enveloppe cutanée, par les maladies antérieures, l'habitude d'être presque nus et la malpropreté. Ce que j'ai pu penser, c'est que la peau, dans sa nature, dans sa chaleur, n'offre que des signes très-incertains et très-variables, l'exanthème excepté bien entendu. Elle ne peut servir au diagnostic.

Langue. — Il résulte de mes notes que la langue offre des signes extrêmement variables ; souvent saburrale au début, fraîche à la pointe, sale à la base, restant fraîche parfois pendant toutes les périodes du typhus, devenant sèche, dure, dans certains cas, surtout quand le délire est violent et qu'il y a eu épistaxis. Deux fois elle était sèche, parcheminée, ne pouvant se mouvoir. L'état de la langue peut aider jusqu'à un certain point au diagnostic différentiel du typhus et de la fièvre typhoïde ; dans la fièvre typhoïde, la langue ne conserve pas sa fraîcheur, et les gencives se revêtent de fuliginosités. Je ne trouve l'indication d'aucun signe de fuliginosités dans mes notes ; si c'est par oubli, c'est que ce signe a été rare et peu appréciable.

Délire. — Le délire a été signalé 16 fois comme méritant une attention spéciale ; dans les cas légers, où l'on ne voyait que l'agitation et l'exacerbation du soir, je ne notais rien ; on peut donc en conclure que le délire a été un des symptômes les plus fréquents. Le délire des typhiques est en quelque sorte spécial. Si l'on pouvait le pénétrer, ce serait peut-être un des meilleurs signes du typhus. Chacun sait que le typhique suit presque toujours une idée fixe, qu'il poursuit sa pensée avec logique et ténacité ; qu'en même temps il comprend ce qu'on dit autour de lui, et voit ce qui se passe. Ce que nous appelons le délire, résulte du mélange incohérent pour nous des idées émises par le cerveau du patient qui ne sont pas en rapport avec ce que nous voyons et entendons par nous-mêmes. Le spectateur suit une idée contingente, le malade poursuit les conséquences d'une idée antérieure. Si le délire n'est pas très-prononcé, si l'on parvient à éveiller l'attention du malade, ses réponses sont justes. Et un autre caractère, c'est que lorsque la convalescence arrive, le malade se souvient de tous ses rêves, comme des plus lucides réalités, et oublie les événements dont il a été le sujet, et sa maladie, et les questions à lui adressées, lors même que ses réponses ont été justes. Je pourrais donner des exemples très-précis de ce délire, mais cela n'apprendrait rien à personne. Mais de mon expérience personnelle, j'ai conservé l'habitude de respecter le délire des malades, surtout du typhus. Tant que les idées délirantes ne sont pas dangereuses, que les mouvements du malade ne sont pas désordonnés, qu'il se borne à s'agiter dans son lit, ou même à se promener autour, je me contente de le surveiller sans contrarier en rien ses mouvements. Le lit, le peu d'espace autour du malade, est un monde pour lui, et dans ce monde réduit il s'agite sans changer de place.

Il y avait dans une salle du service de M. Cazalas à Constantinople, deux infirmiers alternant de garde de nuit; quand l'un des deux veillait, un des malades avait des nuits affreuses, agitation, délire fatigant; quand c'était l'autre, le même malade passait des nuits excellentes. Ceci provenait de ce que l'un, doux et prévenant, respectait le délire de son malade sans le contrecarrer, en faisant des obstacles à tous ses mouvements.

Dans l'épidémie de Sétif je suivais cette méthode. Sous la tente, il est facile de laisser une certaine liberté aux malades, ou plutôt il arrive très-souvent que le malade n'est pas surveillé ; alors il se lève, tourne dans sa tente, remue tout ce qui l'entoure, et je n'ai jamais vu d'inconvénient résulter de cette manière de faire. Il est vrai que nous n'avons eu que deux cas de délire aigu. Un fut présenté par le gardien de la prison civile atteint de délirium.

Deux fois seulement j'ai constaté la typhomanie, du moins d'une manière assez certaine pour être assuré de la réalité du fait.

Le délire et la typhomanie sont des signes précieux, qui ne se rencontrent guère que dans le typhus et la fièvre typhoïde ; par conséquent différencient assez bien ces deux affections des rémittentes simples et de la méningite ; et le délire a moins de valeur que la typhomanie.

Coma.—Quatre fois le coma a succédé au délire. Le coma est toujours un signe grave, qui annonce toujours une terminaison fatale. J'ai entendu dire qu'après le coma le délire reparaissait. Je n'ai pas vu de faits analogues : d'après ma manière de voir, je n'accepterais pas cette succession sans contrôle et sans faire une observation. Que le coma succède au délire, rien de mieux ; le délire annonce une congestion moins grave, des troubles dans les centres cérébraux moins profonds ; le coma annonce une période plus avancée, une compression plus complète ; revenir du coma au délire, me semble difficile. Si ce retour a lieu, je soupçonnerai une fièvre rémittente, un accès grave guéri ou amélioré ; mais pas une affection typhique. L'intermittence ou la rémission se dessinerait par le coma.

Somnolence. — La somnolence est un moyen terme entre le délire et le coma. C'est un état passif, il n'y a pas assez d'excitation pour le délire, de compression pour le coma. Elle peut tenir à une constitution particulière, à une prostration extrême, mais elle n'est pas particulière au typhus, elle s'observe rarement même ; d'après mes relevés, une fois sur 47. Mais ce symptôme a plus de gravité que le délire.

Hoquet. — Le hoquet a été noté trois fois. Chaque fois que ce symptôme apparaît, il y a péril pour le malade, car c'est ordinairement à la dernière période qu'il se montre. Cependant, quand il apparaît dans les périodes d'acuïté, il n'a pas cette signification, du moins si précise. Ainsi, chez un sergent du 9e chasseurs à pied arrivé de Constantine, le hoquet a persisté quelque temps avant que l'éruption se fût dessinée complétement. Ce malade a guéri. Mais dans la dernière période il faut désespérer quand on voit le hoquet survenir ; il tient alors à diverses actions nerveuses ; il est lié souvent à des phénomènes d'asphyxie, ce qui ferait penser que le pneumo-gastrique est troublé dans ses fonctions. Presque toujours, quand ce hoquet persiste et qu'on ne peut le surmonter, la circulation s'embarrasse, se ralentit, et surviennent des sueurs visqueuses, comme je l'ai vu une fois. Mais comme valeur diagnostique, le hoquet n'offre rien de particulier au typhus, il arrive dans beaucoup d'autres terminaisons de maladies.

Épistaxis. — L'épistaxis a été notée cinq fois, ce qui indique que cet épiphénomène est assez fréquent dans le typhus de Sétif. C'est un signe douteux, car il appartient plus spécialement à la fièvre typhoïde. Il existe encore dans certaines formes de céphalalgie. A l'ambulance il se montrait plutôt chez les sujets à constitution forte que chez les sujets anémiés.

Douleurs des membres. — Dans quatre circonstances j'ai noté de la douleur dans les membres et les articulations; une fois de la contracture des tendons. Si je n'avais saisi ce phénomène que chez des malades indigènes, je ne l'aurais pas signalé, car il y eût eu des doutes fondés; mais je l'ai parfaitement distingué chez un militaire qui n'avait pas d'antécédents syphilitiques et rhumatoïdes, ce qui me permit de croire que ce signe douleur peut être conservé dans la classification des symptômes du typhus, mais sans signification précise et n'ayant aucune valeur diagnostique.

Complications. Epiphénomènes. — Dans un seul cas la gangrène est survenue au scrotum d'un malade. C'était un ouvrier maltais que j'avais fait entrer à l'hôpital à une période avancée de la maladie dans un état très-grave, qui offrait peu d'espérances.

Deux fois des parotidites se sont déclarées chez deux vieillards israélites. Un érysipèle est venu compliquer une fois le typhus. Dans deux cas, des érythèmes du cou. Cette complication n'avait aucune importance, cet érythème existait chez des malades venant de la campagne et de Constantine.

Bronchite. — Les signes offerts par les organes respiratoires ont presque toujours été négatifs, excepté à la période ultime. Dans trois cas j'ai constaté de la bronchite. Dans un autre cas, une véritable broncho-pneumonie.

La bronchite est un des meilleurs signes pour compléter un diagnostic douteux de la fièvre typhoïde, surtout la bronchite de la base. Jamais cette complication passive ne fait défaut. Or l'absence de bronchite devient un signe distinctif du typhus et de la fièvre typhoïde. Mais quand l'épidémie n'est pas déclarée, que l'on a un cas isolé de typhus, si la bronchite existe, l'embarras devient grand, il est difficile de se prononcer. Cette cause d'erreur disparaît quand l'épidémie est dans toute son expansion.

La bronchite peut donc exister à titre de complication dans le typhus, et dans une proportion assez notable. Cette bronchite n'étant qu'un épiphénomène, ne doit pas modifier le traitement. Il n'en est pas de même lorsqu'il y a une véritable pneumonie compliquant le typhus. Ce cas s'est présenté une fois ; j'ai modifié le traitement du typhus en donnant une grande attention à la pneumonie. Dans ce cas l'émétique à dose modérée m'a rendu de grands services.

La période de l'asphyxie amène dans le poumon des congestions qui n'ont rien de particulier pour le typhus, pas plus que les sueurs profuses.

Un jeune soldat, artilleur, très-vigoureux, d'une musculature exceptionnelle, entre à l'ambulance avec des signes de typhus très-légers ; son imagination s'est frappée en présence d'autres malades' ou à leurs récits ; le typhus a fait alors des progrès, mais sa marche a été marquée par des phénomènes rares : au moindre mouvement du malade, quand une émotion vive le prenait, cet artilleur tombait en de véritables syncopes qui finirent par être de plus longue durée. Il fut impossible de relever le moral du sujet de cette prostration nerveuse.

Diarrhée et gargouillement. — Sans vouloir affirmer que la diarrhée ne s'est pas montrée plus souvent que je ne l'ai signalée, 2 fois, et une seule fois le gargouillement iliaque, il en résulte toutefois que la diarrhée a été rare et le gargouillement très-rare. L'absence de diarrhée est un signe distinctif, utile pour séparer le typhus de la fièvre typhoïde, mais il n'a qu'une signification relative ; la diarrhée est rare dans le typhus, mais elle peut exister ; dans la fièvre typhoïde elle peut manquer quelquefois. Donc, pas de fixité dans le signe. Mais j'attache une plus grande valeur au gargouillement iliaque, qui se rencontre très-rarement dans le typhus. Si le gargouillement existe, il est, en dehors d'une épidémie, très-difficile d'affirmer un diagnostic ; et les symptômes dont nous parlons sont de ceux qu'invoquent avec le plus de succès les défenseurs de la théorie de l'identité du typhus et de la fièvre typhoïde. Dans une affection où l'on rencontre de la stupeur, du gargouillement et de la diarrhée, on peut craindre des ulcérations intestinales ; par conséquent la fièvre typhoïde.

A Constantinople, j'ai fait de nombreuses autopsies de typhus sans rencontrer jamais l'ulcération ; et dans un cas à Sétif, où mon camarade penchait pour le typhus, je persistai dans ma croyance à la fièvre typhoïde. En effet ce militaire, infirmier, jardinier, meurt, et l'autopsie démontre de nombreuses ulcérations. Le malade était mort de pneumonie hypostatique transformée.

Je dois dire que pour l'épidémie dont je parle, la preuve fournie par les autopsies nous a fait défaut. Je ne pourrais donc pas affirmer que, dans le typhus de Sétif, on ne trouve dans l'intestin aucune ulcération intestinale. Cet aveu est grave, mais il ne nous était guère possible d'agir autrement.

Je rappellerai que notre hôpital tout entier était sous la tente, loin de la ville ; on comprendra combien il était difficile de faire une autopsie en quelque sorte sous les yeux des malades ; cette pratique les eût effrayés. Pour certaines choses même utiles, le médecin doit suivre le précepte de Boileau, les éloigner des yeux.

Sécrétions Urines. — Les sécrétions ont été normales ; l'émission des urines s'est toujours faite, chez les malades de l'ambulance, sans difficulté. Parmi les hommes que j'ai soignés en ville, je n'ai jamais non plus remarqué l'absence de la miction ; mais, circonstance qui m'a paru digne d'être notée, chez deux femmes j'ai dû avoir recours à la sonde.

Les urines s'accumulaient dans la vessie et la miction ne se faisait. Il devait y avoir là une action réflexe, car si j'avais *à priori* supposé une rétention d'urine chez les typhiques, j'eusse pensé la trouver chez les hommes. Ainsi, dans tous les cas de typhus que j'ai eu à traiter, soit à l'ambulance, soit en ville, deux cas de rétention d'urine, seulement, et chez deux femmes.

Pour terminer, je dirai que le développement du typhus à Sétif a été régulier; il a suivi ses phases habituelles, excepté cette particularité de ne frapper d'abord que les individus qui, par leur bien-être, leur position, leur éloignement du foyer primitif, semblaient être à l'abri de ses atteintes, et cette autre particularité non moins singulière, mais peut-être moins prouvée, que nul des personnages qui avaient contribué par leur présence à la procédure, n'a été atteint.

Les symptômes se déroulèrent naturellement : malaise, lassitude, embarras gastrique, stupeur, céphalalgie, conjonctivite, délire plus ou moins intense, mais presque toujours modéré ; exanthème. Les congestions vers le cerveau plus fréquentes que les congestions vers le poumon. Peu de complications, peu de diarrée, et terminaisons généralement heureuses, car les rapports des décès aux entrées à l'hôpital ne sont pas défavorables, mais les cas qu'ils représentent sont généralement les plus graves. En ville la proportion fut plus satisfaisante.

Quels sont donc les symptômes qui peuvent nous servir pour affirmer un typhus, surtout au début de l'épidémie, et lorsque dans la constitution médicale régnante on trouve des fièvres rémittentes, des fièvres typhoïdes, la rougeole, etc.?

Cette discussion est plus importante au point de vue théorique, peut-être, que pratique; car lors même que le diagnostic ne serait pas précis au début, le traitement ne serait pas très-différent. Je suppose, en disant cette phrase, que le médecin n'oublie pas les milieux dans lesquels il agit et l'étude des constitutions personnelles de ses malades. Les mêmes indications thérapeutiques peuvent suffire dans presque tous les cas.

Mais lorsqu'il s'agit d'affirmer une maladie, et surtout de prononcer un mot dont le retentissement a beaucoup d'influence sur les populations, il faut de la circonspection, de la prudence et des motifs indiscutables.

Quand une épidémie tombe sur une population, elle procède de deux manières: ou comme le choléra, elle frappe violemment; ses premiers coups sont les plus graves et les plus accentués; le diagnostic est alors très-facile. Mais pour le typhus, il n'en est pas de même: il procède par insinuation, si l'on peut dire. Les premiers malades atteints n'offrent pas la série complète des symptômes qui se dérouleront méthodiquement plus tard.

De plus le diagnostic différentiel du choléra est plus facile, on ne peut guère le confondre qu'avec des accès pernicieux algides; et ceux-ci sont rares en tout temps.

Mais le typhus a des points de ressemblance avec la fièvre typhoïde, assez complets pour qu'on ne fasse pas de ces deux affections un seul type; avec la forme rémittente; et jusqu'à un certain point avec la méningite, sans compter les complications secondaires exanthémateuses, rougeole irrégulière.

Dans certaines localités d'Afrique, dans les grands centres, où les prisons sont peuplées, comme à Constantine, il y a presque toujours des affections typhiques. Un de nos collègues, M. Arnould, a fait à ce sujet un travail sur ces affections complexes, qu'il nomme, en souvenir des Anglais et des Allemands, typhus à rechutes.

Mais ces affections ne compromettent pas la santé publique; elles n'ont pas de retentissement au delà de leur foyer d'invasion. Ce n'est pas le typhus, c'est un état typhique que compliquent la fièvre et l'anémie ; car pourquoi n'admettrait-on pas un état typhique, comme généralement on admet un état typhoïde ? Les fièvres paludéennes peuvent se compliquer de ces deux éléments.

Pour moi, je crois qu'un diagnostic absolu est très-difficile à poser au début d'une affection qui ne sera peut-être pas épidémique. Une fois l'épidémie déclarée, le diagnostic s'éclaire, les cas douteux se dégagent, et, par jugement rétrospectif, on déclare typhus une maladie qui n'avait pas les allures spécifiques de cette affection.

Quand dans nos salles se présentait un malade atteint de malaise, embarras gastrique, céphalalgie, je soupçonnais un typhus ; quand la conjonctivite se présentait, je n'avais plus de doute ; et le délire et l'exanthème ne faisaient que confirmer mes prévisions. Les symptômes les plus affirmatifs du typhus à Sétif ont été la conjonctivite, l'exanthème et l'absence de gargouillement.

La forme du typhus a été cérébrale ; les symptômes les plus accusés ont toujours eu plus de retentissement sur le cerveau : céphalalgie, conjonctivite, délire. La forme pulmonaire n'a pas existé, non plus que la forme abdominale.

Dans d'autres épidémies de typhus, pourra-t-on trouver d'autres formes? C'est à l'expérience à me le dire.

Je n'ai pas essayé de séparer en catégories distinctes les deux populations indigènes, civile, musulmane et israélite; les noms portés sur mes registres prêtent à la confusion, et les renseignements que j'aurais pu avoir me paraissant insuffisants.

La durée moyenne du séjour à l'hôpital, sur 37 cas relevés, a été, pour les malades sortis guéris, de 20 jours et quelques fractions; de 7 jours pour les cas terminés par la mort. La guérison la plus rapide a eu lieu après six jours; la limite extrême de séjour a été de 33 jours. La limite du séjour à l'hôpital, comme indiquant la guérison, est généralement l'expression de la vérité. C'est surtout vrai pour les militaires. Encore est-il que quelquefois on retient un militaire guéri pour attendre sa convalescence, dans la crainte d'accidents après sa sortie. Mais pour les civils il arrive que les malades guéris sortent avant que cette guérison soit parfaite.

D'après mon tableau, la durée du séjour n'est pas considérable, et la maladie n'a pas eu une durée bien longue.

Quant aux cas de décès, on voit, par le peu de temps que ces malades sont en moyenne restés à l'ambulance, combien la maladie était grave. En effet, il arrive souvent que l'on apporte le malade quand les amis ou les parents ne savent plus qu'en faire et prennent ce moyen commode et honnête de se débarrasser des ennuis possibles que la mort entraîne dans le domicile. Quelquefois aussi ce sont des sujets trouvés malades sans ressources dans les gîtes qui leur servaient de logement.

La mort le plus rapidement survenue est arrivée le jour de l'entrée du malade : un cas. Deux fois, après deux jours. Trois fois, après trois jours. Les autres, après huit ou neuf jours. L'extrême limite a été de 17 jours.

Souvent on apporte des malades à l'hôpital, et les porteurs ne peuvent donner aucuns renseignements sur le malade. Celui-ci ne peut répondre aux questions posées. Alors il est impossible de rien savoir de l'invasion, des circonstances où la maladie a été contractée, etc.

Dans les indications à peu près certaines données par les civils, la date indiquée de l'invasion de la maladie la plus proche est de quatre jours; ce qui porterait, en réunissant les limites les plus rapprochées, à 10 ou 12 jours au moins la durée de la maladie; terme très-acceptable comme minimum.

Ages des malades. — J'ai eu dans mon ambulance des malades d'un âge viril et des vieillards; parmi les morts, je compte des personnes âgées de plus de soixante ans. Mais si j'ai eu à l'ambulance et en ville des typhiques d'âges différents, je n'ai jamais eu un enfant atteint de cette maladie. Les plus jeunes des malades, filles ou garçons, avaient au moins douze ou treize ans. Quant au rapport des maladies par sexe, je ne puis rien dire de fixe à ce sujet ; je n'ai que mes impressions ; cependant je crois pouvoir dire sans crainte de me tromper que la maladie a été proportionnellement moins grave chez les femmes que chez les hommes.

La terminaison a été en général naturelle; le typhus a suivi son évolution normale, et ses méfaits n'ont pas été relativement considérables.

Les chiffres de l'ambulance sont les chiffres forts.

Traitement. — Quant au traitement, il a été en général très-simple.

Pour toutes les épidémies, comme pour toutes les maladies à évolutions déterminées, il faut avoir une règle de conduite fixée. Persuadé que l'on ne peut empêcher la marche de la maladie, il faut ne pas la contrarier; il faut au contraire l'aider à suivre ses phases naturelles, ce qui revient à dire qu'il faut traiter son malade de manière qu'il puisse se maintenir et vivre tout le temps de l'évolution. Il faut tâcher de l'empêcher de mourir avant que la maladie se soit terminée d'elle-même. Et pour cela, il faut suivre avec soin les symptômes, faciliter leur expansion ou les modérer.

D'où il résulte encore qu'il n'y a aucune médication particulière pour le typhus, pas plus que pour d'autres maladies. Un dicton ancien, que j'ai admiré, et qui avait la vogue des *Proverbes* (cette sagesse des nations), dit : Guérissez la cause, vous guérissez la maladie, etc. Ce proverbe est faux, comme presque tous les proverbes. Beaucoup de causes produisent les mêmes effets. L'homme ne se compose que de quelques éléments, beaucoup d'influences les ébranlent; et les causes les plus contraires peuvent produire sur l'organisme les mêmes effets ; d'où beaucoup de maladies dans leurs symptômes apparents peuvent être traitées de la même manière.

J'ai employé successivement les médicaments qui me paraissaient le mieux répondre aux indications.

Cependant, ce qui a dominé ma thérapeutique, c'est la médication tonique et apyrétique. Et cela parce que j'avais à soigner des constitutions presque toujours usées, et que l'élément fièvre avait une grande part à l'action.

Généralement, au début, l'ipéca ou quelques doux purgatifs, les boissons émollientes, le repos absolu et l'air, l'air, le grand guérisseur du typhus.

J'ai quelquefois employé la morphine, dans quelques cas de délire, l'opium dans un cas où le delirium tremens était la cause la plus puissante du délire.

Dans un cas très-manifestement compliqué de pneumonie, j'ai employé l'émétique avec succès.

Les excitants diffusibles furent souvent employés pour faciliter la circulation et les fonctions de sécrétion ; les boissons alcooliques et ammoniacales, quand la circulation s'embarrassait ; avec l'adjonction de moyens directs, révulsifs sur le thorax, sur les extrémités ; quand il y avait congestion cérébrale, quelques sangsues, deux par deux, aux apophyses mastoïdes, etc. ; enfin le traitement le plus simple possible.

Je n'ai jamais pu me décider à donner des potions savamment composées de plusieurs drogues qui, bonnes par elles-mêmes, doivent agir singulièrement quand elles sont associées.

En somme, le traitement du typhus demande d'être dirigé en faveur du malade contre la maladie ; de protéger la constitution, de donner de l'air parce que le miasme s'élimine, et, quand on a rempli ces conditions, combattre les complications comme si elles existaient seules, naturellement en tenant compte de la constitution. Voilà quelle fut ma ligne de conduite, ma règle. Je n'ai jamais eu à employer la saignée, car les complications furent toujours modérées ; et bien que la maladie fût à forme cérébrale, je croyais trouver, dans l'emploi de quelques sangsues, des résultats plus heureux que ceux que pouvaient produire une spoliation trop rapide des principes réparateurs.

CLOU DE BISKRA.

Beaucoup de médecins militaires ont, à propos de l'affection cutanée dite clou de Biskra, écrit des articles fort bien faits, dont l'exactitude ne laisse sous aucuns rapports rien à désirer. Tous, je crois, regardent cette éruption comme un produit particulier, sinon à la localité de Biskra seule, du moins aux oasis des Zibans. Telle n'est pas mon opinion au sujet de la nature du bouton de Biskra. J'avoue que, d'une manière générale, je répugne à ces spécialités morbides, et bien que l'on avance souvent qu'il n'y a rien d'étonnant à ce qu'un climat ait ses maladies comme ses fleurs et ses fruits, je ne puis me rendre à cette argumentation ; je ne saisis pas la portée de ce rapprochement. Bien que je n'aie pas sous les yeux tous les écrits des auteurs qui ont parlé à ce sujet, je me rappelle à peu près leurs opinions, et les deux derniers opuscules parus à ce propos sont, je crois, ceux de MM. Didelot et Castaing, l'un observant à Laghouat, l'autre, mon prédécesseur, à Biskra.

Tous deux ont très-bien décrit, à mon sens, l'affection cutanée, M. Didelot pour ses périodes premières, M. Castaing pour ses périodes anciennes. Ces deux auteurs ne parlent pas des complications qui surviennent par le fait de ce clou ou par d'autres causes fortuites.

On a voulu de tout temps définir le clou de Biskra, parce que toujours on en a fait une maladie spécifique. Pour moi, je n'y vois rien autre chose qu'une pustule d'ecthyma. M. Didelot a, je crois, cette opinion. Le clou simple, isolé, est une pustule du genre ecthyma; maintenant, le clou est rarement isolé; de plus, certaines apparences donnent le change sur sa nature.

Voyons donc dans quelles circonstances se rencontre cette affection et quelles sont les conditions dans lesquelles se trouvent les personnes que les nécessités du service amènent à Biskra.

Quoique le climat soit sain par lui-même, il est impossible de nier que les chaleurs à Biskra soient persistantes et que le thermomètre monte assez haut. J'en ai donné les raisons. Maintenant, les militaires, les employés ou même les colons qui viennent dans cette localité, sont éprouvés par cette persistance de la chaleur, que les mauvaises installations locales n'atténuent pas. Sitôt que les premières chaleurs se font sentir, les nouveaux arrivés se livrent à une consommation exagérée de liquide sous toutes les formes. On a chaud, on boit. Au premier abord, rien de plus légitime. Mais cette facilité de se laisser aller à l'absorption des liquides a pour résultat, non de diminuer la soif, la sensation de boire et les sécrétions ; c'est le contraire qui arrive. Plus on boit, plus on veut boire; plus on transpire, plus on est mal à son aise.

Et cette accumulation de liquide dans l'estomac pervertit d'abord les fonctions digestives; de plus cette surabondance de sécrétion trouble les fonctions cutanées et débilite très-considérablement le sujet. On obtient ainsi le contraire de ce que l'on se proposait. Je ne parle pas ici des diverses liqueurs ajoutées à l'eau, de l'absinthe, du café, des limonades, ou simplement du réglisse ; on fait à Biskra une énorme consommation de cette racine, très-prospère à Tugurt, d'un prix insignifiant. Je ne parle que de la quantité d'eau absorbée. L 'été se passe ainsi, et l'on voit alors, tantôt plus tôt ou plus tard, suivant les constitutions, apparaître le clou dit de Biskra. Ce clou n'arrive donc qu'après des modifications profondes dans la constitution, des troubles très-probables par suite d'exagération de fonctions dans l'organe cutané. Le clou vient dans les mêmes conditions que l'ecthyma, indice d'une constitution lymphatique et fatiguée.

Dans mes tableaux, les mois pendant lesquels les malades sont entrés à l'hôpital sont les mois d'hiver, par conséquent les mois succédant aux chaleurs de l'été; par conséquent encore, le clou ne se produit qu'après une série assez prolongée d'influences débilitantes. Comme le clou est une maladie très-peu grave souvent, qui n'a que des inconvénients et non des dangers, il est rare que l'on entre à l'hôpital pour cette affection, à moins de cas compliqués.

Les chiffres cités sont en effet assez restreints.

Je crois donc pouvoir conclure de mes observations que le clou de Biskra n'est qu'une affection du genre ecthyma, indiquant une débilitation des fonctions, et que ce clou n'a peut-être pas une réalité absolue : toutes les affections cutanées, furoncles, anthrax, en révèlent les formes chroniques.

Dans les cas les plus simples, où l'on peut constater l'évolution de ce que l'on a appelé ce clou, voici ce qui se passe : la première manifestation est une élevure à la peau, d'une couleur rosée, arrondie, légèrement proéminente; au centre de cette proéminence apparaît un très-petit point blanc, qui s'accompagne de démangeaisons. Si l'on pouvait s'abstenir de frottement, soit par les mains, soit par les vêtements, ce petit bouton éclaterait et donnerait un peu de pus; l'épiderme, soulevé peu à peu et enlevé, laisse une petite ulcération en cul-de-dé. Voilà la formation typique du clou. Abandonnée à elle-même, l'ulcération se recouvre de croûtes qui augmentent journellement, d'une couleur grisâtre, inégales et dures. Si aucun soin n'est pris, cette croûte peut persister longtemps sans grande modification : seulement le petit ulcère s'élargit un peu dessous. Dans les cas où rien ne complique l'affection, la croûte finit par tomber et la plaie finit avec le temps par se fermer en laissant une cicatrice d'un rouge brun sale. Voilà la pustule isolée. Mais il n'en est pas toujours ainsi : au lieu d'un seul point proéminent, il en existe plusieurs; la peau alors se soulève, se tuméfie dans une plus grande étendue; il y a autour des boutons une sorte d'érysipèle borné. Le bouton alors, de simple, devient ce que M. Castaing appelle le clou congloméré, et les croûtes qui le revêtent devenant très-considérables, dures, offrent, selon l'expression de M. Didelot, l'aspect d'une huître blanc-grisâtre. Si l'on fait tomber cette croûte, on trouve en dessous une plaie généralement arrondie, dont le fond, qui varie du rose au brun foncé, est entrecoupé de linéaments cutanés; ce sont des portions restantes de l'épiderme déchiqueté. Les bords de ces pertuis sont à pic comme ceux des chancres.

La peau du pourtour, tuméfiée et rosée, offre les caractères érysipélateux, l'épiderme se soulève et s'enlève par plaques ou par exfoliation. Souvent les petits ulcères n'ont entre eux que des communications souterraines ; c'est-à-dire que les brides cutanées servent de pont, et le pus glisse dessous. D'autres fois, les communications n'existent pas. Il arrive aussi que tous ces ponts s'affaissent, s'ulcèrent, et que l'on n'a plus qu'une plaie plus ou moins vaste, de un à quelques centimètres, à fond rouge-brun, rouge-feu, bords à pic ; sur le fond, on peut voir les papilles du derme qui se soulèvent; le fond n'est donc pas plat et égal.

A côté de ces formes arrondies on peut trouver des formes en apparence serpigineues de l'ulcère; cela tient à la réunion de deux ou trois clous primitivement éloignés, soit aussi au frottement et à la position du mal.

Les croûtes, dans tous les cas, se forment de la même manière par le desséchement de la substance sécrétée, et leurs formes varient avec celles des plaies; mais elles ne changent pas d'aspect, à moins qu'un peu de sang ne vienne les colorer.

Je crois que ce qui donne surtout à cette ulcération son apparence et ses bords à pic, c'est la tuméfaction des tissus environnants ; la peau en effet est tendue, soulevée près du bouton, et à quelque distance elle reprend sa couleur et sa forme normales.

Voilà la description du clou de Biskra. Bien qu'en réalité il affecte les formes les plus dissemblables, on peut, en l'examinant avec soin, le ramener aux trois types décrits : bouton isolé, boutons agglomérés, boutons agglomérés avec forme serpigineuse.

Le nombre des boutons varie considérablement; on peut en compter de un à vingt-cinq sur le même individu. Ils se présentent sur toutes les régions du corps : seulement, dans les points où les frottements sont perpétuels, ils sont plus longs à guérir, et modifient leurs apparences plus facilement : le nez, les coudes, les cuisses, etc., etc.

La marche de cette maladie est essentiellement chronique, et cela n'est que très-naturel, si l'on veut bien admettre ma manière de voir, qui attribue la naissance du clou à une influence débilitante.

La durée peut être de quinze jours, un mois, trois mois, quand le mal est livré à lui-même ; il est possible dans certains cas de diminuer cette durée.

La terminaison n'a rien de fâcheux pour la santé générale ; mais, suivant le nombre et la grandeur des clous, il reste une ou des cicatrices, plus ou moins grandes, qui sont toutes indélébiles, absolument comme celles des furoncles et des anthrax. Elles conservent souvent une teinte rouge-brun qui inquiète les malades ; mais avec le temps cette teinte disparaît, et la trace définitive a la couleur nacrée de toutes les cicatrices cutanées.

Le clou de Biskra a-t-il des complications ? Généralement les médecins qui ont écrit à ce sujet n'ont rien signalé.

Je renverserais volontiers la question et je dirais : la forme ulcérative, que l'on dit être une maladie spécifique à Biskra, complique toutes les affections cutanées qui apparaissent pendant l'automne dans les régions chaudes.

Tous les boutons que l'on aura déchirés par les frottements manuels qu'un prurit détermine prennent l'apparence du clou : une acné, un furoncle, de petits anthrax. Ainsi j'ai extrait des bourbillons de tissu cellulaire dans de véritables anthrax, et ces plaies, après quelques jours, ne pouvaient se distinguer du clou, dont nous avons indiqué la marche. Cette transformation des plaies cutanées indique évidemment une cause générale, et cette cause ne peut être que celle que j'indique, de sorte que l'on pourrait peut-être dire que le clou spécial lui-même, que je regarde comme une pustule d'ecthyma, ne fait que prendre l'apparence générale que revêtent les autres éruptions cutanées dans des circonstances données. Cette manière de voir ne conserve aucune entité, aucune raison d'être, à la dénomination du clou, à une spécialité quelconque, pas plus à Biskra qu'à Laghouat et dans tous les Zibans, pas plus probablement qu'on ne conservera un nom spécial à l'ulcère de Mozambique, à l'ulcère de Cochinchine ; et M. Jourdeuil a fait à ce sujet, dans le Recueil militaire, un article que je suis heureux de rencontrer, car il est dans le même sens que celui que j'écris.

Les érésipèles se développent très-souvent à la suite des clous. J'en ai noté trois dans le même mois, pour un bouton du nez. Ces érésipèles ont été très-simples, et ont rapidement cédé aux médications très-simples aussi qui ont été employées. Mais si, à la face et sur quelques parties du corps, les érésipèles ont été sans gravité dans certains cas, deux entre autres ont offert des dangers très-sérieux.

On a pu remarquer que, dans ma description du clou, je signale toujours les pourtours comme étant érésipélateux. De plus, comme l'ulcère porte sur les éléments du derme, il peut agir assez directement sur les origines des lymphatiques ; en raison de la nature que je crois devoir lui reconnaître, c'est une maladie du système lymphatique. Il n'est donc pas étonnant que les érésipèles soient fréquents. Dans bien des plaies du pied, de la jambe, etc., on rencontre les engorgements des ganglions de l'aine; dans les plaies des mains, la tuméfaction des cordons et des ganglions du bras et de l'aisselle; il n'est que très-naturel de rencontrer ces mêmes complications à propos du clou.

Je signale une observation d'un phlegmon diffus de l'avant-bras et du bras par suite du clou à la main.

M. X..., garde du génie, avait des clous à la main droite; mais cette affection, longtemps très-légère, ne le force pas à interrompre son service ; il continue ses occupations et surtout ses écritures. Soit par suite des mouvements de la main ou de frottements des plaies, le dos de la main se tuméfie, des traînées rouges se dessinent sur l'avant-bras et montent jusque vers le bras ; le membre lui-même augmente considérablement de volume et devient très-douloureux. M. X... entre à l'hôpital. Il était atteint d'un érésipèle phlegmoneux. Les moyens thérapeutiques diminuèrent les symptômes, mais n'arrêtèrent pas les progrès de la transformation purulente. Il fut nécessaire de faire deux ouvertures, une sur l'avant-bras, une au bras, tiers inférieur. Ces deux incisions donnèrent issue à une quantité assez considérable de pus, et dès lors les accidents s'amendèrent, et la guérison fut enfin obtenue, Comme les foyers s'étaient surtout montrés près de l'articulation, on eut des craintes qu'elle ne prît part aux phénomènes inflammatoires.

Dans un autre cas, l'amputation du bras devint nécessaire, mais il y eut ici des complications d'une autre sorte ; ce qui ne me permit pas d'accorder une influence absolue à la présence du clou dans l'issue de la maladie. L'amputation fut faite à Batna, sur un malade évacué de Biskra.

Il est donc permis de penser de ces faits que l'érésipèle, complication naturelle du clou, peut être grave.

Les abcès simples, les adénites, comme les anthrax et les furoncles, revêtent les caractères généraux du clou, chez certains sujets, ce qui confirme toujours notre manière de voir ; de sorte que c'est la chronicité, suite de la nature de la constitution individuelle, qui est la règle dans les affections où les téguments sont intéressés.

De ces observations découle tout naturellement le mode de traitement. Je repousse d'une façon absolue, au début surtout, les médications actives, modificatrices, comme, dans la période secondaire, je rejette plus absolument encore l'emploi du fer rouge. Voici comment je comprends le traitement : après un bain général, recommander le repos du membre atteint, topiques émollients sur la partie. Ces émollients ont pour résultat de protéger les points malades contre les frottements involontaires; ils arrêtent le développement de l'érésipèle, le gonflement de la peau, ou, si celle-ci est déjà tuméfiée, ils la font cesser ; les croûtes tombent et ne se renouvellent pas. Ces points importants obtenus, quand il n'y a plus d'irritation à la surface du membre, un pansement simple, et les petits clous se guérissent tout seuls.

Si le malade est venu se présenter avec des ulcères assez grands, des plaies vives, les moyens sont identiques : bains locaux répétés, émollients sur les parties ; quand les traces d'inflammation ont disparu, pansements simples : seulement, si la plaie n'a pas de tendance à la cicatrisation, que les bords soient toujours élevés et la peau tuméfiée au pourtour chroniquement, j'agis comme s'il s'agissait de traiter certaines adénites chroniques; je badigeonne la peau autour de la plaie avec de la teinture d'iode. Cette teinture resserre la peau, établit la résolution de l'espèce d'œdème qui existait; celui-ci diminue, et bientôt l'ulcère se trouve réduit, par ce fait, en hauteur; ses bords ont disparu en partie; peu à peu, en faisant les applications d'iode, je ne crains pas d'en laisser tomber sur la plaie elle-même. Cette excitation est suffisante dans presque tous les cas, et les plaies prennent bientôt les allures d'une plaie simple, dont il faut quelquefois réprimer les bourgeons : alors l'emploi d'un peu de nitrate d'argent n'a pas d'inconvénient. Les bandelettes de diachylon sont un très-bon emploi.

Le fer rouge me paraît un moyen barbare; son premier résultat est souvent de faire une cicatrice plus profonde là où il n'en aurait existé qu'une assez légère. Le traitement de l'ulcère est donc d'une grande simplicité quand on ne veut pas y voir une spécificité à combattre par des armes exagérées. Il faut bien se dire que l'on a devant les yeux une plaie essentiellement chronique, tenant à la constitution. Il faut donc traiter autre chose que la plaie, qui guérit seule quand la constitution est modifiée.

L'emploi des émollients a, dans le public, des racines assez profondes qui se manifestent parfois par de singulières applications. J'ai connu un charmant jeune homme qui, atteint d'un clou au lobule du nez, le lieu le plus désagréable où il puisse se placer, désespéré des tentatives nombreuses de traitement, se résolut à appliquer un remède héroïque, qui se trouvait être un émollient d'une provenance si étrange, qu'il faut des périphrases pour l'indiquer. Il est très-difficile de dire le mot que Victor Hugo répète si volontiers à propos de Waterloo. Bref, il fallait appliquer ce topique chaud sur le nez, et le malade guérit rapidement : aussi pendant longtemps on ne parlait que de l'onguent de M. X...

Le point capital est donc de soigner la constitution par un bon régime, une nourriture fortifiante, mettre le mal local à l'abri des frottements et des grattements : avec un peu de patience, le résultat est toujours assuré.

Ce qui effraie beaucoup les personnes qui vont à Biskra, c'est d'abord ce clou, et peut-être encore plus les cicatrices qu'il laisse, car ces personnes s'imaginent que les cicatrices restant noirâtres font des taches horribles sur la peau, tandis qu'elles se comportent exactement comme les cicatrices de furoncles et d'anthrax dont en France personne ne s'émeut outre mesure. Sur le nez, sur la joue, l'ulcère n'est jamais bien grand ; par suite la cicatrice, au bout d'un certain temps, est presque invisible. Où les cicatrices sont très-apparentes, c'est quand les clous se sont montrés sur les membres, les cuisses, les jambes, les bras, parce qu'à son début, les personnes atteintes ne peuvent se résoudre à s'occuper de ces petits boutons ; que les frottements persistants, la marche, les mouvements, finissent par exaspérer; alors l'ulcère devient considérable, long à guérir, et par suite laisse une empreinte sérieuse.

Toutes les personnes peuvent être affectées du clou de Biskra ; c'est généralement pendant la première année de séjour dans cette localité que l'on est atteint. Quand l'acclimatation est faite, on ne rencontre plus ces formes sous des aspects si nets.

Il n'y a rien d'impossible à admettre que l'on en trouve sur les indigènes ; cependant je crois que l'on donne alors aux clous ordinaires la dénomination que nous combattons.

Dans tous les pays du monde, les furoncles se présentent, et les cicatrices qu'ils laissent sont indélébiles.

Pour me résumer en quelques mots, je dis : l'affection cutanée dite clou de Biskra est une manifestation sur la peau d'une influence générale ; elle n'a rien de spécifique, puisqu'elle se rencontre, de l'aveu de tous les écrivains, dans d'autres localités, Laghouat, etc., etc. ; que cette dénomination erronée est le résultat de préoccupations, de suppositions, plutôt que de l'observation simple. On a voulu trouver une cause spéciale à un effet général. Il n'est pas besoin de supposer que l'ulcère est dû à un insecte particulier, ou à la présence du sable dans les anfractuosités de l'épiderme. Les influences générales suffisent pour expliquer ces modifications qui se font sur la peau. La première forme de l'ulcère est une espèce d'ecthyma ; les formes secondaires sont dues à la chronicité de la plaie, ce sont des formes d'ulcères atoniques. La meilleure méthode du traitement consiste à ne pas irriter les surfaces atteintes, à diminuer les frottements d'une part, éteindre les tendances érésipélateuses, et ne se servir de modificateurs peu puissants que lorsque la chronicité est bien établie, que l'ulcère seul reste, et que les alentours sont dans un état de calme complet.

Toutes les plaies, quelles qu'elles soient, peuvent revêtir

Observations médicales en Algérie p. 301

CLOU DE BISKRA.

Peint par C.E. Alix.

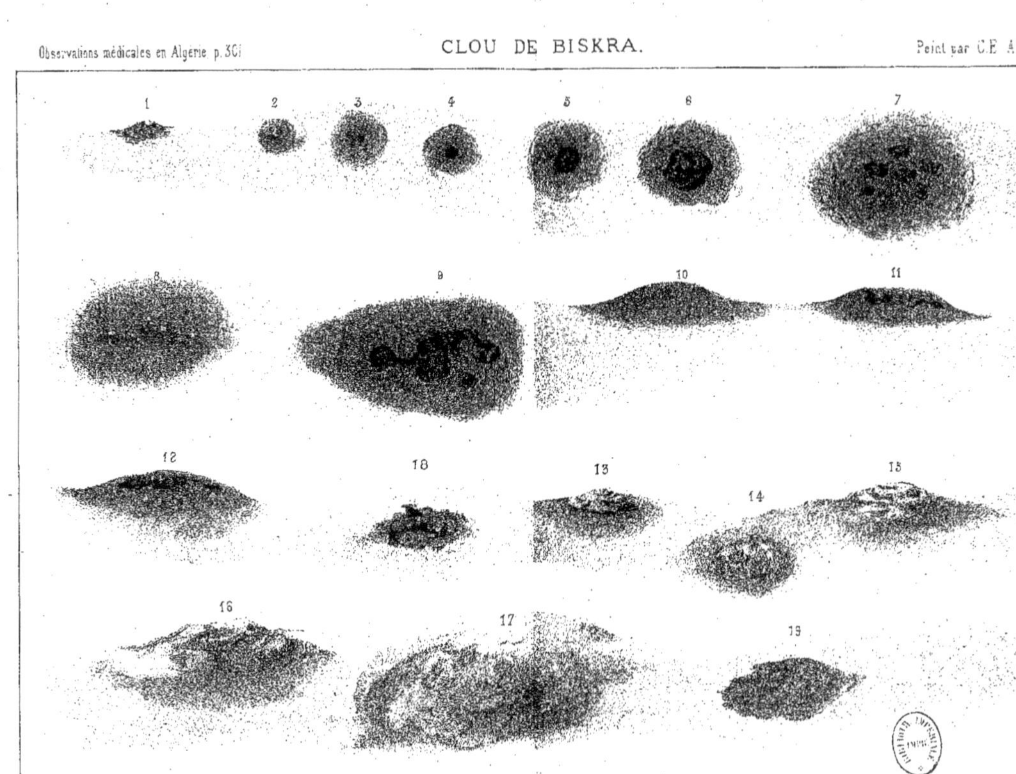

LÉGENDE	1, 2. Pustule du bouton simple. 3, 4. Ulcère de bouton simple 5, 6 Bouton combiné à un petit anthrax.	7. Bouton couglomère. 8. Pustules de ce bouton. 9. Bouton serpigineux.	10, 11, 12 Boutons compliqués, de face et de profil 13, 14, 15, 16, 17. Croutes diverses. 18, 19. Cicatrices primitives.

Victor Rozier éditeur.

ces allures chroniques, dans certaines circonstances, sur des sujets prédisposés. — Les cicatrices ne sont pas plus redoutables que celles des furoncles et des anthrax, pourvu qu'on ne les agrandisse pas à plaisir au moyen de cautérisation avec le fer rouge. Avec l'emploi de ce moyen, on est certain d'avoir des cicatrices, lors même que l'ulcère n'en produirait pas.

La lésion primitive simple paraît être dans les follicules de la peau, dans la perversion de ses fonctions.

Tout le monde n'a pas de clou, et par mon expérience personnelle, n'en ayant pas été atteint, je crois pouvoir attribuer la cause première de ces affections aux sueurs abondantes que l'on exagère encore par les boissons aqueuses répétées ; et peut-être aussi quand cette sueur se produit dans des lieux non très-ventilés, dans les chambres, lorsque les sécrétions restent un certain temps sur les parties ; mais ceci n'est peut-être qu'une hypothèse, tandis que la première indication est l'expression de la vérité. Le meilleur moyen pour ne pas être inquiété par cette affection, c'est de s'abstenir de se débiliter par les boissons trop copieuses ; il faut avoir un régime sévère et tonique.

Comme ce régime est le meilleur moyen de traitement, il est aussi le meilleur moyen prophylactique.

Voir la planche coloriée qui donne l'aspect réel de cette affection. Seulement il ne faut pas oublier que les teintes coloriées sur le papier paraissent plus vives que sur le modèle vivant.

DE LA TENTE.

A propos du choléra et du typhus, j'ai donné sommairement mon opinion sur la tente envisagée comme installation hospitalière. D'après les journaux de médecine, la question des tentes est à l'ordre du jour; on s'en occupe avec une sorte d'engouement.

Je me permettrai quelques réflexions à ce sujet :

D'après les descriptions que j'ai pu lire, je suis certain que les expériences auxquelles on se livre et les modèles de tente que l'on construit ne rappellent en rien ce qui s'est fait jusqu'à ce jour dans les armées en campagne, notamment en Crimée et en Amérique.

Les reproches que l'on adresse aux grands hôpitaux sont fondés; mais ce n'est point l'habitation plus ou moins monumentale seule que l'on doit accuser; c'est le nombre considérable de malades qui y séjournent perpétuellement et le milieu dans lequel ils sont placés.

Les grands hôpitaux se trouvent dans les grandes villes, voilà le mal. Aux influences fâcheuses déterminées par la permanence des malades, se joignent les inconvénients d'une atmosphère impure. Dans les petites localités les hôpitaux sont sains, les foyers épidémiques ne s'y perpétuent pas.

Dans les grands centres de population, au lieu de bâtiments grandioses, que l'on construise des hôpitaux-baraques;

après un temps très-court, ces baraques seront infectées, les épidémies se montreront dans leurs intérieurs. Le seul avantage de ce dernier mode de faire est que les planches sont moins coûteuses que les pierres et plus facilement transportables.

Qu'aux baraques on substitue des tentes, toujours dans les mêmes milieux, les mêmes inconvénients se représenteront, seulement plus rapidement encore. Ce n'est donc pas un morceau de toile transformé en habitation que l'on doit regarder comme un progrès sur les autres installations ; mais la facilité de son déplacement peut dans certains cas être utile.

Dans cette question si importante de l'hospitalisation, ce qui doit surtout être pris en considération, c'est le milieu dans lequel est placée l'habitation quelle qu'elle soit ; c'est le nombre des malades qui doivent l'occuper.

L'introduction de la tente a été un bienfait pour les armées, mais ce n'est pas en tant qu'installation hospitalière. La tente protége le soldat en marche, en le garantissant des dangers des nuits froides, de la pluie, de la neige, en lui permettant le repos, le sommeil : voilà son emploi, son but. Elle ne doit servir aux malades que d'abri tout à fait provisoire, rien de plus.

Pour bien juger de sa valeur intrinsèque, je crois qu'il est bon d'avoir habité sous elle ; on sait à quoi s'en tenir ; les idées théoriques ne donnent pas les mêmes enseignements.

Il est inutile de parler de la tente-abri, dont chaque soldat porte une portion sur son sac et qu'il établit à l'étape. Les usages en sont très-restreints et bien définis. Je ne parle que de la grande tente.

Quelle que soit la forme de la tente, ovale ou carrée dite marquise, ou ronde à la turque, dont la forme française n'est qu'une infidèle imitation, toutes ces tentes ont des avantages relatifs, mais toutes ont les mêmes défauts.

Dans les pays chauds, en Afrique par exemple, la température sous la toile arrive rapidement à un degré supérieur à celui de l'air extérieur, ce qui indique assez combien son séjour devient pénible quand le thermomètre indique plus de 40 degrés au dehors, soit quelques degrés de plus en dedans. Les rayons calorifiques pénètrent facilement les tissus et s'échappent difficilement; c'est l'histoire des cloches, des boîtes (expériences de de Saussure). Les nuits sont assez bonne quand le rayonnement céleste se fait bien; mais par un temps d'orage, un ciel couvert, le séjour sous la tente est très-fatigant.

En hiver cette habitation est peut-être plus acceptable; du moins, c'est mon appréciation personnelle; j'ai trouvé certaines journées chaudes en Afrique, plus pénibles que les journées les plus froides que nous ayons subies à Baïdar, et, cependant, le thermomètre descendait souvent à moins 16.

La saison où la tente est le plus agréable à occuper, c'est le printemps, surtout quand on est assez heureux de pouvoir la placer sur un peu d'herbe ou près d'un arbre. Malgré tous les charmes qu'elle peut offrir, il existe une sorte d'axiome parmi les militaires les plus expérimentés, « c'est que la plus mauvaise baraque vaut mieux que la meilleure tente. »

Ceci est surtout vrai quand on fait une station prolongée.

On doit alors la consolider d'une manière sérieuse, elle devient une habitation très-rapidement infectée. Dans les conditions de stabilité, plusieurs militaires sont alors réunis sous de grandes tentes dites à *seize.*

Quelquefois, pour augmenter le local, on use d'un artifice, on creuse un trou en terre, et la toile sert de toit. Les inconvénients de ce mode de faire sont manifestes.

Dans mon régiment, le 26e de ligne, comme dans presque toute la division d'Authemar, en Crimée, campée dans la plaine de Baïdar, on avait abandonné les tentes. Pour les remplacer, on avait construit sur le flanc du coteau de Morvinhof, des sortes de huttes en treillis et en terre. Ces baraques informes nous paraissaient préférables à la tente, elles étaient bien ventilées, les habitants y étaient assez à l'aise ; de plus, une cheminée abrupte permettait d'y faire du feu. J'étais seul médecin à ce régiment, pour les trois bataillons, je n'ai envoyé aux ambulances pour cause de typhus que trois malades, dont le caporal d'infirmerie. Tous trois du reste ont guéri.

Un mot de la tente envisagée comme établissement hospitalier, et pour avoir une idée aussi exacte que possible, invoquons les souvenirs de la guerre de Crimée si féconde en leçons dont on doit profiter.

Les Français ont eu des ambulances sous tente, excepté à Kamiech, où tardivement furent installées des baraques.

Les Anglais ont été le plus tôt possible logés sous des planches, l'histoire dit ce qu'il en est résulté.

A Varna pendant le choléra, on a dû former trois ou quatre ambulances sous la tente.

L'établissement turc, où l'on recueillit les premiers malades, où succombèrent tant de victimes, fut vite rempli. C'était un édifice aussi défectueux que possible, pas d'aération assez suffisante, pas de lumière largement répandue. Celui-là complet, il en restait peu à occuper à Varna. Et pour les divisions éloignées les évacuations n'étaient pas commodes. Par suite des instances de M. l'inspecteur Lévy, l'installation des cholériques sous la tente fut décidée. Cette mesure à ce moment était un véritable bienfait pour l'armée. Mais plus tard, on construisit des baraques. A l'hôpital de Ramitsiflich, à Constantinople, de nombreux malades furent placés sous des tentes, sur le plateau antérieur de l'hôpital. Un ouragan survint, qui bouleversa tout. M. Champouillon, médecin chef, sait mieux que personne si les malades ont eu à se louer de cette installation.

La tente est pendant les journées chaudes un véritable supplice pour les malades, et n'est pas agréable pendant les saisons pluvieuses.

Maintenant, que l'on veuille bien réfléchir aux difficultés que cette organisation présente pour l'exécution du service. Sous une grande tente, on ne peut mettre que trois ou quatre malades ; encore il faut des lits très-bas et étroits, des planches exhaussées du sol sont plus commodes. Il est difficile de mettre une table de nuit ; les ustensiles, assiettes, pots à tisane, et vases de nuit, sont sur le sol.

Le médecin traitant pour sa visite éprouve des difficultés sérieuses ; l'oscultation devient un travail pénible, et quand il a seulement cent malades, il sort dans un état de prostation morale et physique.

Pour le service des infirmiers, les difficultés sont aussi réelles. Comme généralement on n'a qu'un infirmier pour douze malades, et c'est quand le personnel est nombreux, cela donne un infirmier pour quatre tentes. Est-il possible avec la meilleure bonne volonté de faire quelque chose de complet ; surtout quand les malades sont des cholériques. A la rigueur, le jour on peut supposer le service bien fait. Mais la nuit, comment sont administrés les médicaments, que deviennent les excrétions ? Est-il possible d'obtenir sous la tente ces mille petits soins qui aident à la guérison ?

Il est donc logique de maintenir mes observations.

La tente n'est qu'une habitation essentiellement provisoire, sous laquelle on ne place des malades que lorsque l'on ne peut faire autrement. Un hangard, une église valent mieux qu'une tente ; c'est l'opinion que nous avions à la division de Failly, en Italie.

J'ai cru devoir faire cette note, parce que d'après les récits de journaux on pourrait supposer qu'il est question d'élever la tente aux honneurs d'une habitation hygiénique, et que les tentatives faites à Paris reproduisent ce qui se passe dans les armées, tandis que ce que l'on fait n'a de commun que le nom avec l'installation militaire.

De plus, il est probable que ces petites constructions que l'on nomme *tentes* et que l'on place dans les cours des hôpitaux, après un succès passager, seront délaissées et oubliées.

Transporter quelques blessés des salles dans un jardin, c'est une très-bonne mesure, dont beaucoup de patients profiteront sans doute, mais les résultats seront très-limités.

Il ne faut pas oublier que cette cour, ce jardin, sont situés à Paris.

Dans les grandes villes le mieux serait d'avoir de très-petits locaux, et d'en changer souvent, mais les difficultés pratiques sont immenses. Les pavillons mobiles sont alors indiqués.

Pour finir, je dirai, les hôpitaux sous tente ne doivent exister que faute d'autres moyens d'installation. Il ne faut pas invoquer les souvenirs de Crimée, qui sont plutôt défavorables à ce mode de faire. Les Américains se servirent de tentes, mais ils préféraient les baraques. Les baraques sont infiniment supérieures à la tente; on peut vaquer à toutes les nécessités du service. Mais une belle habitation en pierre, bien aérée, bien ventilée, vaut mieux que les baraques. Le tout est de la placer dans un lieu sain, et de ne pas éterniser les malades dans les mêmes salles. De beaux pavillons isolés : voilà l'hôpital modèle.

MILITAIRES.

Tableau des maladies traitées à l'hôpital de Batna en 1861-1862.

GENRE DE MALADIES.	RESTANT à la prise de service	NOVEMBRE.	DÉCEMBRE.	JANVIER.	FÉVRIER.	MARS.	AVRIL.	MAI.	JUIN.	JUILLET.	AOUT.	SEPTEMBRE.	OCTOBRE.	TOTAL des entrées.	DÉCÈS.	OBSERVATIONS.
Fièvre typhoïde.	1	4	3	»	1	»	»	1	»	»	»	»	»	10	4	
Typhus.	»	»	»	»	»	»	»	»	»	»	»	»	»	»	»	
Fièvre intermittente.	8	30	27	7	14	9	4	11	16	32	71	117	125	471	»	
Idem, pernicieuse.	»	2	2	»	»	»	»	»	»	1	2	4	»	11	5	
Idem, rémittente.	1	5	1	»	»	»	»	»	»	5	9	26	12	59	1	
Idem, *idem*, typhoïde. .	»	»	»	»	»	»	»	»	»	»	»	»	»	»	»	
Variole.	»	»	»	»	»	»	»	»	»	»	»	»	»	»	»	
Rougeole.	»	»	»	»	»	»	»	»	»	»	»	»	»	»	»	
Syphilis.	1	1	1	»	2	»	»	»	»	»	»	»	»	5	»	
Méningite cérébro-spinale. .	»	»	»	»	»	»	»	»	»	»	»	»	»	»	»	
Céphalalgie.	»	»	»	»	»	»	»	»	»	»	»	»	»	»	»	
Congestion cérébrale.	»	»	»	»	»	»	»	»	»	»	»	»	»	»	»	
Ramollissement du cerveau. .	»	»	»	»	»	»	»	»	»	»	»	»	»	»	»	
Affection organique du cœur.	»	»	»	»	1	»	»	1	1	»	»	»	»	3	»	
Anémie	»	1	»	1	»	2	»	»	1	»	1	»	»	6	»	
Bronchite	»	»	1	1	1	9	2	5	1	»	»	1	1	22	»	
Pneumonie.	2	3	4	»	»	3	»	1	»	»	1	»	»	14	2	
Pleurésie.	»	1	»	»	1	1	2	»	»	2	»	»	»	7	»	
Phthisie pulmonaire.	»	»	»	»	»	»	»	1	»	»	»	»	»	1	1	
Congestion pulmonaire. . . .	»	»	»	»	»	»	»	»	»	»	»	»	»	»	»	
Dyssenterie.	3	1	5	1	5	2	»	1	1	1	1	3	2	26	»	
Diarrhée.	5	1	5	»	3	3	1	»	5	8	7	3	3	44	1	
Choléra.	»	»	»	»	»	»	»	»	»	»	»	»	»	»	»	
Hépatite.	»	»	»	»	»	»	»	»	1	»	»	»	»	1	»	
Hypertrophie de la rate. . . .	»	»	»	»	»	»	»	»	1	»	1	»	»	2	»	
Ictère.	»	»	»	»	»	»	»	»	1	»	3	»	1	5	»	
Péritonite.	»	»	»	»	»	»	»	»	»	»	»	»	»	»	»	
Ascite.	»	»	»	»	»	»	»	»	»	»	»	1	»	1	»	
Ténia	»	»	»	»	»	»	»	»	»	»	»	»	»	»	»	
Néphrite.	»	»	»	»	»	»	»	»	»	»	»	»	»	»	»	
Albuminurie.	»	»	»	»	»	»	»	»	»	»	»	»	»	»	»	
Affection de l'urètre.	»	»	»	»	»	»	»	»	»	»	»	»	»	»	»	
Vaginite.	»	»	»	»	»	»	»	»	»	»	»	»	»	»	»	
Arthrite aiguë.	»	»	»	»	»	»	»	»	»	»	»	»	»	»	»	
Fractures (luxation, entorses).	»	»	»	»	»	1	»	»	»	»	»	»	»	1	»	
Aliénation mentale.	»	1	1	1	»	1	1	»	»	»	»	»	»	5	»	
Délirium tremens.	»	»	»	»	»	»	»	»	»	»	1	»	»	1	1	
Epilepsie.	»	»	»	»	»	»	»	»	»	»	»	»	»	»	»	
Ophthalmie.	»	»	»	1	»	»	»	»	»	»	1	»	»	2	»	
Otite.	»	»	»	»	»	»	»	»	»	»	»	»	»	»	»	
Scrofule.	»	»	»	»	»	»	»	»	»	»	»	»	»	»	»	
Teigne.	»	»	»	»	»	»	»	»	»	»	»	»	»	»	»	
Erésipèle.	1	»	1	»	»	»	2	»	»	1	3	»	»	8	»	
Phlegmons.	»	1	»	»	»	»	2	»	»	»	1	»	»	4	»	
Abcès en général.	»	»	»	»	»	»	»	»	»	»	»	»	»	»	»	
Plaies en général.	»	»	»	»	1	»	»	»	»	»	»	»	»	1	»	
Contusions.	»	»	»	»	1	»	»	»	»	»	»	»	»	1	»	
Misère (inanition).	»	»	»	»	»	»	»	»	»	»	»	»	»	»	»	
Clou de Biskra.	»	»	»	»	»	»	»	»	»	»	»	»	»	»	»	
Maladies diverses.	1	4	6	7	2	5	3	2	14	14	10	»	6	74	1	
Totaux.	23	55	57	19	32	36	17	23	42	64	112	155	150	785	16	
TOTAL GÉNÉRAL.	785															

MILITAIRES.

Tableau des maladies traitées à l'hôpital de Biskra du 1er novembre 1862 au 1er juillet 1864.

GENRE DE MALADIES.	RESTANT à la prise de service	JANVIER.	FÉVRIER.	MARS.	AVRIL.	MAI.	JUIN.	JUILLET.	AOUT.	SEPTEMBRE.	OCTOBRE.	NOVEMBRE.	DÉCEMBRE.	TOTAL des entrées.	DÉCÈS.	OBSERVATIONS.
Fièvre typhoïde	»	1	1	1	1	1	»	2	»	»	»	5	1	13	4	
Typhus	»	»	»	»	»	»	»	»	»	»	»	»	»	»	»	
Fièvre intermittente	8	11	5	9	10	11	18	20	18	19	20	25	23	197	1	
Idem, pernicieuse	»	»	»	»	»	»	»	1	»	»	»	»	»	1	1	
Idem, rémittente	1	1	»	1	»	»	4	10	21	»	»	3	»	41	»	
Idem, *idem*, typhoïde	»	»	»	»	»	»	»	»	»	»	»	»	»	»	»	
Variole	»	»	2	»	»	»	»	»	»	»	»	»	»	2	»	
Rougeole	»	»	»	»	»	»	»	»	»	»	»	»	»	»	»	
Syphilis	»	15	11	9	9	3	9	4	»	»	»	5	10	75	»	
Méningite cérébro-spinale	»	»	»	»	»	»	»	»	»	»	»	»	»	»	»	
Céphalalgie	»	»	»	»	»	»	»	»	»	»	»	»	»	»	»	
Congestion cérébrale	»	»	»	»	»	»	2	»	»	»	»	»	»	2	»	
Ramollissement du cerveau	»	»	»	»	»	»	»	»	»	»	»	»	»	»	»	
Affection organique du cœur	»	»	»	»	»	»	»	»	»	»	»	»	»	»	»	
Anémie	»	»	1	4	1	»	1	»	3	»	1	»	1	12	2	
Bronchite	1	3	1	3	2	1	3	»	»	»	»	3	4	21	»	
Pneumonie	»	1	»	»	2	»	»	»	»	»	»	»	1	4	2	
Pleurésie	»	1	1	»	»	»	»	1	»	»	»	»	»	3	»	
Phthisie pulmonaire	»	»	»	»	»	»	1	»	»	»	»	»	1	2	2	
Congestion pulmonaire	»	»	»	»	»	»	»	»	»	»	»	»	»	»	»	
Dyssenterie	4	2	»	»	»	3	2	4	1	3	1	3	1	24	»	
Diarrhée	»	»	»	»	2	1	3	»	1	»	2	3	»	12	»	
Choléra	»	»	»	»	»	»	»	»	»	»	»	»	»	»	»	
Hépatite	»	»	1	»	»	»	»	»	1	1	»	»	»	3	1	
Hypertrophie de la rate	»	»	»	1	»	2	»	»	»	»	»	»	»	3	»	
Ictère	»	»	1	»	1	1	»	»	1	»	»	»	»	4	»	
Péritonite	»	»	»	»	»	»	»	»	»	»	»	»	»	»	»	
Ascite	»	»	»	»	»	»	»	»	»	»	»	»	»	»	»	
Ténia	»	»	»	»	»	»	»	»	»	»	»	»	»	»	»	
Néphrite	»	»	»	»	»	»	»	»	»	»	»	»	»	»	»	
Albuminurie	»	2	1	1	»	»	1	»	»	»	»	1	»	6	»	
Affection de l'urètre	»	6	5	3	7	7	7	3	3	3	3	2	10	59	»	
Vaginite	»	»	»	»	»	»	»	»	»	»	»	»	»	»	»	
Arthrite aiguë	»	»	»	1	»	1	»	»	»	»	»	»	»	2	»	
Fractures (luxation, entorses)	»	1	»	2	»	»	1	»	1	»	»	1	»	6	»	
Aliénation mentale	»	»	»	»	»	1	»	»	»	»	»	»	1	2	»	
Délirium tremens	»	»	»	»	»	»	»	»	»	»	»	»	»	»	»	
Epilepsie	»	»	»	»	»	»	»	»	»	»	»	»	»	»	»	
Ophthalmie	1	1	»	»	1	»	»	»	1	6	2	»	»	12	»	
Otite	»	»	1	1	»	3	»	2	»	»	»	»	»	7	»	
Scrofule	»	»	»	»	»	»	»	»	»	»	»	»	»	»	»	
Teigne	»	»	»	»	»	»	»	»	»	»	»	»	»	»	»	
Erésipèle	»	»	1	»	»	1	»	»	»	»	»	1	»	3	1	
Phlegmons	1	1	3	2	2	»	3	1	2	1	»	»	1	17	»	
Abcès en général	»	»	»	»	»	»	»	»	»	»	»	»	»	»	»	
Plaies en général	»	1	1	1	3	2	»	»	»	»	»	1	1	10	»	
Contusions	»	1	1	3	3	1	1	»	»	1	»	»	»	11	»	
Misère (inanitiation)	»	»	»	»	»	»	»	»	»	»	»	»	»	»	»	
Clou de Biskra	1	6	1	4	»	2	»	1	»	»	»	3	5	23	»	
Maladies diverses	2	4	2	»	7	»	4	»	1	»	»	2	»	22	1	
Totaux	19	58	40	46	51	41	60	49	54	34	29	58	60	599	15	
TOTAL GÉNÉRAL		599														

MILITAIRES.

Tableau des maladies traitées à l'hôpital de Bousaâda en 1864.

GENRE DE MALADIES.	RESTANT à la prise de service	OCTOBRE.	NOVEMBRE.	DÉCEMBRE.	JANVIER.	TOTAL des entrées.	DÉCÈS.	OBSERVATIONS.
Fièvre typhoïde.	»	»	»	»	1	1	»	
Typhus.	»	»	»	»	»	»	»	
Fièvre intermittente.	54	49	11	27	14	155	»	
Idem, pernicieuse	»	1	»	»	1	2	1	
Idem, rémittente.	8	17	3	2	»	30	6	
Idem, *idem*, typhoïde. .	»	»	»	»	»	»	»	
Variole.	»	»	1	1	5	7	»	
Rougeole.	»	»	»	»	»	»	»	
Syphilis.	3	4	5	3	5	20	»	
Méningite cérébro-spinale. .	»	»	»	»	»	»	»	
Céphalalgie.	»	»	»	»	»	»	»	
Congestion cérébrale.	»	»	»	»	»	»	»	
Ramollissement du cerveau. .	»	»	»	»	»	»	»	
Affection organique du cœur.	»	»	»	»	»	»	»	
Anémie	»	»	»	»	»	»	»	
Bronchite	»	4	3	9	5	21	»	
Pneumonie.	»	»	1	»	2	3	»	
Pleurésie.	»	»	»	»	»	»	»	
Phthisie pulmonaire.	»	»	1	»	»	1	1	
Congestion pulmonaire. . . .	»	»	»	»	»	»	»	
Dyssenterie.	8	33	26	7	2	76	7	
Diarrhée.	15	23	5	2	4	49	»	
Choléra.	»	»	»	»	»	»	»	
Hépatite.	»	»	»	»	»	»	»	
Hypertrophie de la rate. . .	»	»	»	»	»	»	»	
Ictère.	»	5	1	1	»	7	»	
Péritonite.	»	»	»	»	»	»	»	
Ascite.	»	»	»	»	»	»	»	
Ténia	»	»	»	»	»	»	»	
Néphrite.	»	»	»	»	»	»	»	
Albuminurie.	»	»	»	»	»	»	»	
Affection de l'urètre.	»	»	»	»	»	»	»	
Vaginite.	»	»	»	»	»	»	»	
Arthrite aiguë.	»	»	»	»	»	»	»	
Fractures (luxation, entorses).	1	2	1	»	1	5	»	
Aliénation mentale.	»	»	»	»	»	»	»	
Delirium tremens.	»	»	»	»	»	»	»	
Epilepsie.	»	»	»	»	1	1	»	
Ophthalmie.	2	1	»	2	»	5	»	
Otite.	»	»	»	3	»	3	»	
Scrofule.	»	»	»	»	»	»	»	
Teigne.	»	»	»	»	»	»	»	
Erésipèle.	»	»	»	»	»	»	»	
Phlegmons.	»	»	»	»	»	»	»	
Abcès en général.	7	5	2	10	3	27	»	
Plaies en général.	8	19	2	5	4	38	»	
Contusions.	»	»	»	»	»	»	»	
Misère (inanitiation)	»	»	»	»	»	»	»	
Clou de Biskra.	»	»	»	»	»	»	»	
Maladies diverses.	17	20	10	15	11	73	1	
Totaux.	123	183	72	87	59	524	16	
TOTAL GÉNÉRAL.	524							

MILITAIRES.

Tableau des maladies traitées à l'hôpital de Sétif pendant l'année 1865.

GENRE DE MALADIES.	RESTANT à la prise de service	JANVIER.	FÉVRIER.	MARS.	AVRIL.	MAI.	JUIN.	JUILLET.	AOUT.	SEPTEMBRE.	OCTOBRE.	NOVEMBRE.	DÉCEMBRE.	TOTAL des entrées.	DÉCÈS.	OBSERVATIONS
Fièvre typhoïde.	2	»	1	»	1	»	»	»	»	»	»	2	»	6	2	
Typhus.	»	»	»	»	»	»	»	»	»	»	»	»	»	»	»	
Fièvre intermittente.	7	»	15	31	26	27	69	48	19	41	26	11	12	332	»	
Idem, pernicieuse.	»	»	»	»	»	»	»	»	»	1	»	»	»	1	»	
Idem, rémittente.	1	»	»	1	»	1	35	71	16	25	5	»	»	155	»	
Idem, *idem*, typhoïde.	»	»	»	»	»	2	12	8	4	»	1	»	»	27	14	
Variole.	2	»	14	12	4	8	4	1	»	1	2	8	9	65	1	
Rougeole.	»	»	»	»	»	»	4	1	»	»	»	»	»	5	»	
Syphilis.	»	»	»	»	»	»	»	»	»	»	»	»	»	»	»	
Méningite cérébro-spinale.	»	»	»	»	»	»	»	»	»	»	»	»	»	»	»	
Céphalalgie.	»	»	»	»	»	»	»	»	»	»	»	»	»	»	»	
Congestion cérébrale.	»	»	»	»	»	1	»	1	»	»	»	»	»	2	»	
Ramollissement du cerveau.	»	»	»	»	»	»	»	»	»	»	»	»	»	»	»	
Affection organique du cœur.	»	»	»	1	1	1	1	»	»	»	»	2	»	6	»	
Anémie.	3	»	1	»	2	1	1	2	4	3	2	2	1	22	»	
Bronchite.	8	»	5	12	10	7	11	2	»	1	»	3	13	72	2	
Pneumonie.	»	»	1	»	1	1	»	1	»	»	»	1	2	7	»	
Pleurésie.	1	»	2	»	»	3	2	1	»	3	»	1	»	13	»	
Phthisie pulmonaire.	»	»	»	»	1	1	»	»	»	»	»	»	»	2	2	
Congestion pulmonaire.	»	»	»	»	»	»	»	»	»	»	1	»	»	1	1	
Dyssenterie.	16	»	5	3	4	12	16	13	3	2	»	»	»	74	»	
Diarrhée.	»	»	»	1	»	»	14	10	8	4	3	»	1	41	»	
Choléra.	»	»	»	»	»	»	»	»	»	»	»	»	»	»	»	
Hépatite.	»	»	»	»	»	»	»	1	»	»	»	»	»	1	»	
Hypertrophie de la rate.	»	»	»	»	»	»	»	»	»	1	»	1	1	3	»	
Ictère.	»	»	»	»	3	1	»	»	1	1	1	»	»	7	»	
Péritonite.	»	»	»	»	»	»	»	»	»	»	»	»	»	»	»	
Ascite.	»	»	»	»	»	»	1	1	»	1	»	1	»	4	1	
Ténia.	»	»	»	2	1	»	»	»	»	»	»	»	»	3	»	
Néphrite.	»	»	»	»	»	»	»	»	»	»	»	»	»	»	»	
Albuminurie.	»	»	»	»	»	»	»	»	»	»	»	»	»	»	»	
Affection de l'urètre.	»	»	»	»	»	»	»	»	»	»	»	»	»	»	»	
Vaginite.	»	»	»	»	»	»	»	»	»	»	»	»	»	»	»	
Arthrite aiguë.	»	»	»	»	»	»	»	»	»	»	»	»	»	»	»	
Fractures (luxation, entorses).	»	»	»	»	»	»	»	»	»	»	»	»	»	»	»	
Aliénation mentale.	»	»	»	»	»	»	»	»	»	»	»	»	»	»	»	
Délirium tremens.	»	»	»	»	»	»	»	»	»	»	»	»	»	»	»	
Epilepsie.	1	»	»	»	»	2	»	»	»	»	»	»	»	3	»	
Ophthalmie.	»	»	»	»	»	»	»	1	»	»	»	»	»	1	»	
Otite.	»	»	»	1	»	1	»	»	»	»	»	»	»	2	»	
Scrofule.	»	»	»	»	»	»	»	»	»	»	»	»	»	»	»	
Teigne.	»	»	»	»	»	»	»	»	»	»	»	»	»	»	»	
Erésipèle.	»	»	»	»	»	2	»	»	»	»	»	»	1	3	»	
Phlegmons.	»	»	»	»	»	»	»	»	»	»	»	»	»	»	»	
Abcès en général.	»	»	»	»	»	»	»	»	»	»	»	»	»	»	»	
Plaies en général.	»	»	»	»	»	»	1	»	»	»	»	»	»	1	»	
Contusions.	»	»	»	»	»	»	»	»	»	»	»	»	»	»	»	
Misère (inanitiation).	»	»	»	»	»	»	»	»	»	»	»	»	»	»	»	
Clou de Biskra.	»	»	»	»	»	»	»	»	»	»	»	»	»	»	»	
Maladies diverses.	»	»	2	»	»	»	»	»	»	»	»	»	»	2	»	
Totaux.	41	»	46	64	54	71	171	162	55	84	41	32	40	861	23	
TOTAL GÉNÉRAL.	861															

— V —

MILITAIRES.

Tableau des maladies traitées à l'hôpital de Sétif pendant l'année 1866.

GENRE DE MALADIES.	RESTANT au 1er janvier.	JANVIER.	FÉVRIER.	MARS.	AVRIL.	MAI.	JUIN.	JUILLET.	AOUT.	SEPTEMBRE.	OCTOBRE.	NOVEMBRE.	DÉCEMBRE.	TOTAL des entrées.	DÉCÈS.	OBSERVATIONS.
Fièvre typhoïde.	»	1	1	2	»	»	1	»	»	»	1	»	»	6	2	
Typhus.	»	»	»	»	»	»	»	»	»	»	»	»	»	»	»	
Fièvre intermittente.	»	9	8	9	5	8	10	25	38	82	44	8	8	254	»	
Idem, pernicieuse	»	»	1	»	»	»	»	1	»	3	»	»	»	5	3	
Idem, rémittente.	»	»	»	»	»	»	1	9	12	33	1	»	»	56	2	
Idem, *idem*, typhoïde.	»	»	»	»	»	»	»	1	»	»	»	»	»	1	»	
Variole.	»	14	14	6	1	»	»	»	»	»	»	»	»	35	»	
Rougeole.	»	»	»	»	»	»	»	3	»	»	»	»	»	3	»	
Syphilis.	»	»	»	»	»	»	»	»	»	»	»	»	»	»	»	
Méningite cérébro-spinale.	»	»	»	»	»	»	»	»	»	»	»	»	»	»	»	
Céphalalgie.	»	»	»	»	»	»	»	»	»	»	»	»	»	»	»	
Congestion cérébrale.	»	»	»	»	»	»	»	»	1	»	»	»	»	1	»	
Ramollissement du cerveau.	»	»	»	»	»	»	»	»	»	»	»	1	»	1	1	
Affection organique du cœur.	»	»	»	2	1	»	»	»	»	»	»	»	»	3	»	
Anémie	»	3	»	»	»	4	»	»	4	»	9	3	3	26	»	
Bronchite	»	18	4	1	3	3	7	»	1	»	4	8	3	52	1	
Pneumonie.	»	1	»	»	1	»	»	»	»	1	»	1	»	4	»	
Pleurésie.	»	»	»	2	»	»	»	»	»	»	»	»	1	3	»	
Phthisie pulmonaire.	»	»	»	»	»	»	»	2	»	2	1	3	»	8	»	
Congestion pulmonaire.	»	»	»	»	»	»	»	»	»	»	»	»	»	»	»	
Dyssenterie.	»	»	»	2	2	19	14	8	3	7	3	1	»	59	1	
Diarrhée.	»	2	»	1	»	1	6	4	1	4	»	3	5	27	»	
Choléra.	»	»	»	»	»	»	»	»	»	»	»	»	»	»	»	
Hépatite.	»	»	»	»	»	»	»	»	»	»	»	»	»	»	»	
Hypertrophie de la rate.	»	»	»	»	»	»	»	»	»	1	»	1	1	3	»	
Ictère.	»	»	»	»	1	»	»	»	2	1	»	1	2	7	»	
Péritonite.	»	»	»	»	»	»	»	»	»	»	»	»	»	»	»	
Ascite.	»	1	»	»	»	»	»	»	»	»	»	1	1	3	»	
Ténia	»	»	»	»	»	»	»	1	»	1	»	1	»	3	»	
Néphrite.	»	»	»	»	»	»	»	»	»	»	»	»	»	»	»	
Albuminurie.	»	»	»	»	»	»	»	»	»	»	»	»	»	»	»	
Affection de l'urètre.	»	1	»	»	»	»	3	»	»	»	»	»	1	5	»	
Vaginite.	»	»	»	»	»	»	»	»	»	»	»	»	»	»	»	
Arthrite aiguë.	»	»	»	»	»	»	»	»	»	»	»	»	»	»	»	
Fractures (luxation, entorses).	»	»	»	»	»	»	»	»	»	»	»	»	»	»	»	
Aliénation mentale.	»	1	1	1	»	»	1	»	»	»	»	»	»	4	»	
Delirium tremens.	»	»	»	»	»	»	»	»	»	»	»	»	»	»	»	
Epilepsie.	»	1	»	»	»	»	»	1	1	1	»	»	1	5	»	
Ophthalmie.	»	»	»	»	»	»	»	»	»	»	»	»	»	»	»	
Otite.	»	»	1	1	»	»	»	»	»	»	»	1	»	3	»	
Scrofule.	»	»	»	»	»	»	»	»	»	»	»	»	»	»	»	
Teigne.	»	»	»	»	»	»	»	»	»	»	»	»	»	»	»	
Erésipèle.	»	1	1	»	»	»	1	»	1	»	»	»	»	4	»	
Phlegmons.	»	»	»	»	»	»	»	»	»	»	»	»	»	»	»	
Abcès en général.	»	»	»	»	»	»	»	»	1	»	»	»	»	1	»	
Plaies en général.	»	»	»	»	»	»	»	»	»	»	»	»	»	»	»	
Contusions.	»	»	»	»	»	»	»	»	»	»	»	»	»	»	»	
Misère (inanitiation)	»	»	»	»	»	»	»	»	»	»	»	»	»	»	»	
Clou de Biskra.	»	»	»	»	»	»	»	»	»	»	»	»	»	»	»	
Maladies diverses.	»	3	1	2	»	»	»	»	»	»	»	»	6	12	»	
Totaux.	»	56	32	29	14	35	44	55	65	136	63	33	32	594	10	
TOTAL GÉNÉRAL.	594															

MILITAIRES.

Tableau des maladies traitées à l'hôpital de Sétif pendant l'année 1867.

GENRE DE MALADIES.	RESTANT au 1er janvier.	JANVIER.	FÉVRIER.	MARS.	AVRIL.	MAI.	JUIN.	JUILLET.	AOUT.	SEPTEMBRE.	OCTOBRE.	NOVEMBRE.	DÉCEMBRE.	TOTAL des entrées.	DÉCÈS.	OBSERVATIONS.
Fièvre typhoïde.	»	»	»	»	»	»	»	»	»	»	»	»	»	»	»	
Typhus.	»	»	»	»	»	»	»	»	»	»	»	»	»	»	»	
Fièvre intermittente.	»	5	6	5	7	3	10	16	12	31	12	7	4	118	»	
Idem, pernicieuse.	»	»	»	»	»	»	»	1	»	1	»	»	»	2	1	
Idem, rémittente.	»	»	»	»	»	»	»	5	4	7	»	»	»	16	1	
Idem, *idem*, typhoïde. .	»	»	»	»	»	»	»	»	»	»	»	»	»	»	»	
Variole.	»	»	»	1	»	»	»	»	»	»	»	»	3	4	»	
Rougeole.	»	»	»	2	8	22	6	4	1	»	»	»	»	43	2	
Syphilis.	»	»	»	»	»	2	»	1	1	5	»	»	2	11	»	
Méningite cérébro-spinale. .	»	»	»	»	»	»	»	»	»	»	»	»	»	»	»	
Céphalalgie.	»	»	»	»	»	»	»	»	»	»	»	»	»	»	»	
Congestion cérébrale.	»	»	»	»	»	»	1	»	»	»	1	»	»	2	»	
Ramollissement du cerveau. .	»	»	»	»	»	»	»	»	»	»	»	»	»	»	»	
Affection organique du cœur.	»	»	»	»	»	»	»	»	»	»	»	»	»	»	»	
Anémie	»	2	»	2	»	1	»	2	3	»	1	»	1	12	»	
Bronchite.	»	3	3	3	3	3	4	9	3	3	3	4	5	46	»	
Pneumonie.	»	1	2	1	2	»	»	1	»	»	1	»	3	11	2	
Pleurésie.	»	»	1	2	1	»	»	»	»	»	»	»	»	4	»	
Phthisie pulmonaire.	»	1	1	2	1	3	1	»	1	»	2	1	1	14	1	
Congestion pulmonaire. . . .	»	»	»	»	»	»	»	»	»	»	»	1	»	1	1	
Dyssenterie.	»	1	»	1	»	»	2	1	3	2	1	3	4	18	»	
Diarrhée.	»	3	1	4	»	2	1	2	8	4	1	1	4	31	»	
Choléra.	»	»	»	»	»	»	»	4	12	1	»	»	»	17	12	
Hépatite.	»	»	»	»	»	»	1	»	»	»	»	»	»	1	»	
Hypertrophie de la rate. . .	»	»	»	1	»	»	»	1	»	»	1	»	»	3	»	
Ictère.	»	»	1	»	»	»	2	»	»	2	»	»	»	5	»	
Péritonite.	»	»	»	»	»	»	»	»	»	»	»	»	»	»	»	
Ascite.	»	»	»	»	»	»	»	»	»	»	»	»	»	»	»	
Ténia	»	1	»	»	»	2	»	»	»	1	»	»	»	4	»	
Néphrite.	»	»	»	»	»	»	»	»	»	»	»	»	»	»	»	
Albuminurie.	»	»	»	»	»	»	»	1	2	1	»	»	»	4	»	
Affection de l'urètre.	»	»	»	»	»	»	»	»	»	»	»	»	»	»	»	
Vaginite.	»	»	»	»	»	»	»	»	»	»	»	»	»	»	»	
Arthrite aiguë.	»	»	»	»	»	»	»	»	»	»	»	»	»	»	»	
Fractures (luxation, entorses).	»	»	»	»	»	»	»	»	»	»	»	»	»	»	»	
Aliénation mentale.	»	»	1	»	»	»	»	»	»	1	»	»	»	2	»	
Delirium tremens.	»	»	»	»	»	»	»	»	»	»	»	»	»	»	»	
Epilepsie.	»	»	»	»	»	»	»	1	2	1	»	»	2	6	1	
Ophthalmie.	»	»	»	»	»	»	»	»	1	»	»	»	1	2	»	
Otite.	»	»	»	»	»	»	»	»	»	»	»	»	»	»	»	
Scrofule.	»	»	»	»	»	»	»	»	»	»	»	»	»	»	»	
Teigne.	»	»	»	»	»	»	»	»	»	»	»	»	»	»	»	
Erésipèle.	»	»	»	»	1	»	»	1	1	1	1	1	»	6	1	
Phlegmons.	»	»	»	»	»	»	»	1	»	»	»	»	»	1	»	
Abcès en général.	»	»	»	»	»	»	»	»	»	»	»	»	»	»	»	
Plaies en général.	»	»	»	»	»	»	»	»	»	»	»	»	»	»	»	
Contusions.	»	»	1	»	»	»	»	»	1	1	»	»	»	3	»	
Misère (inanitiation)	»	»	»	»	»	»	»	»	»	»	»	»	»	»	»	
Clou de Biskra.	»	»	»	»	»	»	»	»	»	»	»	»	»	»	»	
Maladies diverses.	»	»	1	»	5	1	»	4	6	14	2	2	5	37	»	
Totaux.	»	17	18	24	28	39	28	55	61	73	26	20	35	424	22	
TOTAL GÉNÉRAL.	424															

MILITAIRES.

Tableau des maladies traitées à l'hôpital de Sétif pendant l'année 1868.

GENRE DE MALADIES.	RESTANT au 1er janvier.	JANVIER.	FÉVRIER.	MARS.	AVRIL.	MAI.	JUIN.	JUILLET.	AOUT.	SEPTEMBRE.	OCTOBRE.	NOVEMBRE.	DÉCEMBRE.	TOTAL des entrées.	DÉCÈS.	OBSERVATIONS.
Fièvre typhoïde	»	1	»	1	5	2	2	»	»	»	»	»	»	11	2	
Typhus	»	»	»	»	»	5	3	5	4	»	»	1	»	18	5	
Fièvre intermittente	»	6	7	2	4	7	11	21	89	132	80	40	10	410	2	
Idem, pernicieuse	»	»	»	»	»	»	»	1	1	1	»	»	»	3	2	
Idem, rémittente	»	»	»	»	2	6	»	11	41	17	5	»	»	82	7	
Idem, *idem*, typhoïde	»	»	»	»	»	»	»	»	»	»	»	»	»	»	»	
Variole	»	2	1	»	»	»	»	»	»	»	»	»	»	3	»	
Rougeole	»	»	»	»	4	4	»	»	»	»	»	»	»	8	»	
Syphilis	»	»	1	»	»	»	»	»	»	»	»	»	»	1	»	
Méningite cérébro-spinale	»	7	3	1	»	»	»	»	»	»	»	»	»	11	9	
Céphalalgie	»	1	»	1	»	»	1	»	»	»	»	»	»	3	»	
Congestion cérébrale	»	»	»	»	1	2	»	»	»	»	»	»	»	3	»	
Ramollissement du cerveau	»	»	»	»	»	»	»	»	»	»	»	»	»	»	»	
Affection organique du cœur	»	»	»	»	»	1	1	»	»	»	»	»	»	2	»	
Anémie	»	»	3	2	»	1	»	»	3	6	7	6	1	29	2	
Bronchite	»	19	14	13	7	3	1	1	1	6	2	6	5	78	1	
Pneumonie	»	2	1	»	»	»	»	»	»	1	»	1	1	6	»	
Pleurésie	»	»	»	»	»	»	»	»	»	»	»	»	»	»	»	
Phthisie pulmonaire	»	1	1	1	3	»	2	2	2	1	»	3	3	19	6	
Congestion pulmonaire	»	1	»	»	»	»	»	»	»	»	»	»	»	1	1	
Dyssenterie	»	2	3	»	1	3	1	3	»	4	4	1	2	24	2	
Diarrhée	»	3	5	»	»	»	»	5	5	4	2	3	»	27	»	
Choléra	»	»	»	»	»	»	»	»	»	»	»	»	»	»	»	
Hépatite	»	»	»	»	»	»	»	1	»	»	»	»	»	1	»	
Hypertrophie de la rate	»	»	»	»	»	»	»	»	4	1	»	»	»	5	»	
Ictère	»	1	»	»	2	»	1	2	»	»	»	1	3	10	»	
Péritonite	»	»	»	»	»	»	»	»	»	»	»	»	»	»	»	
Ascite	»	»	»	1	1	»	»	»	»	»	»	1	»	3	3	
Ténia	»	»	»	»	»	»	»	»	»	»	»	»	»	»	»	
Néphrite	»	»	»	»	»	»	»	»	»	»	»	1	»	1	1	
Albuminurie	»	»	»	1	1	»	»	»	1	2	»	»	»	5	1	
Affection de l'urètre	»	»	»	»	1	»	»	»	1	»	»	»	»	2	»	
Vaginite	»	»	»	»	»	»	»	»	»	»	»	»	»	»	»	
Arthrite aiguë	»	»	»	»	»	»	»	»	»	»	»	»	»	»	»	
Fractures (luxation, entorses)	»	»	»	»	»	»	»	»	»	»	»	»	»	»	»	
Aliénation mentale	»	»	»	»	»	»	»	»	»	»	»	»	»	»	»	
Delirium tremens	»	»	»	»	1	»	»	»	»	»	»	»	»	1	»	
Epilepsie	»	»	1	»	»	»	»	»	»	»	»	»	»	1	1	
Ophthalmie	»	»	»	»	»	»	»	»	»	»	»	»	»	»	»	
Otite	»	»	»	»	»	»	»	»	»	»	»	»	»	»	»	
Scrofule	»	»	»	»	»	»	»	»	»	»	»	»	»	»	»	
Teigne	»	1	»	»	»	»	»	»	»	»	»	»	»	1	»	
Erésipèle	»	»	»	1	»	»	»	1	1	»	1	»	»	4	»	
Phlegmons	»	»	»	»	»	»	»	»	»	»	»	»	»	»	»	
Abcès en général	»	»	»	»	»	»	»	»	»	»	»	»	»	»	»	
Plaies en général	»	»	»	»	»	»	»	»	»	»	»	»	»	»	»	
Contusions	»	»	»	»	»	»	»	»	»	»	»	»	»	»	»	
Misère (inanitiation)	»	»	»	»	»	»	»	»	»	»	»	»	»	»	»	
Clou de Biskra	»	»	»	»	»	»	»	»	»	»	»	»	»	»	»	
Maladies diverses	»	12	11	»	14	1	1	2	»	2	»	»	2	45	»	
Totaux	»	59	51	24	47	35	24	55	153	177	101	64	27	817	45	
TOTAL GÉNÉRAL	817															

MILITAIRES.

Tableau des maladies traitées à l'hôpital de Sétif en 1869.

GENRE DE MALADIES.	RESTANT.	JANVIER.	FÉVRIER.	MARS.	TOTAL des entrées.	DÉCÈS.	OBSERVATIONS.
Fièvre typhoïde.	»	1	»	1	2	»	
Typhus.	»	»	»	»	»	»	
Fièvre intermittente.	»	9	10	36	55	»	
Idem, pernicieuse.	»	»	1	»	1	1	
Idem, rémittente.	»	»	»	»	»	»	
Idem, *idem*, typhoïde.	»	»	»	»	»	»	
Variole.	»	»	»	»	»	»	
Rougeole.	»	»	»	»	»	»	
Syphilis.	»	»	»	»	»	»	
Méningite cérébro-spinale.	»	»	1	»	1	1	
Céphalalgie.	»	»	»	»	»	»	
Congestion cérébrale.	»	»	»	1	1	»	
Ramollissement du cerveau.	»	»	»	»	»	»	
Affection organique du cœur.	»	»	»	»	»	»	
Anémie	»	4	1	9	14	1	
Bronchite	»	8	3	9	20	»	
Pneumonie.	»	»	»	1	1	»	
Pleurésie.	»	»	1	1	2	»	
Phthisie pulmonaire.	»	1	2	1	4	3	
Congestion pulmonaire.	»	1	»	»	1	1	
Dyssenterie.	»	»	4	4	8	»	
Diarrhée.	»	»	1	1	2	»	
Choléra.	»	»	»	»	»	»	
Hépatite.	»	»	»	»	»	»	
Hypertrophie de la rate.	»	»	2	2	4	»	
Ictère.	»	»	1	»	1	»	
Péritonite.	»	»	»	»	»	»	
Ascite.	»	1	»	»	1	»	
Ténia	»	»	»	»	»	»	
Néphrite.	»	»	»	»	»	»	
Albuminurie.	»	»	»	»	»	»	
Affection de l'urètre.	»	1	»	»	1	»	
Vaginite.	»	»	»	»	»	»	
Arthrite aiguë.	»	»	»	»	»	»	
Fractures (luxation, entorses).	»	»	»	»	»	»	
Aliénation mentale.	»	»	»	»	»	»	
Delirium tremens.	»	1	1	1	3	2	
Epilepsie.	»	»	»	1	1	1	
Ophthalmie.	»	»	»	»	»	»	
Otite.	»	»	»	»	»	»	
Scrofule.	»	»	»	»	»	»	
Teigne.	»	1	»	»	1	»	
Erésipèle.	»	»	»	2	2	»	
Phlegmons.	»	»	»	»	»	»	
Abcès en général.	»	»	»	»	»	»	
Plaies en général.	»	»	»	»	»	»	
Contusions.	»	»	2	»	2	»	
Misère (inanitiation)	»	»	»	»	»	»	
Clou de Biskra.	»	»	»	»	»	»	
Maladies diverses.	»	9	6	»	15	»	
Totaux.	»	37	36	70	143	10	
TOTAL GÉNÉRAL.	143						

MILITAIRES.

Relevé général des maladies traitées aux hôpitaux de la province de Constantine (Batna, Biskra, Bousaada, Sétif), du 1er novembre 1861 au 1er avril 1869.

GENRE DE MALADIES.	RESTANT à la prise de service	JANVIER.	FÉVRIER.	MARS.	AVRIL.	MAI.	JUIN.	JUILLET.	AOUT.	SEPTEMBRE.	OCTOBRE.	NOVEMBRE.	DÉCEMBRE.	TOTAL des entrées.	DÉCÈS.	OBSERVATIONS.
Fièvre typhoïde	3	5	4	5	7	4	1	2	»	»	1	11	4	47	14	
Typhus	»	»	»	»	»	5	3	6	4	»	»	1	»	19	5	
Fièvre intermittente	77	59	63	101	56	67	134	152	238	422	356	127	108	1960	3	
Idem, pernicieuse	»	1	2	»	»	»	»	5	3	10	1	2	2	26	14	
Idem, rémittente	11	1	»	2	2	7	40	111	103	108	40	11	3	439	17	
Idem, *idem*, typhoïde	»	»	»	»	»	2	12	9	4	»	1	»	»	28	14	
Variole	2	21	31	18	6	8	4	1	»	1	2	9	13	116	1	
Rougeole	»	»	»	5	12	23	10	8	1	»	»	»	»	59	2	
Syphilis	4	20	15	6	9	5	9	5	1	8	5	9	16	112	»	
Méningite cérébro-spinale	»	7	4	»	»	»	»	»	»	»	»	»	»	11	9	
Céphalalgie	»	1	»	1	»	»	1	»	»	»	»	»	»	3	»	
Congestion cérébrale	»	»	»	1	»	2	2	1	1	»	1	2	»	10	»	
Ramollissement du cerveau	»	»	»	»	»	»	»	»	»	»	»	1	»	1	1	
Affection organique du cœur	»	»	1	5	4	2	3	»	1	»	»	2	»	18	1	
Anémie	4	9	5	14	3	4	3	2	13	7	23	21	11	119	6	
Bronchite	9	61	30	42	26	22	24	12	4	11	11	27	39	318	4	
Pneumonie	2	4	3	5	10	2	»	2	1	2	1	7	11	50	6	
Pleurésie	1	4	6	4	3	5	2	1	1	1	1	1	»	30	1	
Phthisie pulmonaire	»	2	3	3	5	5	3	4	3	3	2	8	5	46	15	
Congestion pulmonaire	»	1	»	»	»	»	»	»	»	»	1	1	»	3	3	
Dyssenterie	31	8	17	10	7	36	36	28	11	21	44	34	19	302	11	
Diarrhée	20	12	10	8	3	4	29	29	30	19	34	16	17	231	1	
Choléra	»	»	»	»	»	»	»	4	12	1	»	»	»	17	12	
Hépatite	»	»	1	»	»	»	1	2	1	1	»	»	»	6	1	
Hypertrophie de la rate	»	»	2	2	1	»	»	1	5	3	1	2	2	19	»	
Ictère	»	1	2	»	4	2	4	2	6	2	7	2	6	38	»	
Péritonite	»	»	»	»	»	»	1	1	»	»	»	»	»	2	2	
Ascite	1	2	»	2	1	»	»	1	»	2	»	1	2	12	4	
Ténia	»	1	»	»	1	3	»	1	»	3	»	1	1	11	»	
Néphrite	»	»	»	»	»	»	»	»	»	»	»	1	»	1	1	
Albuminurie	»	2	»	1	1	»	»	»	3	2	»	»	»	9	1	
Affection de l'urètre	13	13	7	4	8	7	8	3	5	3	8	6	19	104	»	
Vaginite	»	»	»	»	»	»	»	»	»	»	»	»	»	»	»	
Arthrite aiguë	»	»	»	1	»	1	»	»	»	»	»	»	»	2	»	
Fractures (luxations, entorses)	1	2	»	3	»	»	1	»	1	»	»	3	1	12	»	
Aliénation mentale	»	1	3	1	1	2	1	»	»	1	»	1	2	13	»	
Delirium tremens	»	1	»	1	»	»	»	»	1	»	»	»	»	3	2	
Epilepsie	1	1	1	1	»	2	»	2	3	2	»	»	3	16	2	
Ophthalmie	3	2	»	»	1	»	»	1	3	6	3	»	3	22	»	
Otite	»	1	2	1	1	1	»	2	»	»	»	1	3	12	»	
Scrofule	»	»	»	»	»	»	»	»	»	»	»	»	»	»	»	
Teigne	»	1	»	»	»	»	»	»	»	»	»	»	»	1	»	
Erésipèle	1	1	2	3	3	3	1	3	5	1	2	2	2	29	2	
Phlegmons	1	1	3	2	4	»	3	2	3	1	»	1	1	22	»	
Abcès en général	7	3	»	»	»	»	»	»	1	»	5	2	10	28	»	
Plaies en général	8	5	1	4	3	2	1	»	»	3	18	3	3	51	»	
Contusions	»	1	2	»	3	1	1	»	1	2	4	»	3	18	»	
Misère (inanitiation)	»	»	»	»	»	»	»	»	»	»	»	»	»	»	»	
Clou de Biskra	1	5	2	1	4	»	3	»	»	»	»	2	5	23	»	
Maladies diverses	5	45	33	36	22	17	28	37	31	13	21	16	24	328	1	
Totaux	206	305	255	293	211	244	369	440	500	659	593	334	338	4747	156	
TOTAL GÉNÉRAL	4747															

CIVILS EUROPÉENS.

Relevé général des maladies traitées aux hôpitaux de la province de Constantine (Batna, Biskra, Bousaada, Sétif), du 1er novembre 1861 au 1er avril 1869.

GENRE DE MALADIES.	RESTANT à la prise de service	JANVIER.	FÉVRIER.	MARS.	AVRIL.	MAI.	JUIN.	JUILLET.	AOUT.	SEPTEMBRE.	OCTOBRE.	NOVEMBRE.	DÉCEMBRE.	TOTAL des entrées.	DÉCÈS.	OBSERVATIONS.
Fièvre typhoïde	»	»	»	»	»	1	»	»	»	»	»	»	1	2	1	
Typhus	»	»	»	»	»	3	5	8	5	»	»	»	»	21	6	
Fièvre intermittente	6	27	25	21	25	23	25	41	98	132	107	39	32	601	»	
Idem, pernicieuse	»	»	1	»	»	»	1	4	»	6	»	»	»	12	4	
Idem, rémittente	1	»	»	»	3	3	10	26	73	51	6	4	»	177	5	
Idem, *idem*, typhoïde	»	»	»	»	»	»	»	»	1	»	»	»	»	1	»	
Variole	»	1	2	»	»	»	»	»	»	»	»	2	»	5	»	
Rougeole	»	»	1	»	»	»	»	»	»	»	»	»	»	1	»	
Syphilis	2	»	1	1	1	2	3	1	»	»	1	1	»	13	»	
Méningite cérébro-spinale	»	»	1	»	»	»	»	»	»	»	»	»	»	1	»	
Céphalalgie	»	»	»	»	2	»	»	»	»	»	»	»	»	2	2	
Congestion cérébrale	»	»	»	»	»	»	1	1	1	»	»	1	»	4	»	
Ramollissement du cerveau	»	»	»	»	»	»	»	1	»	»	»	»	»	1	1	
Affection organique du cœur	»	»	»	»	2	2	1	1	1	»	»	»	»	7	3	
Anémie	5	12	4	10	1	1	5	2	10	21	27	38	18	154	21	
Bronchite	»	28	11	17	8	5	3	2	3	3	6	10	13	109	11	
Pneumonie	»	3	6	11	4	6	3	»	1	»	1	6	1	42	17	
Pleurésie	»	»	»	1	»	2	»	1	1	»	1	1	1	8	1	
Phthisie pulmonaire	1	4	3	1	3	2	»	»	2	»	2	»	1	19	9	
Congestion pulmonaire	»	»	»	»	»	»	»	»	»	1	»	»	»	1	»	
Dyssenterie	»	2	3	»	»	1	5	4	9	5	2	2	1	34	3	
Diarrhée	»	»	»	1	2	»	1	5	5	4	9	4	1	32	3	
Choléra	»	»	»	»	»	»	»	7	16	2	»	»	»	25	16	
Hépatite	»	»	»	1	1	1	»	»	1	1	»	»	1	6	2	
Hypertrophie de la rate	»	1	2	2	»	1	1	4	1	4	4	1	1	22	»	
Ictère	»	1	»	»	»	4	1	2	»	2	»	»	1	11	»	
Péritonite	»	»	»	»	»	»	»	»	»	»	»	»	»	»	»	
Ascite	»	1	»	1	1	»	»	»	1	2	1	1	»	8	4	
Ténia	»	»	»	»	»	»	»	»	»	»	1	»	»	1	»	
Néphrite	»	»	»	»	»	»	»	»	»	»	»	»	»	»	»	
Albuminurie	»	»	»	»	»	1	»	»	»	»	»	»	1	2	»	
Affection de l'urètre	»	1	1	1	2	1	2	»	»	»	»	1	2	11	»	
Vaginite	»	»	»	»	»	»	»	»	»	»	»	»	»	»	»	
Arthrite aiguë	»	1	»	»	»	»	»	»	»	»	»	»	»	1	»	
Fractures (luxations, entorses)	»	»	»	»	»	»	1	1	»	»	»	»	»	2	»	
Aliénation mentale	»	»	»	»	»	»	»	2	»	1	2	»	»	5	2	
Delirium tremens	»	»	»	»	2	1	3	»	»	»	»	2	1	9	3	
Epilepsie	»	»	»	»	»	1	»	»	1	»	»	»	»	2	»	
Ophthalmie	1	»	»	1	»	4	»	»	»	1	3	2	»	12	»	
Otite	»	»	»	1	»	»	»	»	»	»	»	»	»	1	»	
Scrofule	»	»	»	»	»	»	»	»	»	»	»	»	»	»	»	
Teigne	»	»	»	»	»	»	»	»	»	»	»	»	»	»	»	
Erésipèle	»	»	»	»	1	2	1	2	1	»	»	1	1	9	1	
Phlegmons	»	»	2	»	»	»	2	»	1	1	»	2	»	8	»	
Abcès en général	»	1	»	»	»	»	»	»	»	»	»	»	»	1	1	
Plaies en général	»	2	»	4	1	1	1	»	1	»	1	1	»	12	»	
Contusions	»	2	1	1	»	»	»	»	»	»	1	»	»	5	»	
Misère (inanitiation)	»	»	»	»	»	»	»	»	»	»	»	»	»	»	»	
Clou de Biskra	»	»	»	»	»	»	»	»	»	»	»	»	2	2	»	
Maladies diverses	1	15	7	17	9	10	12	9	8	13	5	6	2	114	2	
Totaux	17	102	71	92	68	78	87	124	241	250	180	125	81	1516	115	
TOTAL GÉNÉRAL	1516															

CIVILS INDIGÈNES.

Relevé général des maladies traitées aux hôpitaux de la province de Constantine (Batna, Biskra, Bousaada, Sétif), du 1er novembre 1861 au 1er avril 1869.

GENRE DE MALADIES.	RESTANT à la prise de service	JANVIER.	FÉVRIER.	MARS.	AVRIL.	MAI.	JUIN.	JUILLET.	AOUT.	SEPTEMBRE.	OCTOBRE.	NOVEMBRE.	DÉCEMBRE.	TOTAL des entrées.	DÉCÈS.	OBSERVATIONS.
Fièvre typhoïde	»	»	»	1	»	»	»	»	»	»	»	»	»	1	»	
Typhus	»	»	»	»	»	2	21	20	»	»	»	»	»	43	8	
Fièvre intermittente	1	9	11	12	13	8	21	19	37	37	30	23	19	240	3	
Idem, pernicieuse	»	»	1	»	»	1	1	3	2	1	»	»	1	10	6	
Idem, rémittente	»	»	»	»	»	3	4	8	17	12	7	»	»	51	13	
Idem, *idem*, typhoïde	»	»	»	»	»	»	»	»	»	»	»	»	»	»	»	
Variole	»	»	»	»	»	»	3	2	1	1	1	»	1	9	1	
Rougeole	»	»	»	»	»	»	1	1	»	»	»	»	»	2	»	
Syphilis	2	9	18	17	24	4	9	11	7	9	3	11	17	141	4	
Méningite cérébro-spinale	»	»	»	1	»	»	»	»	»	»	»	»	»	1	1	
Céphalalgie	»	1	»	»	»	»	»	»	»	»	»	1	1	3	»	
Congestion cérébrale	»	»	»	»	»	»	»	1	»	»	»	»	»	1	»	
Ramollissement du cerveau	»	»	»	»	»	»	»	»	»	»	»	»	»	»	»	
Affection organique du cœur	»	»	»	»	»	»	»	»	1	»	»	»	»	1	»	
Anémie	»	24	4	2	1	13	9	8	4	7	11	4	8	95	28	
Bronchite	1	10	9	6	5	10	4	4	7	3	2	7	10	78	5	
Pneumonie	»	5	1	3	6	»	1	»	»	»	1	»	1	18	9	
P eurésie	»	»	»	1	»	»	»	»	»	»	»	»	»	1	»	
Phthisie pulmonaire	»	1	1	»	»	»	1	»	1	»	»	»	»	4	4	
Congestion pulmonaire	»	»	»	1	»	»	»	»	»	»	»	»	»	1	1	
Dyssenterie	»	2	1	3	3	1	2	3	4	»	»	5	»	24	13	
Diarrhée	»	1	2	4	4	3	3	1	4	4	4	6	4	40	8	
Choléra	»	»	»	»	»	»	»	10	10	3	»	»	»	23	20	
Hépatite	»	»	»	1	2	»	»	»	»	»	»	»	»	3	2	
Hypertrophie de la rate	»	»	1	2	2	1	2	2	»	»	»	1	»	11	»	
Ictère	»	»	»	»	»	1	2	1	»	»	»	»	1	5	»	
Péritonite	»	»	»	»	»	»	»	»	»	»	»	»	»	»	»	
Ascite	»	»	»	3	»	2	2	3	1	1	2	1	»	15	3	
Ténia	»	»	»	»	»	»	»	»	»	»	»	»	»	»	»	
Néphrite	»	»	»	»	»	1	»	»	»	»	»	»	1	2	1	
Albuminurie	»	1	1	»	»	»	»	»	»	1	1	»	»	4	2	
Affection de l'urètre	»	»	»	»	2	»	2	1	»	»	1	2	»	8	»	
Vaginite	6	1	5	4	10	12	3	4	5	3	2	8	17	80	»	
Arthrite aiguë	»	»	»	»	»	»	»	»	»	1	»	»	»	1	»	
Fractures (luxations, entorses)	»	»	»	2	»	»	1	»	»	1	»	»	1	5	»	
Aliénation mentale	»	»	3	1	2	1	1	1	»	»	»	»	1	10	»	
Delirium tremens	»	»	»	»	»	»	»	»	»	»	»	1	»	1	»	
Epilepsie	»	»	»	»	»	»	»	»	1	»	»	»	»	1	»	
Ophthalmie	1	»	»	4	4	4	3	2	1	3	1	5	»	28	»	
Otite	»	1	2	»	»	1	1	»	»	1	»	»	»	6	1	
Scrofule	1	1	»	»	2	2	1	2	1	»	1	»	»	11	»	
Teigne	»	1	3	5	4	3	3	»	»	»	»	4	2	25	»	
Erésipèle	»	1	»	1	»	3	»	»	»	»	»	2	2	9	»	
Phlegmons	»	»	2	»	1	1	1	2	1	»	»	»	»	8	»	
Abcès en général	»	2	1	»	»	»	»	»	»	»	1	»	»	4	3	
Plaies en général	2	5	4	8	3	3	4	3	5	6	4	8	11	66	4	
Contusions	4	1	»	2	3	4	2	»	2	1	1	»	»	17	2	
Misère (inanitiation)	»	»	41	140	9	»	»	»	»	»	»	»	»	190	70	
Clou de Biskra	»	»	1	11	»	»	»	»	»	»	»	»	4	3	»	
Maladies diverses	3	7	7	14	9	10	5	12	7	4	3	3	10	94	4	
Totaux	18	83	119	239	109	94	113	124	118	100	76	92	109	1394	216	
TOTAL GÉNÉRAL	1394															

TABLE DES MATIÈRES

FIN DE LA TABLE DES MATIÈRES.

PARIS. — IMPRIMERIE DE COSSE ET J. DUMAINE, RUE CHRISTINE, 2.

www.ingramcontent.com/pod-product-compliance
Ingram Content Group UK Ltd.
Pitfield, Milton Keynes, MK11 3LW, UK
UKHW020200250726
13967UKWH00003B/1178